L'INTERVENTION FÉMINISTE D'HIER À AUJOURD'HUI

Portrait d'une pratique sociale diversifiée

Sous la direction de
Christine Corbeil et Isabelle Marchand

L'INTERVENTION FÉMINISTE D'HIER À AUJOURD'HUI

Portrait d'une pratique sociale diversifiée

les éditions du remue-ménage

Couverture : Annick Désormeaux
Photographie de la couverture : Perrine « La Fraicheur » Sauviat
Infographie : Claude Bergeron

Catalogage avant publication de Bibliothèque et Archives nationales du Québec et Bibliothèque et Archives Canada

Vedette principale au titre :
L'intervention féministe d'hier à aujourd'hui : portrait d'une pratique sociale diversifiée
Comprend des réf. bibliogr.
ISBN 978-2-89091-287-8
1. Service social aux femmes – Québec (Province). 2. Femmes – Santé mentale – Québec (Province). 3. Thérapie féministe – Québec (Province).
I. Corbeil, Christine. II. Marchand, Isabelle.

HV1448.C32Q8 2010 362.83'5309714 C2010-941437-3

Dépôt légal : troisième trimestre 2010
Bibliothèque et Archives Canada
Bibliothèque et Archives nationales du Québec

Les Éditions du remue-ménage
110, rue Sainte-Thérèse, bureau 501
Montréal (Québec) H2Y 1E6
Tél. : 514 876-0097 / Téléc. : 514 876-7951
info@editions-remuemenage.qc.ca
www.editions-remuemenage.qc.ca

Distribution en librairie (Québec et Canada) : Diffusion Dimedia
Europe : La Librairie du Québec à Paris / DNM
Ailleurs à l'étranger : Exportlivre

Les Éditions du remue-ménage bénéficient du soutien de la Société de développement des entreprises culturelles du Québec (SODEC) pour leur programme d'édition et du soutien du Conseil des arts et des lettres du Québec. Nous remercions le Conseil des Arts du Canada de l'aide accordée à notre programme de publication. Nous reconnaissons l'aide financière du gouvernement du Canada par l'entremise du Fonds du livre du Canada pour nos activités d'édition.

Table des matières

Témoigner d'une approche plurielle : l'intervention féministe au XXIe siècle

Christine Corbeil et Isabelle Marchand

L'intervention féministe prend son envol aux États-Unis et au Québec au cours des années 1970 dans un contexte marqué par l'émergence de plusieurs mouvements sociaux – féministe, antipsychiatrique, anticolonialiste, antiraciste, anticapitaliste, pacifiste – dont les prémisses idéologiques et analytiques serviront de références dans l'élaboration de ses propres fondements, objectifs et stratégies. En réponse à une série d'interrogations sur les pratiques sexistes à l'égard des femmes dans le domaine de la santé et des services sociaux (Corbeil, Lazure, Legault et Pâquet-Deehy, 1983), l'intervention féministe, en tant qu'approche alternative axée sur la reconnaissance du potentiel des femmes, la reprise de pouvoir sur leur vie et l'instauration de rapports égalitaires, a largement influencé les pratiques des groupes de femmes au Québec et, dans une moindre mesure, celles d'intervenantes en milieu institutionnel (Guyon, Nadeau et Simard, 1981 ; Larouche, 1987 ; Bourgon et Corbeil, 1990 ; Rinfret-Raynor et coll., 1991). Les instigatrices de ce nouveau modèle de pratique adhèrent à une éthique et à un ensemble de valeurs axées sur les notions d'égalité, de justice sociale et de solidarité. Enfin, malgré la diversité des courants de pensée auxquels théoriciennes et praticiennes féministes s'identifient (égalitariste, radical, essentialiste, lesbien, « femmes de couleur », etc.), un certain consensus se dégage quant à leur conception des objectifs et des stratégies de l'intervention féministe (Enns, 1993, 2004).

L'intervention féministe qui se déploie au Québec[1] à partir des années 1980 puise son inspiration et ses références dans les écrits de féministes américaines (Chesler, 1975; Rawlings et Carter, 1977; Sturdivant, 1980; Greenspan, 1983) qui dénoncent le discours et les pratiques sexistes des experts en santé mentale. Elles critiquent notamment le contrôle social exercé sur les femmes, le fait de réduire leur souffrance ou leurs symptômes à des pathologies individuelles au détriment de toute analyse macrosociale. Majoritairement occidentales, blanches et de classe moyenne, cette première génération de chercheures et d'intervenantes féministes sera, quelques années plus tard, la cible de critiques de la part des féministes afro-américaines, hispano-américaines et indiennes (hooks, 1981; Crenshaw, 1991; Brown, 1994; Comas-Diaz et Greene, 1994, Sharma, 2001). Ces dernières leur reprocheront leur négligence à prendre en compte l'hétérogénéité des statuts sociaux, les impacts du colonialisme et les discriminations subséquentes entre les femmes issues de divers horizons, cultures, origines, etc. En d'autres mots, elles seront accusées de focaliser l'analyse féministe uniquement sur les rapports de sexe et le patriarcat au détriment des autres formes de hiérarchisations sociales liées au racisme, au colonialisme, aux inégalités de classe, à l'hétérosexisme, etc. (Corbeil et Marchand, 2006).

Prenant acte de ces reproches et souhaitant développer une solidarité féministe internationale, le mouvement des femmes au Québec s'ouvre progressivement aux préoccupations des femmes d'origines diverses. Sur le plan de l'intervention féministe, les questions entourant la diversité ethnoculturelle deviennent prégnantes et suscitent l'émergence de nouvelles perspectives d'analyse et le développement de pratiques que l'on désignera, *a posteriori*, comme étant «culturellement adaptées». À cet égard, les chercheures et intervenantes féministes ont sans conteste contribué à enrichir et à renouveler les modes et stratégies d'intervention auprès des femmes en difficulté, que ce soit pour des motifs liés à la violence conjugale, aux agressions sexuelles, à la santé (physique et psychologique), à

1. Précisons que les chercheures et les intervenantes féministes au Québec ont toujours préféré le terme d'intervention féministe à celui de thérapie féministe évoqué dans la plupart des écrits publiés en langue anglaise. Que ce soit en milieu communautaire ou institutionnel, elles justifiaient ce choix par le fait que les femmes ne sont pas nécessairement « malades », mais plutôt engagées dans une démarche de contestation des rôles traditionnels et de changement individuel et social (Corbeil et coll., 1983).

la pauvreté, à la toxicomanie, à l'immigration ou encore à l'exil. Puisant à l'aune d'une analyse féministe qui met en relief la dimension structurelle et politique de ces problématiques, l'intervention féministe s'est imposée comme un modèle de pratique alternatif, apte à élaborer de nouveaux savoirs, de nouvelles approches basées sur le respect et l'écoute des expériences vécues par les femmes, et surtout en rupture avec les discours empreints de préjugés sexistes, racistes, homophobes, etc. qui traversent le champ psychosocial.

Compte tenu du chemin parcouru depuis les dernières décennies, notre question centrale s'est avérée élémentaire : où en est l'intervention féministe en ce début du XXIe siècle ? En d'autres termes, nous voulions savoir quelles évolutions, transformations ou remises en question caractérisent sa trajectoire au fil des ans. Peut-on continuer d'associer l'intervention féministe à un ensemble de discours et pratiques subversives, autrement dit, à un modèle d'intervention autre, défiant les normes traditionnelles en matière de santé et de « réhabilitation » des femmes ? Eu égard aux changements survenus au sein des structures, des politiques et du tissu social depuis les quarante dernières années au Québec, de quelle manière l'intervention féministe répond-elle aux réalités et nouvelles problématiques d'une société occidentale individualisée ? Quelle est sa capacité de renouvellement et de résilience dans un contexte sociopolitique tanguant vers une droite conservatrice, sinon rétrograde en matière d'égalité des droits et des chances pour toutes ? Ces divers questionnements ont servi de fil conducteur dans l'élaboration de ce livre ; nous espérons en ce sens jeter un éclairage actualisé sur l'intervention féministe contemporaine.

Faut-il le préciser, peu d'écrits francophones ont, à ce jour, contribué à documenter l'intervention féministe comme modèle de pratique et de relation d'aide, à nourrir les réflexions sur ses fondements et à témoigner de la diversité des expériences en cours (Corbeil et coll., 1983 ; Bourgon et Corbeil, 1990 ; De Koninck et coll., 1994 ; Coderre et Hart, 2003). Si, tel qu'évoqué par De Koninck et coll. (1994), la transmission de ces savoirs tacites transite *a priori* par l'oralité, nous constatons toujours, quinze plus tard, que peu de documents les consignent et en assurent la transmission intergénérationnelle. Nonobstant la documentation produite par les groupes de femmes, les multiples colloques et sessions de formation organisés, peu de ces productions visent spécifiquement l'intervention féministe comme vaste champ de pratiques et d'horizons théoriques. De surcroît, les écrits anglo-saxons traitant d'intervention féministe sont légion ; nos voisines américaines, chercheures et psychologues, entre autres, publient fréquemment sur diverses thématiques concernant les femmes et l'intervention dans une perspective féministe. Toutefois, leur portée et écho au sein des milieux de pratiques francophones restent ténus (Corbeil et Marchand, 2006). C'est pour pallier cette situation, qui contribue à marginaliser l'intervention féministe au Québec, et pour assurer une mémoire écrite des connaissances accumulées, que nous avons articulé ce livre autour de contributions diversifiées portant sur des thématiques qui préoccupent tant les milieux de la recherche que de l'intervention. L'appel lancé dans ces deux univers a suscité l'enthousiasme parmi celles et ceux qui ont accepté de se livrer à cet exercice de réflexion.

Pour témoigner des avancées, des réalisations, des enjeux et des défis actuels de l'intervention féministe au Québec, nous avons sollicité des contributions non seulement de chercheures, chercheurs reconnus pour leurs travaux dans le domaine, mais également d'intervenantes féministes ayant une riche expérience empirique. Cet échange entre universitaires et groupes de femmes caractérise depuis longtemps le mouvement féministe québécois et contribue certainement à sa pérennité ainsi qu'à son ancrage dans les milieux féministes. Cet aller-retour entre discours, théories et pratiques féministes, nous le trouvons particulièrement stimulant et souhaitons en ce sens que cet ouvrage soit le reflet d'une multitude de perspectives, de paroles, de modes d'expression et de lieux d'observation.

Sans prétendre tracer un portrait exhaustif de l'intervention féministe contemporaine, nous désirons, d'une part, contribuer à mettre en relief des pratiques originales, souvent ignorées dans d'autres réseaux et novatrices à bien des égards et, d'autre part, offrir une vitrine à des interventions, qui restent peu connues, mais qui soutiennent des milliers de femmes aux quatre coins du Québec. En outre, nous souhaitons mettre en évidence les réalisations de divers organismes féministes ainsi que celles issues de collaborations entre chercheures et intervenantes afin de souligner leur apport et engagement collectif envers une cause commune. Enfin, nous croyons essentiel de poser un regard critique sur les discours et les pratiques en matière d'intervention féministe au Québec et, à cet égard, nous espérons avoir évité l'écueil d'une certaine forme de complaisance ou d'optimisme aveugle dans l'ensemble des textes de cet ouvrage collectif. Pour tout dire, nous espérons sincèrement que cette démarche d'actualisation des connaissances sur l'intervention féministe contribuera à dépasser les frontières de la transmission orale afin de la faire connaître dans une diversité de milieux et, ce faisant, à atténuer les préjugés et les résistances eu égard à ses fondements théoriques ainsi qu'à ses visées de transformation des pratiques sociales.

*

Cet ouvrage collectif est composé de cinq parties dont les thématiques donnent un aperçu assez fidèle des problématiques et des débats qui, à l'heure actuelle, caractérisent le milieu de l'intervention féministe au Québec. Dans un texte d'ouverture, Christine Corbeil et Isabelle Marchand proposent de revoir les grands paramètres définissant l'intervention féministe à la lumière, d'une part, des écrits publiés par des chercheures et des thérapeutes féministes depuis les années 1990 et, d'autre part, des réflexions d'intervenantes féministes québécoises invitées à témoigner de leur pratique dans le cadre d'une recherche menée entre 2004 et 2009. Dans un va-et-vient entre ces deux univers de référence (la recherche et la pratique), se dégage un portrait de l'intervention féministe telle qu'elle est appréhendée et appliquée actuellement auprès de femmes d'origines et de conditions diverses. Les résultats de cette recherche permettent d'entrevoir la richesse d'un modèle générique, son potentiel d'adaptabilité et de renouvellement eu égard aux problématiques des femmes aidées, sans pour autant éluder les défis et les enjeux qui caractérisent une telle approche dans un contexte social néolibéral de restrictions des ressources publiques.

Dans la deuxième partie du livre sont regroupés des textes traitant spécifiquement des notions de diversité et d'intersectionnalité, telles qu'elles interpellent les théoriciennes et les intervenantes féministes en quête d'outils méthodologiques appropriés et ouverts à l'hétérogénéité des expériences de vie des femmes. En filigrane de ces articles thématiques pointe une préoccupation commune pour l'articulation d'une intervention féministe sensible à la diversité culturelle. Pour introduire cette thématique, un article d'Isabelle Marchand et Sandrine Ricci s'intéresse à la diversité ethnoculturelle au sein du mouvement des femmes québécois. Dans un premier temps, elles rappellent le contexte d'émergence entourant les notions, plus larges, de diversité des femmes ainsi que d'intersectionnalité et leur retentissement au sein du mouvement des femmes. Apparu dans la foulée des critiques formulées par des féministes minoritaires qui contestaient la priorité accordée à la lutte contre l'oppression sexiste au détriment des autres rapports de pouvoir, ce concept d'intersectionnalité a bénéficié, au cours de la dernière décennie, d'une hausse spectaculaire de popularité dans le milieu féministe francophone. À partir d'une analyse du discours de militantes et d'intervenantes œuvrant dans le mouvement des femmes, les auteures s'interrogent, dans un deuxième temps, sur la manière dont sont interprétés les concepts de diversité/intersectionnalité/solidarité et sur leur mise en pratique dans le cadre de l'intervention féministe.

Dans l'article suivant, Marie Lacroix s'intéresse à la situation des femmes réfugiées et demandeures d'asile au Québec aux prises avec de graves problèmes de santé en raison de traumatismes de guerre, souvent liés à des conflits ethniques. Leurs difficultés à surmonter ces traumatismes, précise-t-elle, seront d'autant plus grandes si elles se retrouvent face à un système de santé qui ignore tout de leur histoire personnelle et collective, de leur trajectoire de migration, de leurs valeurs, etc. En somme, Marie Lacroix constate que, devant l'expérience de ces femmes exilées, les intervenantes doivent parfois se résoudre à remettre en question leurs représentations du monde, leurs cadres conceptuels et leurs pratiques d'intervention. L'auteure justifie ainsi la pertinence d'une analyse intersectionnelle pour appréhender la complexité des réalités vécues par ces femmes, puisque celle-ci permet la mise en exergue des différentes dimensions, internationale, nationale et personnelle, des problématiques qui affectent leurs capacités d'adaptation ou de résilience. Marie Lacroix termine son article en proposant quelques pistes d'intervention auprès des femmes réfugiées, plus particulièrement celles qui ont été victimes d'agressions sexuelles.

Pour clore cette section du livre, l'article de Maud Pontel retrace l'évolution des services et des stratégies mis en place par le Bouclier d'Athéna, un groupe communautaire fondé en 1991 afin de rejoindre et de contrer l'isolement des femmes grecques puis, plus largement, d'autres femmes issues de diverses communautés ethnoculturelles, victimes de violence conjugale. Une question fondamentale revient comme un leitmotiv dans la réflexion de l'auteure: comment diffuser au sein de chaque communauté une information qui soit adaptée culturellement et linguistiquement? Plus précisément, Maud Pontel évoque les tenants et aboutissants de la stratégie d'intervention communautaire préconisée par le Bouclier d'Athéna, une large stratégie d'action qui intègre à la fois une approche interculturelle et une approche féministe en matière de violence conjugale. Elle conclut son texte en soulignant quelques avenues pour l'établissement d'un modèle d'intervention qui met l'accent sur la dénonciation de la violence conjugale, sur le respect des besoins et aspirations des femmes ainsi que sur la nécessité de prendre conscience des préjugés et conceptions stéréotypées à propos des femmes appartenant à diverses communautés ethnoculturelles.

Vouloir poser un regard analytique sur l'évolution des discours et des pratiques d'intervention féministe exige, on s'en doutera, de reconnaître la place centrale occupée par la problématique de la violence faite aux femmes. Outre le fait qu'elle soit présente dans toutes les contributions à cet ouvrage, une section particulière lui est consacrée dans laquelle est mis en évidence, entre autres, le rôle historique et déterminant joué par les maisons d'hébergement et les centres d'aide et de lutte contre les agressions à caractère sexuel (CALACS). Forte de sa longue expérience dans ce réseau, Diane Prud'homme témoigne de l'évolution des pratiques et des défis de la formation des intervenantes au cours des trente dernières années au sein du Regroupement provincial des maisons pour femmes victimes de violence conjugale. Depuis l'adoption d'une Charte d'intervention en 1990, la pratique de l'intervention féministe dans les maisons d'hébergement est désormais encadrée et définie dans ses grands principes. Dans un contexte où la violence conjugale sévit depuis longtemps et toujours aussi durement envers les femmes, il importait d'outiller et de soutenir les intervenantes qui travaillent au quotidien auprès de ces populations en grande souffrance. C'est dans cette optique que le Regroupement a mis sur pied, successivement, trois formations destinées à enrichir et à consolider la pratique féministe en maison d'hébergement. En passant en revue ces différents programmes, l'auteure souligne les difficultés d'application des principes inhérents au modèle féministe et les possibles glissements vers des approches de la violence conjugale plus « psychologisantes ». Enfin, elle nous rappelle la nécessité de continuer à être vigilantes dans l'application des objectifs féministes, tout en travaillant à accroître la confiance des intervenantes en leur capacité de juger et d'appréhender des réalités de plus en plus complexes.

Militantes et intervenantes de longue date dans les centres d'aide et de lutte contre les agressions à caractère sexuel (CALACS), Chantal Robitaille et Danièle Tessier portent un regard rétrospectif sur l'évolution de ces centres depuis trente ans et rappellent les balises qui dessinent les contours de leur pratique. D'entrée de jeu, elles évoquent les défis majeurs qui ont dû être surmontés dans les années 1960-1970, une époque dominée par les préjugés envers les victimes d'agressions à caractère sexuel et l'absence de ressources adaptées à leurs besoins. Basée sur un travail d'information, de démystification et de déculpabilisation, l'intervention féministe mise en œuvre dans les CALACS vise à redonner aux femmes victimes d'agressions sexuelles leur autonomie et leur estime de soi. Les auteures se demandent toutefois comment résister au courant actuel qui prévaut dans le domaine sociosanitaire et qui tend à privilégier une approche individuelle, centrée sur une réponse immédiate aux besoins des femmes agressées, au détriment des objectifs de conscientisation et de mobilisation de l'intervention féministe. Faisant écho à Diane Prud'homme, les auteures insistent plus spécifiquement sur l'importance de demeurer alerte face aux risques de dépolitisation de l'intervention féministe. Leur inquiétude est d'autant plus justifiée, précisent-elles, que la conjoncture sociopolitique actuelle est marquée par un conservatisme politique, un antiféminisme virulent et une montée de l'individualisme ainsi que par la professionnalisation des pratiques d'intervention dans le domaine communautaire. C'est à partir de cette perspective macrosociale et « des risques de dérapage » potentiels qu'elles se questionnent en outre sur la conjugaison des trois volets intrinsèques à la mission des CALACS, soit l'aide, la prévention et la lutte contre la violence sexuelle, qui ont toujours fait leur spécificité.

Dans un article rédigé par Karol O'Brien, coordonnatrice du Centre de solidarité lesbienne, en collaboration avec Christine Corbeil, les auteures traitent du phénomène de la violence au sein des couples lesbiens et élaborent une analyse critique quant à la difficile reconnaissance de cette problématique au sein des milieux féministes. Elles rappellent entre autres que les résistances à lever le voile sur cette réalité proviennent tant des victimes et du mouvement féministe que de la communauté lesbienne. Les notions de lesbophobie intériorisée et d'hétéronormativité sont d'ailleurs évoquées pour mieux comprendre les origines et les raisons du maintien d'un tel silence. En regard des connaissances acquises sur le phénomène de la violence conjugale au sein des couples hétérosexuels, les auteures s'interrogent sur les différences et les similitudes entre l'expérience de ces derniers et celle des couples lesbiens. De même, si elles entrevoient une parenté dans les fondements d'une pratique d'intervention féministe auprès des femmes victimes de violence conjugale, qu'elles soient en couple lesbien ou hétérosexuel, elles mettent en évidence les postulats qui différencient une analyse de la violence entre partenaires hétérosexuels et homosexuels. En terminant, les auteures évoquent les paramètres d'une intervention féministe déployée auprès des agresseures, tout en déplorant que cette pratique soit toujours ignorée et sous-financée.

Dans le dernier article qui compose cette section, le sociologue Simon Lapierre propose une réflexion critique sur l'évolution des discours et des pratiques concernant les enfants exposés à la violence conjugale. Malgré l'apport des féministes quant à la reconnaissance sociale de la problématique de la violence conjugale et de l'exposition subséquente des enfants, l'auteur constate que leur influence est marginalisée dans les écrits contemporains, de même que dans les politiques et les pratiques d'intervention sociale. En effet, il note la prééminence d'un « nouveau » discours véhiculé par les décideurs et les intervenants dans le champ de la protection de l'enfance, d'une rhétorique promouvant « une vision plus individualiste et moins critique des institutions et structures sociales existantes ». Par conséquent, affirme l'auteur, l'analyse féministe de la violence conjugale est déconsidérée au profit d'une perspective systémique selon laquelle la violence conjugale « ne constitue pas nécessairement un exercice de pouvoir ou de domination, mais peut résulter de l'exacerbation des conflits entre les conjoints ». Il conclut sa réflexion en évoquant les conséquences néfastes d'une telle analyse pour les femmes : blâme pour leur victimisation, expérience de violence reléguée à la marge, insistance sur leur « incapacité » parentale à protéger ou à prendre soin de leurs enfants, etc.

Finalement, deux textes constituent la dernière partie de l'ouvrage, consacrée à l'intervention féministe en lien avec des contextes de vie marqués par la pauvreté, la marginalité, l'isolement, la violence et l'enfermement. Le premier texte, cosigné par quatre travailleuses de l'R des centres de femmes, jette un éclairage fort instructif sur l'expérience d'un des plus importants réseaux féministes d'action communautaire autonome au Québec. Il s'agit, en l'occurrence, de l'action menée par plus d'une centaine de centres de femmes, répartis un peu partout au Québec depuis plus de vingt-cinq ans, qui accueillent et interviennent auprès de femmes aux prises avec des conditions de vie difficiles. En exposant les divers principes qui guident l'intervention féministe des centres de femmes et en identifiant clairement les approches qui orientent et singularisent leurs pratiques, Odile Boisclair, France Bourgault, Josette Catellier et Fannie Valois-Nadeau s'assurent de transmettre à d'autres milieux un savoir-faire unique et construit au fil d'une longue expérimentation et réflexion. Polyvalents, ouverts à toutes les femmes et enracinés dans des communautés tant rurales qu'urbaines, les centres de femmes se sont donné trois mandats : offrir des services d'aide, organiser des activités éducatives et de sensibilisation, et poursuivre des actions collectives pour la défense des droits des femmes. Par le biais d'exemples concrets tirés de leur pratique, les auteures illustrent de quelle façon les centres, qui ont toujours privilégié une intervention féministe conscientisante, recourent aussi à d'autres approches (éducation populaire, les intelligences citoyennes, etc.) afin d'approfondir diverses notions pertinentes compte tenu de leur mission.

Enfin, le dernier texte du livre, intitulé « La danse comme outil d'intervention avec les femmes en prison », nous convie à l'analyse de diverses expériences artistiques (ateliers d'écriture, théâtre, danse) réalisées auprès des femmes incarcérées. Signé par la criminologue canadienne Sylvie Frigon, en collaboration avec la chorégraphe française Claire Jenny, l'article retrace la trajectoire d'une intervention féministe auprès des femmes incarcérées telle qu'elle voit le jour au milieu des années 1980, jusqu'au déploiement d'actions collectives de création à partir de 2005. Dans la foulée de ses plus récentes publications qui traitent de la vie des femmes en prison et des expériences d'animation qui ont accompagné ces publications, Sylvie Frigon a trouvé chez la danseuse Claire Jenny une complice idéale pour approfondir son travail de réflexion sur le rapport au corps des femmes détenues. Diverses dimensions spatiales, sonores et corporelles de l'environnement carcéral sont évoquées dans les chorégraphies pour faire écho à l'expérience d'enfermement des femmes incarcérées. Les auteures nous invitent à cet égard à mener une réflexion sur les « usages » du corps dans ces lieux d'enfermement : corps aliéné, anéanti, assujetti, meurtri, mais aussi outil de survie et outil de résistance. Diverses stratégies sont également mentionnées pour aborder les aspects les plus douloureux de la vie dans les centres de détention. En trame de fond, les auteures s'attardent à démontrer comment une pratique artistique comme la danse peut amener des détenues à modifier leur perception d'elles-mêmes et à retrouver une forme de pouvoir sur leur vie. La danse comme outil d'intervention féministe auprès des femmes en prison se veut une approche originale et novatrice, ancrée dans l'univers méconnu de ces femmes ostracisées et criminalisées, réalité encore peu investiguée par les milieux féministes.

En terminant, nous souhaitons que cet ouvrage apporte un nouvel éclairage sur les multiples facettes d'une pratique hétéroclite et soit l'occasion de partages et de discussions sur les principaux développements et enjeux actuels de l'intervention féministe. Le panorama d'ensemble qui se dégage de ce livre atteste de la vitalité de ce modèle et de l'engagement des intervenantes féministes à en défendre la pertinence. Espérons enfin que ces témoignages et mises en lumière d'expériences et de connaissances acquises au fil des ans auprès de femmes de toutes origines et conditions sociales contribuent tant au rayonnement de l'intervention féministe qu'à son renouvellement et à sa pérennité.

Bibliographie

Bourgon, Michèle et Christine Corbeil (1990). « Dix ans d'intervention féministe au Québec : bilan et perspectives », *Santé mentale au Québec*, vol. XV, n° 1, mai, p. 205-222.

Brown, Laura Sara (1994). *Subversive Dialogues : Theory in Feminist Therapy*, New York, Basic Books.

Chesler, Phyllis (1975). *Les femmes et la folie*, Paris, Payot.

Coderre, Céline et Johanne Hart (2003). « Pratiques d'intervention féministe auprès des femmes survivantes d'agression à caractère sexuel : le contexte franco-ontarien », *Reflets*, vol. 9, n° 1, p. 186-210.

Corbeil, Christine, Carole Lazure, Gisèle Legault et Ann Pâquet-Deehy (1983). *L'intervention féministe : l'alternative des femmes au sexisme en thérapie*, Montréal, Saint-Martin.

Corbeil, Christine et Isabelle Marchand (2006). « Penser l'intervention féministe à l'aune de l'approche intersectionnelle », *Nouvelles pratiques sociales*, vol. 19, n° 1, p. 40-57.

Collins-H., Patricia (1990). *Black Feminist Thought : Knowledge, Consciousness, and the Politics of Empowerment*, New York, Routledge.

Comas-Diaz, Lilian et Beverly Greene (1994). *Women of Color. Integrating Ethnic and Gender Identities in Psychotherapy*, New York/Londres, The Guilford Press.

Crenshaw, Kimberlé Williams (1991). « Mapping the margins : Intersectionality, identity politics and violence against women », *Stanford Law Review*, n° 43, p. 1241-1298.

De Koninck, Maria, Sylvie Savard et Ann Pâquet-Deehy (1994). « Interventions féministes : parcours et perspectives », *Nouvelles pratiques sociales*, vol. 7, n° 2, p. 155-169.

Enns, Carolyn Zerbe (1993). « Twenty years of feminist counseling and therapy : From naming biases to implementing multifaceted practice », *The Counselling Psychologist*, vol. 21, n° 1, p. 3-87.

Enns, Carolyn Zerbe (2004). « Women-of-color », dans *Feminist Theories and Feminist Psychotherapies. Origins, Themes and Diversity* », 2e éd., New York, The Haworth Press, p. 193-241.

Greenspan, Miriam (1983). *A New Approach to Women and Therapy*, New York, McGraw-Hill.

Guyon, Louise, Roxane Simard et Louise Nadeau (1981). *Va te faire soigner, t'es malade*, Montréal, Stanké.

hooks, bell (1981). *Ain't I a Woman : Black Women and Feminism*. Boston, South End Press.

Larouche, Ginette (1987). *Agir contre la violence*, Montréal, Pleine lune.

Rawlings, Edna I. et Dianne K. Carter (1977). *Psychotherapy for Women Treatment Toward Equality*, Springfield, Charles C. Thomas.

Rinfret-Raynor, Maryse, Ann Pâquet-Deehy, Ginette Larouche et Solange Cantin (1991). *Intervenir auprès des femmes violentées. Évaluation de l'efficacité d'un modèle féministe*, Montréal, Université de Montréal.

Sharma, Anita (2001). « Healing the wounds of domestic abuse. Improving the effectiveness of feminist therapeutic interventions with immigrant and racially visible women who have been abused », *Violence Against Women*, vol. 17, n° 12, p. 1405-1428.

Sturdivant, Susan (1980). *Therapy with Women*, New York, Springer.

FONDEMENTS ET PRINCIPES
DE L'INTERVENTION FÉMINISTE

L'intervention féministe : un modèle et des pratiques au cœur du mouvement des femmes québécois

Christine Corbeil et Isabelle Marchand[1]

Depuis plus de trente ans, les actrices du mouvement des femmes, notamment en Amérique du Nord, se mobilisent pour mettre en œuvre de nouvelles pratiques d'intervention qui s'inscrivent dans une perspective non seulement d'ouverture, de respect et d'écoute à l'égard des besoins exprimés et des expériences vécues par les femmes, mais encore de changement individuel et social. C'est ainsi que s'est établi progressivement au Québec tout un réseau d'aide alternatif et inédit[2], tantôt marginalisé, tantôt reconnu par les institutions publiques, mais sans conteste, un réseau de ressources essentielles pour les femmes en difficulté et leurs enfants.

À ce jour, très peu d'écrits francophones ont rendu compte de la vitalité et de la richesse des pratiques d'intervention féministe telles qu'elles se déploient depuis plusieurs décennies. Pour pallier cette absence de visibilité et d'accessibilité des expériences acquises au fil des ans, mais également pour mettre à la disposition des groupes de femmes et des intervenantes une documentation renouvelée et actualisée, nous avons entrepris de faire le point sur l'évolution récente de ce modèle d'intervention, tant en regard de ses assises

---

1. Nous tenons à préciser que les deux auteures ont coécrit cet article ; le choix de la première auteure a été déterminé par l'ordre alphabétique. Nous désirons aussi remercier notre collègue Francine Descarries pour sa relecture et ses commentaires judicieux.
2. On estime qu'environ 1500 groupes et associations locales, régionales et nationales font partie du mouvement des femmes au Québec.

théoriques que de sa mise en œuvre dans divers domaines de pratique. Ce projet de mise à jour des écrits et des discours actuels en matière d'intervention féministe a pris forme et s'est réalisé dans le cadre d'une vaste recherche intitulée *Discours et pratiques féministes : un inventaire des lieux*[3]. Pour ce faire, nous avons eu recours à une stratégie de recherche combinant deux techniques qualitatives de cueillette de données, à savoir l'analyse documentaire[4] et la réalisation d'entretiens individuels semi-directifs auprès d'informatrices-clés[5] œuvrant au sein du mouvement des femmes québécois et du réseau de la santé et des services sociaux. En traçant le portrait de l'intervention féministe trente ans après sa mise au monde, nous souhaitions également témoigner de la pluralité et de la multiplicité des expériences et des savoirs, tant théoriques que tacites, accumulés au cours des années. Nous étions cependant conscientes des exigences et des défis qu'une telle démarche comporte. Car, faut-il l'admettre, il n'est pas facile d'appréhender des pratiques souvent complexes et multidimensionnelles, de les décrire, de s'interroger sur leur sens et leur portée, et ce, sans en minimiser la teneur, les visées ou les orientations. Mais au-delà de ces hésitations initiales, nous étions surtout motivées par le désir de mettre en dialogue la littérature féministe anglophone[6] et francophone parue dans ce champ de connaissances, d'une part, et le discours des intervenantes au sein du mouvement des femmes québécois et des services sociaux, d'autre part, afin de

3. Cette recherche s'est déroulée entre 2004 et 2009, sous la direction de Francine Descarries et Christine Corbeil, et a bénéficié du soutien financier du Conseil de recherches en sciences humaines (CRSH).

4. Il s'agit d'une recension des écrits anglophones et francophones parus au cours des deux dernières décennies sur l'intervention féministe.

5. Nous avons interviewé, en 2006, 21 intervenantes issues de groupes de femmes tels que les centres d'aide et de lutte contre les agressions à caractère sexuel, les maisons d'hébergement pour femmes en difficulté ou victimes de violence conjugale et les centres de femmes, et 9 travailleuses sociales engagées dans divers centres locaux de santé et de services sociaux (CLSC) au Québec. Nous leur avons demandé, entre autres, comment elles actualisaient les principes et stratégies de l'intervention féministe dans leur pratique auprès des femmes et quels étaient les principaux défis à relever pour assurer la pérennité et le renouvellement de ce modèle d'intervention.

6. On ne peut certes pas évoquer l'évolution de l'intervention féministe sans mettre en perspective les contributions importantes de féministes nord-américaines, thérapeutes, chercheures, cliniciennes et écrivaines, pour la plupart d'origine américaine, afro-américaine et hispanique.

dégager la diversité des conceptions et des expérimentations de l'intervention féministe.

En d'autres termes, cette démarche de recension et d'appropriation des écrits les plus récents sur l'intervention féministe n'avait de sens, à nos yeux, que si elle était accompagnée d'une prise de parole des intervenantes qui sont aux premiers rangs de l'intervention sociale au Québec. C'est dans cet esprit que nous avons recueilli leur témoignage, puis consigné leurs réflexions, rompant ainsi avec une longue tradition de transmission orale des savoirs et des expériences (De Konink, Savard et Pâquet-Deehy, 1994). En outre, l'analyse des écrits et des entretiens réalisés nous aura permis de poser un regard contemporain sur l'intervention féministe et d'en construire une modélisation, sans perdre de vue ses points de convergence et de divergence en regard du modèle proposé au début des années 1980[7]. Dans le cadre du présent article, notre propos se concentre donc sur la présentation de cette modélisation, basée sur la mise en relief des fondements, des objectifs, des stratégies et des défis de l'intervention féministe telle qu'elle est mise en œuvre aujourd'hui. Nous évoquerons au préalable, et brièvement, le contexte idéologique et politique qui a favorisé l'émergence d'un tel modèle de pratique auprès des femmes. Au terme de cet article, seront soulignés quelques enjeux et pistes d'action eu égard aux défis qui traversent présentement ce champ de pratique et, plus largement, l'ensemble de l'intervention sociale au Québec.

Les origines de l'intervention féministe au Québec

L'intervention féministe voit le jour au Québec au début des années 1980 dans le sillage de pratiques développées au sein du mouvement des femmes québécois. Elle s'inspire d'une pratique alternative d'abord apparue aux États-Unis au cours des années 1970 et connue sous le nom de *feminist therapy* (Rawlings et Carter, 1977). Vivant dans un contexte sociopolitique qui appelle à des actions similaires, des militantes et des praticiennes d'ici réitèreront l'essentiel des critiques formulées par des féministes américaines à l'égard des approches

7. Ce modèle a été diffusé en milieu francophone principalement par l'intermédiaire d'un ouvrage publié en 1983 sous le titre *L'intervention féministe. Une alternative au sexisme en thérapie* (Corbeil, Lazure, Legault et Pâquet-Deehy).

traditionnelles en psychologie[8]. Plus précisément, celles-ci étaient jugées trop enclines à poser des diagnostics sur la souffrance des femmes en termes de « pathologies » ou « de problèmes intrapsychiques », sans aucune référence à l'impact des structures sociales sur leur équilibre mental et leur estime de soi (Chesler, 1975 ; Guyon, Nadeau et Simard, 1981). L'intervention féministe s'inspire également du mouvement d'antipsychiatrie né en Occident au début des années 1960, et reconnu pour ses critiques concernant la conception normative de la santé mentale. Contestant le rôle des psychiatres et des institutions asilaires, le courant d'antipsychiatrie lève le voile sur des pratiques abusives envers les malades mentaux et propose des alternatives à l'enfermement et à la surmédicalisation des patients (Cooper, 1978). C'est ainsi, dans un contexte de remise en cause de l'ordre social et des institutions patriarcales de tout acabit, que le mouvement féministe développera une nouvelle grille d'analyse des problèmes sociaux et de nouveaux savoir-faire en matière d'intervention auprès des femmes.

Les fondements de l'intervention féministe

Une analyse sociopolitique

Le privé est politique, célèbre adage du mouvement des femmes depuis les années 1970, figure parmi les fondements de l'intervention féministe. Toujours actuel, celui-ci renvoie à l'importance de faire le lien entre les difficultés vécues par les femmes et les structures sociales opprimantes. Ce modèle d'intervention privilégie ainsi une analyse sociopolitique plutôt qu'une approche centrée sur les dimensions psychique et individuelle des problèmes. Dans cette optique, l'intervention féministe vise un changement social et structurel. Autrement dit, plutôt que le *statu quo* ou l'adaptation à des conditions de vie opprimantes et à des rapports sociaux inégalitaires, elle préconise leur transformation. L'approche féministe repose en ce sens sur une

8. Pensons, entre autres, à la conférence *Va te faire soigner, t'es malade* donnée par deux psychologues à l'hôpital Louis-H.-Lafontaine en 1979 et aux colloques sur la santé des femmes organisés en 1980 sous le titre *Femmes et santé mentale* et *Accoucher ou se faire accoucher*. Ces événements ont été fréquentés par des milliers de bénéficiaires, militantes du mouvement des femmes, professeures et professionnelles dans le champ de la santé et des services sociaux.

dénonciation de toutes les formes de violence et de discrimination envers les femmes ; celles-ci s'inscrivent dans un continuum de domination patriarcale et, par conséquent, ne peuvent être appréhendées de manière isolée. La prise en considération de la dynamique des rapports sociaux et de leur manifestation dans chaque histoire de vie fait donc partie intégrante de cette approche. Une telle perspective d'analyse sociostructurelle a toujours démarqué l'intervention féministe des approches thérapeutiques traditionnelles en santé mentale. Plus encore, elle réfute les approches qui ne prennent pas en considération l'impact des rapports de pouvoir entre les sexes et leurs conséquences sur les femmes, leur environnement, leur représentation d'elles-mêmes et leur capacité à contrôler leur destinée. Elle conteste par ailleurs toute représentation essentialiste du comportement des femmes et des hommes attribuant des caractéristiques stéréotypées[9] selon le sexe, sans égard au processus de construction sociale des genres. Du même souffle, le phénomène de la stéréotypie sexuelle est aussi dénoncé, car il concourt à promouvoir un *double standard* en matière de comportements, soumettant les femmes réfractaires à des jugements de valeur pour déviance et insubordination. Enfin, l'intervention féministe s'oppose à l'idée de complémentarité entre les sexes, laquelle contribue trop souvent à maintenir les femmes et les hommes dans des rôles sociaux asymétriques, normatifs et limitatifs quant à l'expression de leurs potentialités.

Une perspective intersectionnelle

Depuis les années 1980, le mouvement féministe majoritaire (*mainstream*) s'est vu interpellé quant à sa capacité à élaborer une analyse de l'oppression des femmes qui reconnaisse les effets conjugués du sexisme, du racisme, du « classisme » ou encore de l'homophobie[10].

9. Nombreuses sont les recherches en sciences humaines qui dénoncent cette représentation stéréotypée des hommes et des femmes selon laquelle ces dernières seraient naturellement douces, passives, maternelles, fragiles, pacifiques, attentives aux autres alors que les hommes brilleraient par leur force, leur courage, leur ambition, leur agressivité. Pour une analyse étayée de la question, se référer à l'étude récente de Francine Descarries (2010). *Entre le rose et le bleu : stéréotypes sexuels et construction sociale du féminin et du masculin*, publiée par le Conseil du statut de la femme.

10. Pour plus d'informations sur cette contestation, voir l'article signé par Marchand et Ricci dans le présent ouvrage.

Dans la foulée de cette contestation, des chercheuses et thérapeutes féministes ont aussi, tour à tour, critiqué le caractère androcentrique, ethnocentrique, voire raciste et hétérosexiste des théories traditionnelles en psychologie (Brown, 1994; Raja, 1998; Sharma, 2001; Yoder, 2003). Dans le même registre, d'autres (Vatz-Laaroussi et coll., 1999; Williams, 1999) ont reproché aux praticiennes et aux théoriciennes féministes leur vision homogénéisante et réductrice des groupes minoritaires, ceux-ci étant souvent appréhendés comme un bloc monolithique, sans égard à la complexité et à la diversité de leurs expériences (culturelles, historiques, sociopolitiques, religieuses, etc.). En d'autres mots, les difficultés éprouvées par les femmes tirent leur origine d'un système non seulement patriarcal et capitaliste, mais aussi hétéronormatif, colonialiste et raciste qui reproduit les rapports sociaux de division et de hiérarchie et contribue ainsi à les maintenir dans une position de subordination. Par voie de conséquence, la recherche d'un modèle d'analyse et d'intervention permettant de penser les effets conjoints des systèmes d'oppression a favorisé l'émergence et, de plus en plus, l'intégration d'une perspective intersectionnelle à l'intervention féministe afin de prendre en compte l'intersection entre ces différents facteurs de discrimination (classe, sexe, origine ethnique, orientation sexuelle, religion, handicap, etc.) dans l'analyse des problèmes et dans l'élaboration de ses pratiques (Rhodes et Johnson, 1997; Hill et Ballou, 1998; Williams, 1999).

Une approche holistique

Enfin, précisons que l'intervention féministe préconise une approche holistique des problèmes, c'est-à-dire que les dimensions cognitive, émotionnelle, physique et matérielle doivent toutes être prises en considération au cours du processus d'intervention (Worell et Remer, 2003). En raison de l'analyse sociopolitique qui informe les pratiques d'intervention, les difficultés vécues sont plutôt appréhendées dans leur globalité, suivant une analyse systémique des problèmes sociaux.

*

Ce regard sur les fondements de l'intervention féministe nous amène maintenant à examiner de près comment ceux-ci orientent la mise en œuvre d'une pratique toujours renouvelée auprès des femmes de tous les horizons. C'est en privilégiant un va-et-vient continu entre les principes et les constats relevés dans les publications sur le sujet et l'analyse du discours des intervenantes[11] que nous présenterons les principaux objectifs qui caractérisent ce modèle d'intervention, les stratégies et les modalités d'application élaborées par les protagonistes de même que les défis auxquels elles sont confrontées (toutes ces informations sont en outre reprises dans un tableau synthèse à la fin de cet article).

Les objectifs et stratégies de l'intervention féministe

➤ *Soutenir et respecter les femmes dans leurs démarches*

Assurer un soutien aux femmes qui entament des démarches de changement ou qui sollicitent une aide est un objectif qui s'impose comme un préalable à tout processus d'intervention. D'entrée de jeu, une **attitude d'écoute** de la part de l'intervenante apparaît cruciale, comme le souligne cette informatrice :

> *On écoute, on donne l'opportunité aux femmes de se raconter. Souvent, ce sont des femmes qui vivent des situations de violence conjugale depuis des années et elles gardent ça pour elles. C'est secret. On est là pour les écouter beaucoup, beaucoup, beaucoup.*

Dans ce contexte, l'intervenante encourage les femmes à s'exprimer librement, à partager leurs émotions et, si elles se sentent en confiance, à faire le récit de leur histoire personnelle en évoquant, par exemple, leurs traditions familiales, leurs croyances religieuses, les violences subies durant l'enfance ou à l'âge adulte et, le cas échéant, leur parcours migratoire. Cette attitude d'ouverture semble nécessaire à la compréhension de chaque situation, comme en témoigne cette répondante :

> *Chaque pas est très important, chaque pas est différent et chaque situation est très différente… Il faut regarder quand on fait une intervention avec une femme, il faut vraiment regarder tout l'entourage,*

11. Des extraits d'entrevues réalisées auprès des intervenantes seront présentés tout au long de l'article pour illustrer leur conception de l'intervention féministe selon leurs lieux de pratique. Ces derniers seront transcrits en italique pour les distinguer des citations tirées de textes publiés.

> *l'historique et tout ce qui va avoir un impact sur… Et c'est ça qui compte le plus dans l'intervention.*

Oxman-Martinez et Krane précisent qu'une attitude d'écoute, de tolérance et de respect peut avoir des retombées positives sur la capacité des intervenantes à comprendre les besoins des femmes issues des minorités ethnoculturelles notamment, à établir un rapport de confiance et à leur offrir des services adéquats en regard de leur cheminement :

> La création d'une passerelle [entre les femmes et l'intervenante] constitue un défi qui ne peut être surmonté sans une compréhension profonde du récit des femmes, de ce que signifie la violence pour elles, de leur vision quant aux chemins à suivre dans la recherche d'aide et de la perception qu'elles ont de leur propre position sociale à un moment donné (2005 : 11).

De façon générale, l'utilisation de stratégies pragmatiques se révèle essentielle pour soutenir les femmes dans leurs démarches. Celles-ci peuvent d'ailleurs emprunter différentes avenues telles que :

- offrir aux femmes et à leurs enfants des espaces où elles se sentiront en sécurité et trouveront un accueil chaleureux ;
- veiller à ce que leurs besoins de base (ressources financières, logement, soins de santé, etc.) soient comblés dans un délai raisonnable.

Enfin, pour cette intervenante, mettre à la disposition des femmes l'information nécessaire pour qu'elles prennent leurs décisions en toute connaissance de cause fait partie intégrante de son rôle de soutien et d'accompagnement :

> *Mon objectif avec les femmes, c'est de les informer, de leur donner le plus d'informations possible pour qu'elles soient en mesure de prendre des décisions ; de donner des moyens pour les aider à mieux comprendre ce qu'elles vivaient avec leur conjoint.*

Respecter les choix, les valeurs et les besoins des femmes figure aussi parmi les objectifs au cœur de l'intervention féministe. À l'instar de plusieurs répondantes, Carolyn Black estime que « l'essentiel d'une perspective féministe s'articule autour du concept de respect. […] Le respect est la pierre angulaire qui assure une relation positive entre la travailleuse et sa cliente [12] » (2003 : 343). Ainsi, tout en aidant

12. Nous avons traduit toutes les citations tirées de publications en anglais.

les femmes à préciser leurs buts et leurs aspirations, l'intervenante s'engage à respecter leurs choix et à ne pas entretenir d'*a priori* sur les décisions qu'elles prendront ultérieurement. Autrement dit, les femmes ne devraient pas avoir à se conformer aux désirs des intervenantes sous prétexte qu'elles savent ce qui est mieux pour elles ou pour leurs enfants. Une telle approche ne semble cependant pas toujours aisée à mettre en pratique, comme le signale cette informatrice :

> *Ce n'est pas toujours évident quand elles décident de retourner avec leur conjoint. Ce n'est pas facile, mais ça fait partie du travail que de respecter leur rythme, leurs choix. On croit profondément qu'elles sont capables de faire les meilleurs choix pour elles.*

Dans le même ordre d'idées, plusieurs rappellent l'importance de respecter le rythme de chacune et, en cela, de ne pas chercher à les engager dans des démarches allant au-delà de leurs capacités du moment ou de leurs aspirations :

> *On vise de petits objectifs avec toutes les clientes, d'ailleurs. Il faut toujours que ce soit des objectifs réalisables. C'est de retrouver son propre sens. Les femmes qui font des dépressions ou des choses comme ça se sont souvent perdues de vue.*

Certes, pour une majorité de personnes, la stratégie des « petits pas » peut s'avérer plus rassurante que d'entamer des changements trop brusques. Cette stratégie est largement employée dans le milieu de l'intervention féministe, mais, spécifie cette répondante, il faut garder conscience des rapports de pouvoir auxquels sont soumises les femmes et veiller à ne pas les reproduire :

> *Je pense qu'elles sentent qu'elles sont traitées avec dignité, et puis dans le respect – c'est une de nos stratégies. Faire attention pour ne pas se substituer soi-même à un autre qui pourrait décider pour elle, même bien intentionné. Si, justement, on va plus vite qu'elle, on prend la place d'un oppresseur, puis on lui dit quoi faire. [...] Alors on fait bien attention à ça, ça nous oblige à nous contenir, à nous retenir nous-mêmes.*

De leurs propos, on retiendra que les intervenantes estiment fondamental d'**éviter de juger les femmes,** de leur apposer une étiquette négative (folle, agressive, déviante, manipulatrice, négligente, frustrée, soumise, etc.) ou encore de sous-entendre qu'elles sont les principales responsables de la détérioration de leur situation. Dans cette optique, l'intervention féministe suppose un refus explicite de blâmer les femmes pour leur inaptitude et leur impuissance à agir, et oblige à faire le lien avec leurs conditions de vie. En fait, ces symptômes ou difficultés peuvent être des stratégies de survie et d'adaptation à leur environnement, notent plusieurs auteures (Greenspan, 1993; Enns, 2004) et il peut s'avérer, *a posteriori*, particulièrement difficile de s'en départir. Ultimement, toute intervention auprès des femmes cherche à placer celles-ci *au centre* de l'intervention, en d'autres mots, à les considérer comme les *sujets* de leur vie et non comme des objets pouvant être manipulés.

➤ *Faire alliance avec les femmes et établir un lien de confiance*

Respecter les décisions des femmes, favoriser l'expression de leurs besoins et de leurs émotions, éviter de les mettre en position d'échec, voilà autant de stratégies susceptibles de contribuer à **mettre en place une relation de confiance,** comme le rapporte cette intervenante: « *elles se sentent à l'aise de nous parler* [si] *elles retournent avec leur conjoint, puis elles sont à l'aise de revenir si ça n'a pas fonctionné. Il n'y a pas de honte* ». Toutefois, l'objectif de **faire alliance avec les femmes** n'est pas toujours aisé à mettre en œuvre, en particulier lorsque les traits identitaires et socioculturels des protagonistes (origine ethnique, classe sociale, orientation sexuelle, appartenance religieuse, âge, etc.) sont associés à des schèmes de valeurs et des visions du monde passablement différents, pour ne pas dire opposés. Néanmoins, démontrer une attitude d'ouverture aux différences, aller à la rencontre de l'autre dans un désir de solidarité peut contribuer à aplanir, sinon à amenuiser les tensions ou les résistances initiales et, ainsi, à établir un lien de confiance. Selon plusieurs auteures (Wyche, 2001; Worell et Remer, 2003; Enns, 2004), une telle stratégie aide généralement les intervenantes à prendre conscience de leurs propres valeurs et, le cas échéant, de leurs préjugés ou visions stéréotypées envers des groupes minorisés ou marginalisés et à réaliser leur impact sur la relation d'aide.

Par ailleurs, certaines répondantes soulignent la difficulté qu'elles rencontrent, tant auprès des groupes minoritaires que majoritaires, à faire admettre le bien-fondé de leur intervention féministe. En de tels cas, celles-ci peuvent éprouver un sentiment d'impuissance, voire de la colère, devant la contestation ou la réfutation des solutions proposées. De telles tensions entre les aspirations des unes à améliorer la situation des femmes et les actions que ces dernières sont prêtes à entreprendre sont reflétées dans les propos de cette informatrice :

> *Des fois, on est en colère quand on trouve que ça ne bouge pas. Ça nous décourage. Puis si l'on ne peut pas agir sur elle, il faut qu'on soit bien consciente de ce qu'on est en train de ressentir [...].*

Dans cette perspective, et considérant qu'aucune intervention ne peut être totalement neutre ni objective, les intervenantes féministes ont intérêt à **divulguer leurs valeurs et leurs croyances**. Toutefois, les intervenantes rencontrées estiment qu'il faut éviter d'ériger les valeurs féministes en absolu, mais plutôt les soumettre à la discussion et à la réflexion, ce qui facilite le dialogue avec les femmes de tous les horizons culturels, religieux et socio-économiques. Par souci de transparence et de respect de l'autre, elles peuvent également mentionner le type d'intervention privilégié par l'organisme afin de vérifier si cette approche correspond aux attentes et aux besoins des femmes. En outre, au-delà du sentiment d'impuissance parfois ressenti par les intervenantes, celles-ci jugent essentiel de respecter les choix des femmes et de leur permettre d'interpréter la notion d'action, au cœur de l'intervention féministe, en fonction de leurs réalités, de leurs motivations et de leurs contraintes. À cet égard, Raja (1998 : 79) souligne l'impact positif d'une telle attitude sur les femmes, qui « se sentiront moins obligées de se conformer aux attentes » des intervenantes.

➔ *Favoriser l'empowerment des femmes ou la reprise de pouvoir sur leur vie*

Fondamentalement, les intervenantes aspirent à ce que les femmes reprennent du pouvoir dans leur vie, cessent d'avoir peur de s'affirmer et retrouvent la confiance et la détermination nécessaires pour faire respecter leurs droits. Autrement dit, qu'elles (re)deviennent des actrices capables de transformer leur environnement social et personnel en fonction de leurs besoins (Sharma, 2001 ; Lemay, 2007). Pour faciliter ce processus d'affirmation et d'autonomisation, un consensus se dégage de la littérature : il est crucial de les appuyer dans leurs démarches de réappropriation d'un « pouvoir d'agir » afin qu'elles soient en mesure de mieux se défendre contre les agressions et les discriminations (Enns, 2004). À ce titre, Worell et Remer (2003 :

78) réitèrent la pertinence d'une approche qui, d'une part, valorise la prise de conscience des rapports de pouvoir existant entre les divers groupes sociaux – incluant entre les femmes elles-mêmes – et, d'autre part, met en exergue leur capacité à recourir à des ressources personnelles et collectives en vue d'effectuer des changements individuels et sociaux.

Dans cette optique d'*empowerment*, nombre d'intervenantes et de chercheures évoquent la nécessité d'**encourager les femmes à définir elles-mêmes leurs problèmes et leurs objectifs de changement**, c'est-à-dire « de ne pas décider à leur place » et, enfin, de ne rien imposer qui va à l'encontre de leurs désirs ou de leurs attentes (Montminy, 2004). Après tout, précise une informatrice :

> *L'objectif n'est pas qu'elle quitte le conjoint, d'une manière définitive – ce n'est pas un objectif d'intervention –, c'est qu'elle reprenne suffisamment de pouvoir sur sa vie pour, un moment donné, décider de quitter cette relation-là.*

Pour ce faire, il est suggéré d'**inciter les femmes à prendre leurs propres décisions** au quotidien (Sharma, 2001) puisque, déclare cette répondante, « *dans tous les choix qu'elles vont [faire], dans toutes les décisions [qu'elles vont prendre], ce n'est pas moi qui les prendrai à leur place* ». Ainsi, dès les premières rencontres, des stratégies tangibles peuvent être mises en place pour favoriser la participation des femmes à l'élaboration des objectifs qu'elles souhaitent se fixer. Par exemple, certaines intervenantes conçoivent un plan d'intervention en collaboration avec les femmes :

> *On fait un contrat clair en partant. On fait un contrat, un plan d'intervention et c'est SON plan d'intervention. Ce n'est pas moi qui lui dis qu'elle a ça, ça et ça à travailler. C'est sûr que, parfois, elle ne me parlera pas de la socialisation. Il y a certaines affaires que je ne peux pas amener en intervention avec elle. Mais son contrat, ses objectifs, c'est elle qui les fait.*

Les occasions de souligner leurs capacités d'agir, les encourager à s'engager dans les activités de l'organisme doivent être saisies au vol, comme le suggère une autre informatrice :

> *C'est une de nos stratégies d'intervention aussi [que les femmes] prennent souvent des décisions. Puis on les suit dans ces décisions-là, on les encourage et on les valorise. Le menu, elles décident du partage des tâches. [...]. Cette petite prise de décision-là [...] les aide à*

comprendre qu'elles peuvent s'affirmer, qu'elles peuvent décider des choses. Puis, si l'on a des changements à apporter [dans la maison], on va les consulter. On a toujours en tête qu'elles gagnent du pouvoir, qu'elles s'habituent à prendre des décisions, qu'elles s'habituent à distinguer ce qu'elles veulent vraiment, puis qu'elles gagnent confiance en elles.

De même, **reconnaître le potentiel des femmes, leurs compétences et leur capacité à s'en sortir** s'inscrit parmi les stratégies fondamentales de l'intervention féministe (Raja, 1998; Black, 2003). *« Toutes les femmes ont le potentiel de se sortir de la violence conjugale »*, estime cette répondante, convaincue que les femmes doivent être perçues comme les expertes en ce qui concerne leur vie. D'où l'importance de miser sur leurs forces et leurs ressources, de valoriser leur jugement, leurs intuitions, leur débrouillardise, leur potentiel d'action et, enfin, de souligner l'efficacité de leurs stratégies de survie. Il s'agit ainsi de les considérer comme des actrices disposant de capacités multiples et pas seulement comme des victimes (Wyche, 2001), une conviction réitérée par cette répondante:

C'est des femmes blessées [...], qui ont été absolument dénigrées, qu'on a détruites de l'intérieur. Je pense que ce qui se dégage toujours quand je travaillais avec elles, c'est comment je les trouve fortes, grandes, courageuses, comme moi, je serais pas capable de l'être... C'est des grandes personnes, et c'est à ça que je fais appel, à l'immensité des ressources de ces femmes-là.

En dépit du courage démontré dans maintes circonstances, plusieurs femmes entretiennent une faible estime d'elles-mêmes. Pour remédier à cette situation, l'ensemble des auteures soulignent l'importance de travailler à **rehausser leur estime et leur confiance en soi**. D'autant que, selon leur parcours, les femmes peuvent avoir été confrontées à différents préjugés, avoir été victimes de violence et d'intimidation ou avoir été «étiquetées» par le discours de certains experts. Auquel cas, l'intervenante doit s'employer à déconstruire les images stéréotypées ou les messages reçus qui minent la confiance en soi et, parfois, contribuent à stigmatiser toute une communauté ou un groupe social en particulier. Cette démarche est cruciale dans la reconstruction identitaire des femmes, car, comme le rapporte cette répondante:

Depuis toujours, elles se font dire qu'elles ne valent pas grand-chose. Puis quand tu les accumules, tu es convaincue que tu ne vaux rien

> *d'autre. Tu as eu à peu près rien que ça dans ta vie. C'est là-dessus qu'il faut commencer par déconstruire.*

Soutenir des femmes qui ont été à maintes reprises humiliées, dénigrées, culpabilisées afin qu'elles rebâtissent leur estime d'elles-mêmes exige, selon cette autre répondante, de revoir le chemin parcouru et de les aider à s'attribuer les mérites des actions ou des changements entamés :

> *On essaie de voir avec elle : « Souviens-toi quand tu es arrivée, moi, je me souviens que tu étais comme ça, comme ça, comme ça. [...] Tu n'es plus comme quand tu es arrivée, tu es rendue où ? Pourquoi tu es rendue là, qu'est-ce que tu as fait ? ». [...] C'est de lui faire prendre conscience de tout ce qu'elle a fait elle-même, de ce qu'elle est capable de faire. Lui redonner encore une fois confiance en ses capacités, pour qu'elle reprenne le pouvoir qu'elle a perdu sur sa vie.*

De son côté, une intervenante indique qu'elle focalise son intervention sur les besoins de ses clientes afin de les encourager à développer des comportements ou des actions qui contribuent à une meilleure estime de soi, voire à recouvrer sa dignité comme femme : *« Les termes que j'utilise avec elle, souvent c'est : "qu'est-ce qui va être bon pour toi"... Ça la ramène à se choisir, se prioriser, faire des choses qui vont lui faire retrouver sa dignité, son estime d'elle-même. »*

Ce travail sur l'estime de soi apparaît ainsi crucial non seulement pour que les personnes auprès desquelles elles interviennent recouvrent leur dignité et, plus largement, du pouvoir sur leur vie, mais aussi pour les habiliter à **développer leur capacité à s'affirmer**. Dans le même esprit, une autre stratégie consistera à **les encourager à défendre leurs droits** si elles se sentent lésées ou victimes d'injustices, que ce soit devant les tribunaux, certains employeurs, les services de l'immigration ou tout autre gestionnaire public, ou encore dans leurs rapports avec le réseau de la santé et des services sociaux. Dans ces circonstances, les intervenantes jouent fréquemment un rôle d'*advocacy* auprès des femmes, note l'une d'elles :

> *On les encourage à faire valoir leurs droits lorsque ceux-ci sont bafoués. On les accompagne dans tout le système judiciaire, on sait que c'est truffé d'incohérences pour les femmes. Donc, on les reconnaît avec elles, puis on les outille pour passer à travers.*

Finalement, il importe également, selon plusieurs auteures, d'**encourager l'expression de la colère** au moment où les personnes réalisent l'oppression ou les discriminations qu'elles ont subies, en tant que mère, immigrante, assistée sociale, lesbienne, ex-détenue, femme autochtone, etc. Une telle attitude peut faciliter leur mobilisation en vue de changer leur environnement et de se transformer elles-mêmes (Comas-Diaz, 1999; Worell et Remer, 2003). Au lieu de refouler leur colère, comme elles ont appris à le faire pour correspondre au modèle dominant de femmes douces et conciliantes, elles sont ainsi incitées à l'exprimer et à la canaliser vers d'autres voies plus efficientes afin de favoriser la reprise de pouvoir sur leur vie (Comas-Diaz et Greene, 1994).

En résumé, viser l'*empowerment* des femmes et la reconnaissance de leur potentiel d'action implique de travailler à transformer, de concert avec elles, leur sentiment d'impuissance en pouvoir d'agir, de souligner le bien-fondé des démarches et des actions qu'elles entreprennent pour se défendre et briser leur isolement, de développer leur autonomie, de rehausser leur estime d'elles-mêmes et leur capacité à s'affirmer. Il s'agit en outre d'identifier leurs zones de pouvoir et de répertorier les ressources individuelles et collectives dont elles disposent pour instaurer des changements en vue de leur mieux-être. La réflexion de cette intervenante nous rappelle le caractère central de cette lutte contre le sentiment d'impuissance des femmes :

> *Comment agir si on se sent impuissante ? Ce n'est pas pour rien qu'on a relié le travail sur l'estime de soi, l'affirmation et l'empowerment, c'est parce que ce sont des notions qui vont ensemble. [...] Il y a tout un parcours qui a mené à ce sentiment profond d'impuissance, mais ce n'est surtout pas une question de manque de compétence ou d'habiletés personnelles.*

➤ Travailler à la conscientisation des femmes en prenant en compte la pluralité et la complexité des expériences d'oppression

Le développement d'une conscience critique est une composante essentielle de l'intervention féministe. Dans cette perspective, un tel objectif, inspiré entre autres de l'approche de conscientisation de Paulo Freire (1974), vise à conscientiser les femmes à l'existence des systèmes d'oppression et à leurs manifestations. Pour ce faire, il est nécessaire de développer une analyse des divers mécanismes idéologiques, politiques et économiques par lesquels les systèmes patriarcal, colonialiste et capitaliste agissent sur la conscience des femmes et sur toutes les dimensions de leur vie (Comas-Diaz et Greene, 1994; Comas-Diaz, 1999). Devant le défi que cela représente, plusieurs auteures (Comas-Diaz, 1999; Williams, 1999; Montminy, 2004) suggèrent de recourir à différentes stratégies pour déconstruire les discours et les stéréotypes patriarcaux, hétérosexistes ou racistes et mettre en relief leurs conséquences sur le vécu des femmes et leurs représentations d'elles-mêmes. Autrement dit, il s'agit d'examiner les effets conjugués et les intersections des rapports sociaux de sexe et des autres rapports de division (classe, origine ethnique, orientation sexuelle, âge, etc.) sur la perception de soi et sur les conditions de vie des femmes.

Par exemple, la thérapeute féministe Lilian Comas-Diaz souligne que, dans le cadre d'une intervention auprès de « femmes de couleur[13] », il peut s'avérer essentiel de travailler à « une prise de conscience de la nature de la colonisation et des croyances racistes intériorisées qui en découlent, de l'impact de ces croyances sur l'image de soi et des moyens de contrer de telles croyances » (Enns, 2004: 230). À cet égard, Comas-Diaz considère que « le concept de colonisation est plus utile que celui d'oppression pour appréhender l'expérience des femmes issues d'un pays colonisé, car, même si les personnes âgées, handicapées, blanches ou homosexuelles ont vécu différentes formes d'oppression et de discrimination, seules les personnes de couleur ont connu la dilapidation de leur culture à travers le système de colonisation » (Enns, 2004: 229). Par conséquent, elle suggère l'utilisation du concept de « stress traumatique postcolonisation » pour nommer les conséquences de la culture impérialiste et du racisme (*ibid.*). Selon elle, seul un processus de « décolonisation thérapeutique peut mener à une prise de conscience de la mentalité colonisée, à une modification des distorsions cognitives, [...] à une reformulation des identités individuelles et collectives, à une dignité accrue [...] et, enfin, à une mobilisation pour un changement individuel et social » (Comas-Diaz, 2000: 1322, citée dans Enns, 2004: 233). Dans le contexte canadien, le recours au concept de colonisation et, son corollaire, le stress postcolonisation, nous semble pertinent pour appréhender la réalité et les difficultés vécues par les femmes autochtones. Il suffit d'ailleurs de s'attarder aux discours et aux

13. Traduction de l'expression *women of color*, utilisée par les auteures anglophones pour désigner les femmes issues des minorités visibles, c'est-à-dire non blanches.

écrits de divers groupes autochtones (Fondation autochtone de guérison, 2006 ; Femmes autochtones du Québec, 2008) et aux recherches portant sur ces questions pour y constater la référence à cette notion. Qu'il s'agisse de déconstruire des systèmes d'oppression, leurs codes et leurs référents ou encore de mettre l'accent sur la notion de colonisation lorsque cela est approprié, un consensus se dégage parmi les auteures : l'importance, dans tout processus d'intervention, de **prendre en compte l'ensemble des aspects identitaires** des femmes aidées et d'être à l'écoute de la diversité de leurs expériences. En ce sens, les intervenantes doivent leur offrir l'opportunité d'explorer les différentes facettes de leur vie en les invitant notamment à parler ouvertement de leur vécu en tant que mère, conjointe, immigrante, réfugiée, lesbienne, femme racialisée, âgée, handicapée, etc. Laura Brown confirme l'importance d'une telle approche lorsqu'elle écrit :

> La thérapie féministe ne peut pas résulter d'une théorie qui exigerait qu'une personne choisisse d'appréhender une seule composante de son identité au détriment des autres qui seraient dès lors évacuées, négligées ou marginalisées (1994 : 69).

Ce à quoi renchérit Enns en ces termes :

> Les références [...] identitaires d'une personne peuvent varier de manière significative selon les contextes ; elles peuvent être associées, mais non limitées, au sexe, à la culture, à l'appartenance ethnique, [...] à l'orientation sexuelle, à l'âge, à la classe, à l'apparence corporelle, à l'affiliation religieuse, [...] et à d'autres variables sociodémographiques (2004 : 293).

De façon plus concrète, pour mieux saisir la variabilité et l'importance des diverses dimensions identitaires qui composent la vie des femmes, Enns suggère aussi d'aborder des questions précises lors d'une intervention :

> Quels rôles, composantes identitaires et appartenances sociales sont les plus importantes et les moins importantes à ce moment-ci de votre existence ? Quels rôles sont le plus remarqués et appréciés (ou dépréciés) par votre entourage ? À quel moment avez-vous l'impression de détenir du pouvoir (ou d'en être privée) ? Dans quels rôles ou catégories sociales vous sentez-vous puissante ou impuissante ? Que signifie le fait de vous identifier comme lesbienne, ou d'appartenir à un groupe religieux ou à une communauté différente de la majorité ? (2004 : 294-295)

Un tel questionnement sur les différentes facettes identitaires des femmes et leur impact dans le quotidien vise, on le comprendra, à repérer les sources de pouvoir et de gratification d'un côté et, de l'autre, les sentiments d'impuissance et de frustration.

Fondamentalement, le recours à une analyse approfondie des manifestations et des imbrications du système patriarcal avec les autres systèmes d'oppression figure parmi les spécificités de l'intervention féministe intersectionnelle (Corbeil et Marchand, 2006), laquelle reconnaît la multiplicité et la complexité des besoins et des conditions de vie des femmes. De surcroît, puisque les objectifs et stratégies de l'intervention féministe sont étroitement imbriqués dans un processus cohérent, dynamique et holistique, cette prise de conscience du contexte sociopolitique, historique et culturel dans lequel les femmes évoluent s'inscrit également dans une démarche d'*empowerment* individuel et collectif.

➤ *Favoriser des rapports égalitaires*

L'instauration de **rapports égalitaires** représente un objectif central de l'intervention féministe depuis ses débuts (Sturdivant, 1980; Black, 2003; Coderre et Hart, 2003). Plus précisément, Worell et Remer insistent sur la pertinence de cet objectif, car « premièrement, une relation égalitaire entre aidante et aidée contribue à diminuer les aspects de "contrôle social" inhérents à la thérapie; deuxièmement, elle permet d'éviter de reproduire les inégalités de pouvoir que vivent les femmes et autres groupes subordonnés dans la société » (2003: 71). En réalité, il ne s'agit pas de nier les différences de statut social, mais de prendre conscience des multiples privilèges – professionnels, économiques, juridiques – associés à la position d'intervenante, comme le fait remarquer cette informatrice:

> *Dans l'intervention [il faut] tendre à l'égalité. Parce que ce n'est pas vrai qu'on est égales quand on se retrouve dans une situation avec une femme qui est sans pouvoir, qui est en dépression profonde, qui a vécu toutes sortes de situations d'oppression, on ne peut pas appeler ça un rapport d'égalité.*

En d'autres mots, il importe de reconnaître que les femmes n'occupent pas toutes la même position dans les différentes sphères de la société, que des rapports de pouvoir sont présents dans la relation d'aide, voire intrinsèques à tous les rapports sociaux. Ainsi, plutôt que de les nier ou de prétendre à une égalité rhétorique, le principe même de l'intervention féministe commande de travailler à réduire l'impact des inégalités de pouvoir dans la relation dyadique ou dans le travail en groupe. Différentes stratégies sont identifiées par les intervenantes pour favoriser une plus grande égalité et un partage des zones de pouvoir, telles que :

- valoriser la franchise et la transparence dans la relation d'aide ;
- diffuser des informations pertinentes ;
- clarifier les rôles et responsabilités de chacune ;
- et, le cas échéant, promouvoir l'accès aux mêmes lieux de pouvoir.

Dans des termes analogues et complémentaires, Worell et Remer (2003 : 71) précisent un certain nombre de stratégies auxquelles les intervenantes peuvent recourir pour mettre cet objectif en pratique :

- divulguer ses valeurs et celles qui sont inhérentes à l'intervention féministe réalisée dans l'organisme ;
- partager sa vision de la société ;
- établir un contrat clair ;
- partager son expérience personnelle lorsque cela s'avère pertinent.

Toutefois, en raison des différents contextes et contraintes organisationnelles, vouloir éliminer ou réduire les rapports de pouvoir entre l'aidée et l'aidante peut paraître utopique, sinon impossible, comme le constate cette répondante :

> *C'est parfois difficile, l'intervention féministe, dans un contexte de maison d'hébergement. […] Il y a toujours un rapport de pouvoir qui s'installe […] parce qu'on a un code de vie, on a des règlements. C'est difficile même si on essaie d'être sur un pied d'égalité. Quand on a à ramener à l'ordre une femme qui ne respecte pas les règlements… juste par ça, on n'est pas égales. Qu'on le veuille ou pas, on n'est pas égales.*

Tendre vers des rapports égalitaires implique aussi de chercher à partager les espaces décisionnels avec les femmes et, tel que le souligne cette participante, d'éviter de les cantonner dans une position « d'utilisatrices de services » sous prétexte qu'elles n'en demandent pas davantage, ou encore de les maintenir à l'écart des décisions importantes dans le groupe :

> *[J'entends] : « Les femmes viennent juste pour du service », parce que soi-disant elles sont trop démunies pour [demander] autre chose. […]*

> *Ce n'est pas vrai qu'elles sont si démunies que ça pour [demander] autre chose. C'est [plutôt] de [leur] permettre d'accaparer l'organisme, d'avoir accès aux lieux décisionnels. Ça, moi, ça me questionne. Il y a de grandes orientations [mais] est-ce qu'on a consulté nos femmes ? [...] C'est un gros défi dans nos pratiques ! [...] Je me dis que nous reproduisons le rapport d'inégalité...*

Pareilles réflexions de la part des intervenantes illustrent à quel point elles sont critiques, voire sceptiques, quant à l'atteinte de cet objectif. Leurs réserves découlent en grande partie du fait qu'elles n'occupent pas la même position sociale que les femmes aidées. Plus souvent qu'autrement, dans le milieu des services sociosanitaires, celles-ci sont considérées comme socialement inférieures en raison de leur niveau de scolarité, de leur statut d'emploi, de leur état de santé physique ou mentale ou encore de leur vulnérabilité affective ou économique. Quant aux intervenantes, leur statut de professionnelle ou de travailleuse reconnue par une organisation et leur appartenance à la classe moyenne pour la plupart sont autant d'éléments qui contribuent à maintenir des inégalités sociales au cœur de la relation d'aide. Malgré les défis que cet objectif soulève, la volonté de travailler à réduire l'impact des inégalités de pouvoir représente, selon Enns (2004), non seulement un enjeu nodal dans l'intervention féministe, mais relève aussi d'une véritable éthique féministe.

➤ *Briser l'isolement des femmes et développer leur solidarité*

Briser l'isolement des femmes, en favorisant le partage de leurs expériences et de leurs ressources et en encourageant des pratiques d'entraide et de soutien mutuel, figure parmi les objectifs incontournables de l'intervention féministe. L'**intervention de groupe** est considérée comme une stratégie idéale pour mettre en œuvre cet objectif, car elle permet de développer un esprit de solidarité entre les femmes et d'échapper ainsi à l'individualisation des problèmes, comme le précise une répondante : « *les femmes voient qu'elles ne sont pas toutes seules dans la situation* ». L'efficacité du travail de groupe ne fait pas de doute aux yeux de cette autre intervenante, qui ajoute :

> *L'impact est fulgurant. L'impact est massif. Les histoires sont multipliées par dix. [...] Et la déculpabilisation va dix fois plus vite parce qu'elles voient que les autres ont toutes été abusées, ont toutes pensé que c'était à cause d'elles, etc. Donc l'effet de dépersonnaliser, de déculpabiliser est fulgurant, beaucoup plus rapide.*

Le travail en groupe permet non seulement d'identifier ce qui est commun dans le vécu des femmes, mais aussi ce qui est différent, une expérience qui amène les participantes à faire preuve de respect mutuel, soulignent pour leur part Worell et Remer (2003). Autrement dit, la participation à un groupe hétérogène peut être l'occasion pour des femmes d'apprendre à apprivoiser les différences de culture, de religion, de conditions sociales et, le cas échéant, à laisser de côté leurs préjugés pour privilégier des rapports fondés sur la solidarité. Sur un registre plus spécifique, Montminy (2004) rappelle l'impact positif de l'intervention de groupe auprès des femmes âgées victimes de violence conjugale: ces dernières sont alors plus susceptibles d'aborder des thèmes difficiles à explorer que lors de rencontres individuelles. De façon générale, que les participantes soient âgées ou jeunes, issues de groupes majoritaires ou minoritaires, le développement d'un sentiment de confiance et de compétence apparaît facilité au sein d'un groupe où les valeurs de respect, d'écoute et d'empathie sont posées comme balises primordiales des échanges. Une intervenante témoigne en ce sens de l'expérience d'une femme participant à une rencontre de groupe:

> *Elle vient de vivre une expérience […] où on lui a donné de la place, où elle a exprimé ses idées. Elle n'a pas fait rire d'elle, elle n'a pas été dénigrée. Puis elle vient d'apprendre que ça serait censé être comme ça, qu'elle pourrait s'attendre à ça dans sa famille. Elle vient de découvrir […] qu'elle est en droit d'attendre [ce respect-là].*

Ainsi, en raison de ses modalités de fonctionnement, le groupe peut offrir un espace de sécurité aux participantes, qui s'y sentiront à l'aise pour prendre la parole et témoigner librement de leur expérience. «*C'est très libérateur pour elles*», dira une autre intervenante. Le travail en groupe favorise notamment la prise de conscience des rouages de l'oppression, car, avec la mise en commun de leurs expériences et de leurs difficultés, les femmes comprennent que «*c'est un système social, un système dans leur maison, […] c'est un système qui marche partout, qui te fait sentir que tu ne vaux pas cher. Ça a un impact extraordinaire [l'intervention de groupe]*». De plus, précise Enns (2004: 238), les femmes issues de cultures ou de milieux socio-économiques qui valorisent la vie en communauté et les liens interpersonnels ont de fortes chances d'apprécier ces expériences de groupe. Elles sont susceptibles de profiter de ces rencontres pour créer de nouveaux réseaux de solidarité, renouer avec leur histoire individuelle et collective, renforcer leur identité culturelle, se procurer un soutien mutuel et entamer des changements dans leur vie et au sein de leur communauté. En outre, plusieurs chercheures (Tremblay et Tremblay, 1995; Worell et Johnson, 2001; Montminy, 2004) soulignent les avantages du travail en groupe qui :

- facilite la déconstruction des rôles stéréotypés intégrés dans le processus de socialisation;
- favorise la création de réseaux d'aide informels tout en mettant les femmes en contact avec des ressources communautaires;
- accroît le sentiment d'appartenance des femmes qui sont souvent démunies et isolées;
- permet de tisser des liens entre les aspects individuels de certains problèmes, leur construction sociale et les impacts engendrés dans la vie privée et publique;
- met l'accent sur la conscientisation des femmes, la reprise de pouvoir sur leur vie, la défense de droits et la mobilisation en vue d'un changement social.

En dépit des avantages qu'offre l'intervention de groupe, certaines intervenantes estiment néanmoins qu'une telle approche est exigeante, car elle met en présence des femmes qui, d'une part, ont de la difficulté à accorder leur confiance aux autres compte tenu des situations dramatiques qu'elles ont vécues et, d'autre part, peuvent provenir d'horizons socioculturels fort différents. Par conséquent, les valeurs de respect et d'écoute doivent prédominer et, si nécessaire, les intervenantes n'hésiteront pas à recadrer des commentaires à caractère discriminatoire ou offensant d'une femme envers une autre. En somme, si mener une intervention de groupe exige un savoir-faire précis, grâce au partage de leur histoire de vie, à l'écoute et au respect qui prévaut généralement au sein de ces groupes de discussion, les femmes en arrivent à se sentir moins isolées, moins coupables ou incompétentes, à bâtir des réseaux d'entraide, à prendre des initiatives collectives et, souvent, à se départir de leurs préjugés envers d'autres catégories de femmes.

➤ *Lutter pour un changement individuel et social*

Parmi les fondements de l'intervention féministe figure également l'objectif de **lutter à la fois pour un changement individuel et un changement social** (Hill et Ballou, 1998). Cet objectif tire ses racines du postulat selon lequel les problèmes vécus par les femmes doivent être interprétés en regard du contexte socio-économique, politique et idéologique et non seulement en termes individuels. En réalité, depuis ses origines, l'intervention féministe défend le principe selon lequel l'*empowerment* des femmes est inexorablement lié au changement social (Greenspan, 1983) et que, en conséquence, l'accent doit être mis sur les causes externes de leurs difficultés (Sharma, 2001). Un tel principe s'inscrit dans une approche féministe radicale, c'est-à-dire dans une démarche visant à changer les institutions sociales discriminatoires. Tel qu'évoqué dans la section traitant des fondements de l'intervention féministe, il s'agit de promouvoir un changement structurel, plutôt que de chercher à s'adapter aux conditions matérielles inégales, sans cesse reproduites par le système actuel. Cet engagement à lutter contre toute forme d'oppression et de discrimination pour promouvoir la justice sociale et l'égalité correspond d'ailleurs aux idéaux mis de l'avant par les mouvements féministes (Descarries, 1998 ; Worell et Remer, 2003 ; Enns, 2004).

Parmi les moyens concrets pouvant mener aux transformations sociales souhaitées, certaines intervenantes suggèrent aux femmes de s'impliquer dans la communauté ou encore de participer à des activités pour revendiquer l'amélioration des politiques sociales, par exemple, en matière d'immigration, d'assurance-emploi, de sécurité du revenu, pour dénoncer la discrimination en emploi ou toute autre forme d'exclusion sociale. Des consultations et des mobilisations autour de projets précis peuvent aussi mener à des actions ayant une portée locale, nationale ou internationale. En l'occurrence, plusieurs répondantes ont mentionné l'effet levier de la Marche mondiale des femmes en l'an 2000 et de l'adoption de la Charte mondiale des femmes, événements mobilisateurs qui ont suscité plusieurs activités de sensibilisation et de revendications pour l'égalité, et ce, tant sur le plan local, régional et national. Nombre d'intervenantes interviewées se sont engagées activement aux côtés des femmes lors de ces activités, car, pour plusieurs d'entre elles, intervention et militantisme vont de pair. En revanche, la décision des femmes de participer à des actions de solidarité et de mobilisation s'effectue dans un espace-temps individuel, selon leur rythme et leur désir. Dans certaines situations, ce sont les conditions matérielles qui entravent les initiatives collectives, comme le mentionne une intervenante :

> *C'est sûr que quand tu n'as pas les besoins de base, c'est bien difficile de militer pour changer le monde. Il faudrait que tu remplisses ta cas-*

serole avant. Mais, dans la mesure du possible, oui, je me dis, on va à des manifs avec les femmes ou on va les référer dans des places comme les cuisines collectives…

À la lumière de ce témoignage et d'autres similaires, il ressort clairement que toute action visant à sensibiliser la société aux multiples situations d'oppression et de discrimination vécues par les femmes et à promouvoir la mise en place de mesures sociales pour les éradiquer doit être inscrite à l'agenda des intervenantes féministes même s'il s'agit d'une perspective à long terme. Cette dernière réflexion qui clôt la présentation des objectifs et stratégies de l'intervention féministe nous amène à examiner les principaux défis qui interpellent présentement ce modèle de pratique et ses perspectives d'avenir compte tenu de l'environnement sociopolitique dans lequel il évolue.

En regard des défis actuels, quelles solutions?

Continuer à jeter un regard critique sur les rapports sociaux de sexe et à défendre des idéaux de justice et d'égalité pour les femmes, travailler au renouvellement de l'intervention féministe pour mieux répondre à la complexité et à la multiplicité des problèmes sociaux, refuser d'être cantonnées à des «pratiques silencieuses», particulièrement en milieu institutionnel, lutter pour la reconnaissance de leur travail et l'obtention des ressources financières qui l'accompagnent, tels sont quelques-uns des défis auxquels sont actuellement confrontées les intervenantes féministes. À la lumière des réflexions formulées par les chercheures et par les intervenantes à propos des conditions de pratique, nous évoquerons, dans cette dernière partie, les enjeux centraux entourant l'intervention féministe, d'une part et, d'autre part, nous proposerons également quelques stratégies susceptibles de répondre à certains questionnements soulevés par les répondantes.

Savoir intervenir en contexte interculturel

Éviter de juger les femmes, respecter leur rythme, leurs valeurs et leurs visions du monde, de telles stratégies ne vont pas de soi lorsqu'il s'agit de travailler avec des populations qui sont largement victimes de préjugés ou stigmatisées du fait de leur différence face au groupe majoritaire. Il y a certes tout un défi à relever de la part des intervenantes qui ne sont pas nécessairement préparées à rencontrer des femmes ayant une histoire singulière en tant que réfugiées, victimes de viol de guerre, ou encore ayant des croyances religieuses ou des référents culturels particulièrement éloignés de leur propre expérience. Comment concilier ces différentes expériences et ces divers cadres de référence ? Comment agir dans le respect de l'autre sans remettre en question ses propres valeurs, lesquelles animent en filigrane l'approche d'intervention préconisée ? La réponse n'est pas simple et interpelle l'ensemble des milieux d'intervention sociale. Car, si le mouvement des femmes québécois est animé par une volonté de théoriser la différence, la diversité et les multiples préoccupations des femmes (Descarries, 2002), cette ouverture trouve difficilement sa résonance dans la pratique qui prédomine dans la plupart des milieux institutionnels.

Plus spécifiquement, intervenir en contexte interculturel nécessite de prendre conscience de ses propres représentations stéréotypées et jugements de valeur à l'égard d'autres groupes ethnoculturels. Cela exige, en réalité, l'apprentissage de la pratique de la décentration, à savoir la prise de distance par rapport à son propre cadre de référence pour aller à la rencontre du schème de pensée de l'autre. En d'autres mots, pour mieux comprendre les femmes devant elle, l'intervenante doit se familiariser avec leurs valeurs, leur culture et leurs croyances afin d'être en mesure de convenir avec elles de solutions répondant à leurs besoins (Raja, 1998 ; Sharma, 2001 ; Enns, 2004 ; Pontel et Demczuk, 2007). Pour ce faire, il importe d'écouter attentivement leur récit et de s'enquérir du contexte entourant la demande d'aide, dans le but d'avoir une meilleure compréhension de leur bagage expérientiel. Une telle attitude a de fortes chances de contribuer à développer leur sentiment de sécurité et à instaurer un climat de confiance propice à un réel échange. En somme, une alliance thérapeutique avec des femmes d'origines diverses peut difficilement survenir sans que les intervenantes ne cherchent à s'ouvrir à leur culture et à démontrer du respect envers leurs valeurs, même si certaines d'entre elles peuvent les heurter. C'est dans cette perspective que Barrett et ses collègues (2005) suggèrent d'identifier et, si pertinent, de nommer ces divergences afin de trouver une zone d'intervention consensuelle. Nous estimons aussi, avec Sokoloff et Dupont (2005), que tout effort visant à reconnaître les différences, voire les barrières culturelles entre différents groupes ethniques, plutôt que de chercher à les occulter, est susceptible d'améliorer le processus d'intervention. Car l'attitude inverse qui consiste à ignorer les différences socioculturelles peut causer une forme d'aveuglement chez l'intervenante ou, encore, réifier cette tendance à universaliser les expériences des femmes (Comas-Diaz et Greene, 1994; Raja, 1998). Enfin, en dépit des différences – qui ne sont pas uniquement le lot des rapports entre minorités et majorité, mais qui concernent l'ensemble des rapports sociaux –, les intervenantes peuvent également miser sur les points communs qui ressortent de leurs expériences de vie ou de leurs visions du monde.

Disposer de temps et de ressources

De nos jours, efficacité et rapidité vont souvent de pair lorsqu'il s'agit d'évaluer la pertinence d'une intervention. L'approche « court terme » semble être de plus en plus la norme dans le système de santé et des services sociaux et dans les différents programmes gouvernementaux, comme en témoignent plusieurs répondantes. Plusieurs regrettent en effet de ne pouvoir réaliser une intervention à la hauteur de leurs attentes : manque de temps pour écouter le récit des femmes, manque de temps pour suivre le rythme de certaines afin qu'elles développent une autonomie suffisante, hébergement et intervention à trop court terme en raison du manque de places, des listes d'attente, etc. Ces frustrations à l'égard de leurs conditions de pratique apparaissent tout à fait légitimes, car, nous le savons, pour développer un lien de confiance, établir une alliance avec des femmes ayant souvent vécu des épisodes fort éprouvants, exige un travail de longue haleine, comme le précise cette répondante :

> *Faire une alliance féministe et thérapeutique avec les femmes, ce n'est pas magique, ce n'est pas parce qu'on se dit féministe qu'automatiquement on va avoir une alliance avec la femme qui est là. […] Ça prend de l'implication personnelle, de la connaissance, de l'humanité et du temps. Et le temps manque beaucoup.*

Par ailleurs, ce sont parfois les règles de fonctionnement que les organismes communautaires se sont données, pour différentes raisons logistiques ou en regard de contraintes sur le plan des ressources, qui occasionnent des limites temporelles dans la relation d'aide, comme le constate cette intervenante en maison d'hébergement pour femmes violentées :

> *Elles ne peuvent pas se permettre de longs séjours avec les femmes. Parfois [...] les enfants commencent juste à être suffisamment adaptés pour leur offrir de l'aide [...]. C'est incroyable de penser qu'on quitte notre maison, on n'a pas d'argent, on est terrifié, on fait des démarches légales, il faut tout faire ça dans douze semaines maximum, parfois seize semaines. Mais qu'est-ce que c'est seize semaines ?*

La question du temps refait surface dans les réflexions de cette autre répondante qui exprime ses doutes quant à la possibilité de déployer une intervention visant à conscientiser les femmes face aux situations d'oppression vécue, « *tout cela sur quinze semaines* » alors que « *la conscientisation, c'est l'histoire d'années !* ». Dans ces circonstances, une pression s'exerce tant sur les intervenantes qui, pour certaines, se sentent dans l'obligation d'obtenir des résultats, que sur les femmes qui sont désireuses d'entamer des changements dans leur vie :

> *Tu as un problème, [il faut que] tu le règles [...] en une fin de semaine. Et il y a ces pressions-là qu'on vit. Je trouve ça très utopique, et puis aussi dans certains cas, ça reproduit une oppression [de se conformer aux impératifs du système].*

Nul doute que cette exigence d'avoir du temps devant soi représente un défi de taille dans le contexte actuel de coupes et de restructuration des services sociaux et de santé, de réduction du financement accordé aux groupes communautaires, de rareté des ressources humaines et matérielles, sans oublier les contraintes liées à l'imposition de nouvelles normes d'efficacité et de productivité de la part de l'État et des divers bailleurs de fonds. De l'avis de plusieurs intervenantes, il n'est pas facile d'aider des femmes vivant une situation de crise ou de les soutenir dans leur désir de s'en sortir dans un tel contexte :

> *On voit beaucoup de femmes en difficulté... Des ressources [...] en Montérégie, ici, pour les femmes en difficulté, il n'y en a pas. [...] Des femmes qui sont itinérantes, des femmes qui ont des problèmes de logement. On n'en a pas [de ressources]. On les rentre en maison d'hébergement, sauf que ça ne fonctionne pas toujours. Alors qu'est-ce qu'on fait avec cette femme ? Quand on lui dit : « Tu dois t'en aller » ou « On te donne des ressources et tu dois t'en aller. Appelle à ce numéro ». On se sent cheap. Ce n'est pas toujours facile.*

Un tel dilemme est loin d'être résolu dans le contexte actuel de rationalisation des services et de réduction des budgets alloués au financement des groupes de soutien aux populations vulnérables et marginalisées. Pour remédier à l'insuffisance des ressources mises à la disposition des femmes, il faudra continuer de revendiquer auprès des gouvernements fédéral et provincial un appui (financier et autre) à la hauteur des tâches à accomplir et à la mesure de l'expertise acquise au fil des ans dans les milieux féministes. De telles pressions ne pourront être efficaces sans la mobilisation des forces vives du mouvement féministe et la solidarité des femmes.

Avoir des espaces de réflexion

Plusieurs intervenantes ont exprimé leur souhait de disposer d'espaces de réflexion pour analyser, questionner leur pratique, améliorer leur approche et être davantage à l'écoute des besoins des femmes :

> *Si on se dotait de moyens pour remettre en question notre intervention, [...] ça me permettrait, avec la femme, de me réajuster, de voir ce qu'elle veut, d'arrêter de prendre pour acquis ce que je pense qu'elle veut, de vérifier [...] en quoi j'aide ou je n'aide pas [...]. On n'a pas assez de [temps] d'arrêt dans notre pratique.*

L'aggravation et la multiplication des problématiques vécues par les femmes de tous horizons (toxicomanie, paranoïa, menaces d'expulsion, extrême pauvreté, etc.) contribuent à accroître les attentes à l'égard des intervenantes, que l'on veut efficaces et polyvalentes face à toutes sortes de situations. Pour répondre à cette exigence de devoir constamment parfaire leurs connaissances, non seulement en matière d'intervention féministe, mais aussi en regard des nouvelles problématiques et populations rencontrées, encore faut-il que les intervenantes bénéficient de conditions favorables pour se sentir soutenues, alimentées et outillées. En d'autres mots, il importe de multiplier les lieux et les occasions d'échange et de rétroaction sur la pratique. Des échanges entre paires ainsi que des activités d'évaluation et de formation sont nécessaires pour répondre aux besoins à la fois de ressourcement des intervenantes et d'enrichissement d'une pratique qui ne s'apprend pas uniquement sur les bancs d'école.

Préserver le caractère subversif et politique de l'intervention féministe

Un tel objectif peut s'avérer un véritable défi à réaliser dans le contexte actuellement marqué par l'abondance des discours qui accordent la primauté aux droits individuels sur la défense du bien commun, la prédominance des approches biomédicales en matière d'intervention et de relation d'aide, et l'imposition de divers protocoles par les gestionnaires de programmes sociaux pour mieux encadrer, voire contrôler, les pratiques. Par ailleurs, il y a tout lieu de redouter l'impact de la droite politique et religieuse qui remet en question les acquis des femmes et menace les progrès pour l'égalité des sexes, ici et ailleurs. Au surplus, l'impopularité du féminisme, souvent jugé obsolète dans un contexte où plusieurs claironnent « l'égalité-déjà-là » (Delphy, 2004) ainsi que l'antiféminisme ambiant colore aussi cette conjoncture sociopolitique. En de telles circonstances, force est de constater qu'il est parfois ardu de continuer à promouvoir une approche féministe qui, tant sur le plan du discours que de la pratique, reste fidèle à ses ancrages politiques et subversifs.

À cet égard, Carolyn Z. Enns (2004 : 309) constate qu'il existe un écart entre l'adhésion théorique à un objectif de changement social promu par un grand nombre de féministes et sa mise en application dans leur pratique auprès des femmes. Contradiction entre discours et pratique qu'elle attribue à un certain nombre de facteurs tels que la crainte du *backlash* antiféministe, l'isolement des intervenantes féministes et, enfin, la difficulté à traduire ces objectifs d'implication sociale et de militance au cours du processus d'intervention. Pour Descarries[14], ce décalage entre théorie et pratique lié aux éléments conjoncturels, les compromis faits en raison de la réalité « terrain » et l'édulcoration de la culture militante féministe, entre autres, témoignent de la « déradicalisation » du mouvement des femmes au Québec. En revanche, en raison de cette même conjoncture sociopolitique et du ressac ressenti face aux discours antiféministes, elle note une certaine « repolitisation » du mouvement. Ce désir de repolitiser l'intervention féministe ou, dit autrement, de maintenir ses assises politiques et visées de lutte pour un changement social, interpelle aussi plusieurs intervenantes rencontrées.

---

14. Francine Descarries a défini ces notions de « déradicalisation » et de « dépolitisations » lors d'une conférence donnée devant le Regroupement des CALACS en juin 2007. Sa conférence s'intitulait *Le féminisme contemporain. Pluralité des discours et des interprétations.*

En conclusion

Pour maintenir l'intervention féministe parmi les modèles vivants et inspirants pour les femmes, diverses pistes d'action ont déjà été évoquées et d'autres sont à envisager. Questionner et parfaire sa pratique, recevoir de la rétroaction des paires, réfléchir à certaines critiques formulées par les femmes aidées et/ou par les militantes, reconnaître ses limites et ses préjugés à l'égard de certaines situations ou groupes minoritaires, éviter de vouloir « sauver les autres », voilà autant de stratégies proposées pour se prémunir contre le sentiment d'échec et d'impuissance et, ainsi, assurer une certaine pérennisation de l'intervention féministe face aux défis rencontrés. En écho aux témoignages recueillis, nous croyons qu'il faut multiplier les occasions de concertation et d'échange entre les intervenantes féministes afin de favoriser la mise en commun des expériences, des stratégies et des apprentissages en regard de la complexification des problématiques sociales. Il importe aussi de préserver, consigner et diffuser ce savoir féministe tacite afin d'assurer l'actualisation continue de ce modèle de pratique.

Ces diverses considérations nous amènent à soulever d'autres questionnements. Qu'en est-il des jeunes intervenantes et de leur intérêt envers l'approche féministe, considérant la résistance ou les préjugés des programmes de formation envers ce modèle de pratique ? Peut-on compter sur une relève assez nombreuse pour assurer la pérennité de l'intervention féministe ? Et si oui, comment pallier les problèmes de roulement de personnel et de recrutement dans un contexte de coupures et de sous-financement des programmes gouvernementaux, de l'insuffisance des services en regard des besoins croissants et de la faible reconnaissance sociale du travail effectué auprès des femmes en difficulté ? Au-delà de ces enjeux sociaux qui frappent l'ensemble des organismes féministes, il apparaît aussi crucial de se doter de mécanismes ou de pratiques pour assurer la transmission intergénérationnelle de l'intervention féministe au sein des organisations. Tout porte à croire qu'il faudra recruter des appuis dans le milieu de l'enseignement et dans le mouvement des femmes pour que soient intégrés des cours et des stages d'initiation à l'intervention féministe dans les programmes de formation des futurs intervenants et intervenantes. De plus, pour asseoir la légitimité de ce modèle de pratique et en améliorer la portée, il importe de multiplier les équipes et les projets de recherche intéressés à approfondir ce sujet et de faire connaître les

études qui ont déjà démontré l'efficacité de l'interventic
niste[15].

Nous en avons été témoins à plusieurs reprises, l'interv...ntion féministe, telle que mise en œuvre et conceptualisée au XXIe siècle, suscite un intérêt indéniable dans le mouvement des femmes. Il nous reste à souhaiter qu'elle puisse continuer d'être une source d'inspiration et de contestation, qu'elle préserve ses acquis, élargisse ses sphères d'action et réussisse à se déployer dans des univers de référence actuellement peu réceptifs au discours féministe. En d'autres mots, qu'elle fasse l'objet d'une véritable reconnaissance sociale.

Bibliographie

Barrett, E. Susan, en collaboration avec Jean Lau Chin, Lilian Comas-Diaz, Oliva Espin, Beverly Greene et Monica McGoldrick (2005). « Multicultural feminist therapy : Theory in context », dans Marcia Hill et Mary Ballou (dir.), *The Foundation and Future of Feminist Therapy*, The Haworth Press, Binghamton, p. 27-61.

Bergeron, Manon et Martine Hébert (2006). « Évaluation d'une intervention féministe de groupe d'approche féministe auprès de femmes victimes d'agression sexuelle », *Child Abuse & Neglect*, n° 30, p. 1143-1159.

Black, Carolyn J. (2003). « Translating principles into practice : Implementing the feminist and strengths perspectives in work with battered women », *Affilia*, vol. 18, n° 3, p. 332-349.

Brown, Laura S. (1994). *Subversive Dialogues : Theory in Feminist Therapy*, New York, Basic Books.

Chesler, Phillys (1975). *Les femmes et la folie*, Paris, Payot.

Coderre, Céline et Johanne Hart (2003). « Pratiques d'intervention féministe auprès des femmes survivantes d'agression à caractère sexuel : le contexte franco-ontarien », *Reflets*, vol. 9, n° 1, p. 186-210.

Collins, Patricia Hill (1990). *Black Feminist Thought : Knowledge, Consciousness, and the Politics of Empowerment*, New York, Routledge.

Comas-Diaz, Lilian (1999). « Feminist therapy with mainland Puerto Rican women », *Gender, Culture, and Ethnicity. Current Research About Women and Men*, Los Angeles, University of California Press, p. 323-335.

15. Par exemple, Bergeron et Hébert (2006) ont observé que les femmes ayant vécu une agression sexuelle et ayant participé à l'intervention de groupe offerte dans un CALACS ont réduit leur détresse psychologique, leurs sentiments dépressifs, leurs symptômes de stress post-traumatique ainsi que leurs sentiments de culpabilité et d'impuissance.

Comas-Diaz, Lilian (2000). «An ethnopolitical approach to working with people of color», *American Psychologist*, n° 55, p. 1319-1325.

Comas-Diaz, Lilian et Beverly Greene (1994). *Women of Color. Integrating Ethic and Gender Identities in Psychotherapy*, New York/Londres, The Guilford Press.

Cooper, David (1978). *Critique de la conception occidentale de la folie et le rôle des psychiatres dans notre société*, Paris, Seuil.

Corbeil, Christine, Carole Lazure, Gisèle Legault et Ann Pâquet-Deehy (1983). *L'intervention féministe: l'alternative des femmes au sexisme en thérapie*, Montréal, Saint-Martin.

Corbeil, Christine et Isabelle Marchand (2006). «L'intervention féministe et la perspective intersectionnelle: vers un nouveau paradigme d'intervention auprès des femmes victimes de violence conjugale», *Nouvelles pratiques sociales*, vol. 19, n° 1, Montréal, Presses de l'Université du Québec, p. 40-57.

De Koninck, Maria, Sylvie Savard et Ann Pâquet-Deehy (1994). «Interventions féministes: parcours et perspectives», *Nouvelles pratiques sociales*, vol. 7, n° 2, p. 155-169.

Delphy, Christine (2004). «Retrouver l'élan du féminisme», *Le Monde diplomatique*, mai.

Descarries, Francine (1998). «Le projet féministe à l'aube du XXIe siècle: un projet de libération et de solidarité qui fait sens», *Cahiers de recherche sociologique*, n° 30, p. 179-210.

Descarries, Francine (2002). «Un féminisme aux multiples voix, un mouvement en actes: le féminisme québécois», *Labrys, études féministes*, n° 1-2, juillet-décembre, Brasilia, http://www.unb.br/ih/his/gefem.

Descarries, Francine (2010). *Entre le rose et le bleu: stéréotypes sexuels et construction sociale du féminin et du masculin*, Québec, Conseil du statut de la femme. Également disponible en ligne: www.csf.gouv.qc.ca.

Enns, Carolyn Z. (1993). «Twenty years of feminist counseling and therapy: From naming biases to implementing multifaceted practice», *The Counselling Psychologist*, vol. 21, n° 1, p. 3-87.

Enns, Carolyn Z. (2004). «Women-of-color feminisms and feminist therapy», *Feminist Theories and Feminist Psychotherapies. Origins, Themes and Diversity*», 2e éd., New York, The Haworth Press, p. 193-241.

Femmes autochtones du Québec (2008). *Les femmes autochtones et la violence conjugale*, rapport présenté au Dr Yakin Ertürk, Rapporteuse spéciale des Nations unies sur la violence à l'égard des femmes, ses causes et ses conséquences, janvier, disponible en ligne: www.faq-qnw.org\publication-fr.html.

Fondation autochtone de guérison (2006). *Un cheminement de guérison*, points sommaires du rapport final, disponible en ligne: www.fadg.ca/publications collection-recherche.

Freire, Paulo (1974). *Pédagogie des opprimés*, Paris, François Maspero.

Greenspan, Myriam (1993). *A New Approach to Women and Therapy*, New York, Wiley.

Guyon, Louise, Louise Nadeau et Roxane Simard (1981). *Va te faire soigner, t'es malade !*, Montréal, Stanké.

Hill, Marcia et Mary Ballou (1998). «Making therapy feminist: A practice survey», *Feminist Therapy as a Political Act*, New York, The Harrington Park Press, p. 1-16.

Lemay, Louise (2007). «L'intervention en soutien à l'empowerment», *Nouvelles pratiques sociales*, vol. 20, n° 1, p. 165-180.

Montminy, Lyse (2004). «Les maisons d'hébergement pour femmes victimes de violence conjugale: une ressource à découvrir... ou à développer pour les femmes âgées», Montréal, Centre de recherches interdisciplinaires sur la violence familiale et la violence faite aux femmes, coll. Études et Analyses, n° 30.

Oxman-Martinez, Jacqueline et Julia Krane (2005). «Un décalage entre théorie et pratique? Violence conjugale et femmes issues des minorités ethniques», *Journal international de victimologie/The International Journal of Victimology*, n° 3, p. 1-14.

Pontel, Maud et Irène Demczuk (2007). *Répondre aux besoins des femmes immigrantes et des communautés ethnoculturelles. Les défis de l'adaptation des services en violence conjugale*, Montréal, Fédération de ressources d'hébergement pour femmes violentées et en difficulté du Québec, Table de concertation en violence conjugale de Montréal et Service aux collectivités de l'UQAM.

Raja, Sheela (1998). «Culturally sensitive therapy for women of color», *Women and Therapy*, vol. 21, n° 4, p. 67-84.

Rawlings, Edna I. et Diane K. Carter (1977). *Psychotherapy for Women: Treatment Toward Equality*, Springfield, Charles C. Thomas.

Rhodes, Rita et Ann Johnson (1997). «A feminist approach to treating alcohol and drug-addicted African-American women», *Women and Therapy*, vol. 20, n° 3, p. 23-37.

Sharma, Anita (2001). «Healing the wounds of domestic abuse. Improving the effectiveness of feminist therapeutic interventions with immigrant and racially visible women who have been abused», *Violence Against Women*, vol. 7, n° 12, p. 1405-1428.

Sokoloff, Nathalie J. et Ida Dupont (2005). «Domestic violence at the intersections of race, class, and gender», *Violence Against Women*, vol. 11, n° 1, p. 38-64.

Sturdivant, Susan (1980). *Therapy with Women*, New York, Springer.

Tremblay, Danièle et Moïsette Tremblay (1995). «Le groupe en thérapie radicale, un outil pour redonner du pouvoir», *Intervention*, n° 102, p. 39-47.

Vatz-Laaroussi, Michèle, Diane Lessard, Maria Elisa Montejo et Monica Viana (1999). «Quand la recherche féministe s'intéresse aux femmes immigrantes», dans H. Dagenais (dir.), *Pluralité et convergences: la recherche féministe dans la francophonie*, Montréal, Remue-ménage, p. 335-355.

Williams, Carmen Braun (1999). «African American Women, afrocentrism and feminism: Implications for therapy», *Women and Therapy*, vol. 22, n° 4, p. 1-16.

Worell, Judith et Dawn Johnson (2001). «Therapy with women: Feminist frameworks», dans Rhoda K. Unger (dir.), *Handbook of the Psychology of Women and Gender*, New York, John Wiley, p. 317-329.

Worell, Judith et Pam Remer (2003). *Feminist Perspectives in Therapy. Empowering Diverse Women*, 2e éd., New Jersey, John Wiley.

Wyche, Karen Fraser (2001). «Sociocultural issues in counseling for women of color», dans Rhoda K. Unger (dir.), *Handbook of the Psychology of Women and Gender*, New York, John Wiley, p. 330-334.

Yoder, Janice D. (2003). «The Theory of Feminist Practice», dans Janice Yoder D. (dir.), *Women and Gender: Transforming Psychology*, 2e éd., Upper Saddle River (New Jersey), Prentice Hall, p. 267-276.

Tableau synthèse

Objectifs, statégies et défis de l'intervention féministe

Soutenir et respecter les femmes dans leurs démarches		
Objectifs spécifiques	***Stratégies***	***Défis***
Apporter du soutien aux femmes *ici et maintenant*.	Adopter une attitude d'écoute et faire place à l'expérience des femmes. Veiller à ce que leurs besoins de base soient comblés dans un délai raisonnable.	Prendre le temps nécessaire pour écouter le récit des femmes.
Respecter le rythme, les choix, les valeurs et les besoins des femmes.	Éviter de juger, voire de blâmer les femmes en les stigmatisant du fait de leur culture, de leurs croyances ou de leurs habitudes de vie. Ne pas chercher à leur imposer une façon de faire.	Ne pas entretenir d'*a priori* sur les décisions qu'elles prendront. Accepter que le consensus ne soit pas toujours possible.
Faire alliance avec les femmes et établir un lien de confiance		
Objectifs spécifiques	***Stratégies***	***Défis***
Établir et maintenir le lien de confiance.	Adopter une attitude d'ouverture et de tolérance. Divulguer ses valeurs et ses croyances en tant qu'intervenante féministe. Partager l'information et référer les femmes à d'autres ressources pertinentes.	Accepter ce qui est différent de soi. Travailler à créer une alliance avec les femmes : • dans des situations où les idées et les valeurs paraissent divergentes ; • lorsque les composantes identitaires de l'aidée et de l'aidante sont passablement différentes.

Favoriser l'*empowerment* des femmes ou la reprise de pouvoir sur leur vie		
Objectifs spécifiques	***Stratégies***	***Défis***
Transformer le sentiment d'impuissance en pouvoir d'agir. Aider les femmes à devenir sujet de leur vie.	Impliquer les femmes dans la définition de leurs problèmes et de leurs objectifs de changement. Valoriser les actions entreprises pour résoudre leurs problèmes. Identifier leurs zones de pouvoir et tenter de les accroître en tenant compte des ressources dont elles disposent. Encourager l'expression de leur colère dans une perspective d'*empowerment*.	Être consciente des difficultés auxquelles se heurtent les femmes lorsqu'elles veulent s'engager dans un processus de changement. Les amener à se percevoir comme des femmes en changement et pas seulement comme des victimes.
Développer la capacité des femmes à s'affirmer dans les différentes sphères de leur vie et à défendre leurs droits.	Développer leur autonomie dans la recherche d'emploi, d'aide sociale, de logement, etc., et les informer de leurs droits. Reconnaître le potentiel des femmes, leurs compétences et leur capacité à s'en sortir. Placer les femmes au cœur de l'intervention en leur rappelant qu'elles sont les expertes de leur vie.	Éviter de créer une relation de dépendance entre les femmes et les intervenantes. Soutenir les femmes, sans « vouloir plus » qu'elles. Reconnaître et accepter que le sentiment d'impuissance et les tensions fassent partie de l'intervention.
Rehausser leur estime d'elles-mêmes et leur confiance en soi.	Valoriser leur jugement, intuition, débrouillardise, potentiel d'action.	

Travailler à la conscientisation des femmes en prenant en compte la pluralité et la complexité des expériences d'oppression		
Objectifs spécifiques	***Stratégies***	***Défis***
Réaliser les effets conjugués des rapports sociaux de sexe et des autres rapports de division (classe, race, hétérosexuel, etc.) sur la perception de soi et sur les conditions de vie des femmes. Aider les femmes à prendre conscience et à se libérer des rôles sexuels traditionnels.	Examiner les mécanismes (idéologiques, politiques, économiques) par lesquels le système patriarcal, colonialiste et capitaliste agit sur la conscience des femmes et sur toutes les dimensions de leur vie. Déconstruire les messages sexistes, racistes, homophobes, classistes, etc., aider les femmes à en reconnaître l'impact négatif sur leur représentation d'elles-mêmes, de leur communauté et sur leur trajectoire de vie. Analyser le rôle de la socialisation dans les difficultés vécues.	Reconnaître la diversité et la complexité des expériences d'oppression que vivent les femmes non blanches ou marginalisées et prendre en compte le fait que les catégories « femmes immigrantes » et « femmes racisées » recouvrent de multiples réalités. Se débarrasser de ses conceptions stéréotypées, monolithiques et universalisantes à l'égard des femmes immigrantes, lesbiennes, autochtones, handicapées, âgées, etc.
Favoriser des rapports égalitaires		
Objectifs spécifiques	***Stratégies***	***Défis***
Prendre conscience des rapports de pouvoir dans la relation d'aide en reconnaissant les privilèges liés au statut d'intervenante.	Préciser les rôles et les responsabilités des intervenantes et des femmes aidées.	Les rapports de pouvoir entre l'aidée et l'aidante restent forcément asymétriques ; l'intervenante peut tout au plus tendre vers l'égalité.
Travailler à réduire l'impact des inégalités de pouvoir dans la relation entre aidée et aidante ou dans le travail de groupe.	Valoriser la franchise et la transparence. Partager ses informations et ses connaissances ainsi que certains lieux de pouvoir au sein de l'organisme. Établir un contrat clair. Divulguer des dimensions de sa vie personnelle si cela s'avère pertinent.	

Briser l'isolement des femmes et développer leur solidarité		
Objectifs spécifiques	***Stratégies***	***Défis***
Développer des pratiques d'entraide entre les femmes et créer des réseaux de solidarité. Apprivoiser les différences de culture, de religion, de conditions sociales.	Privilégier l'intervention de groupe. Encourager le partage des expériences vécues, leur mise en commun.	Miser sur les similitudes plutôt que sur les différences entre les femmes tout en reconnaissant que le consensus n'est pas toujours possible.

Lutter pour un changement individuel et social		
Objectifs spécifiques	***Stratégies***	***Défis***
Lier changement individuel et changement social.	S'impliquer dans la défense des droits des femmes. Sensibiliser les femmes à l'importance de l'exercice de la citoyenneté.	Permettre une diversité d'expressions de la notion d'action. Soutenir des actions visant à transformer la réalité des femmes tout en reconnaissant que le processus de reprise de pouvoir sur leur vie puisse être long.

L'INTERVENTION FÉMINISTE À L'AUNE DES QUESTIONS DE DIVERSITÉ

Sexisme et racisme : la diversité ethnoculturelle, défi au mouvement féministe

Isabelle Marchand et Sandrine Ricci

À l'aune des tiraillements entre l'idéologie universaliste et la coexistence des identités particulières, le féminisme contemporain est plus que jamais interpellé quant à sa capacité à composer avec la diversité des femmes. Ainsi, à l'intérieur même des études féministes et des mouvements de femmes émerge un questionnement sur le défi de prendre en compte la diversité des statuts sociaux et des expériences des femmes, tout comme la pluralité des composantes identitaires qui en découlent. Un enjeu majeur concerne l'élaboration d'une analyse féministe de l'oppression des femmes reconnaissant les effets conjugués du sexisme et des autres formes de discrimination, par exemple le racisme, le classisme ou encore l'homophobie. C'est dans le sillage de tels débats entourant la diversité des expériences d'oppression et dans le contexte actuel marqué par la prééminence du fait ethnique et religieux que la notion d'intersectionnalité (*intersectionality*) bénéficie d'une hausse spectaculaire de popularité et alimente les analyses féministes francophones, tous courants confondus (Davis, 2008). Pourtant, certaines féministes continuent de déplorer que racisme et sexisme ne fassent pas davantage l'objet d'une lutte conjointe, alors que la catégorie de genre apparaît « surdéterminée » par les catégories de classe et d'ethnicité (Osmani, 2002). À l'orée du nouveau millénaire et pour reprendre les mots d'observatrices résolument critiques, on assisterait à un « engagement en dents de scie » *(ibid.)*, alors que cette prise en compte de paroles jadis oblitérées pourrait constituer « un moment de "refondation" » du féminisme (Maillé, 2002).

Le présent article vise à mettre en relief les discours et les pratiques féministes concernant la diversité des femmes, et ce, à partir d'une recherche qualitative[1] menée au sein du mouvement des femmes québécois. Notre propos se déploie en trois temps. Nous brossons d'abord un portrait des critiques et assises théoriques ayant contribué à la mise au monde du concept d'intersectionnalité, et ce, afin de cerner les origines de ces préoccupations pour la notion, plus large, de la diversité au sein du mouvement des femmes québécois[2]. Par la suite, après de brèves précisions méthodologiques, nous nous attardons à l'analyse des discours issus de cette recherche eu égard aux notions de diversité/intersectionnalité/solidarité. Dans la même logique, nous poursuivons en étudiant l'intégration de ces questions dans les pratiques d'intervention féministe, avant de conclure sur une réflexion plus holiste en regard des enjeux soulevés par les témoignages recueillis.

Entre minorités et majorité : les critiques des femmes ethnicisées et « tiers-mondialisées »

En dépit de son ambiguïté conceptuelle et, au surplus, de sa portée empirique encore floue, l'approche intersectionnelle suscite un intérêt croissant depuis les années 2000 dans les milieux universitaires, communautaires et gouvernementaux francophones qui se préoccupent des enjeux de discriminations multiples. Introduit par la juriste Kimberlé Crenshaw en 1991, le concept d'intersectionnalité fait une entrée tardive en milieu francophone sous le signe de la « nouveauté ». Les enjeux fondamentaux qu'il soulève à propos de l'entrecroisement des systèmes d'oppression ne datent pourtant pas d'hier. Pour paraphraser Danielle Juteau (2008 : 33), si l'intersectionnalité bénéfice d'une forte attention dans le champ des sciences

1. Plus précisément, cette étude intitulée *Discours et pratiques féministes : un état des lieux* a été réalisée sous la direction de Francine Descarries et Christine Corbeil, entre 2004 et 2009. Nous avons collaboré à ce projet à titre de professionnelles de recherche.
2. C'est dans le cadre de cette même recherche que nous nous sommes intéressées aux notions de diversité et d'intersectionnalité. Plus précisément, la question de l'intersectionnalité et les critiques des femmes ethnicisées à l'endroit d'un féminisme dit dominant (*mainstream*) se sont avérées incontournables étant donné les questionnements qu'elles ont soulevés au sein des mouvements féministes.

sociales depuis les années 1990, l'analyse de la situation différenciée des femmes minoritaires et des femmes majoritaires est antérieure. De fait, l'appareillage conceptuel sous-jacent à l'intersectionnalité apparaît dès les années 1970 dans plusieurs travaux de féministes afro-américaines, hispano-américaines, indiennes et lesbiennes (« blanches » ou racisées). Ces intellectuelles percevaient la pensée féministe dominante (*mainstream*) comme blanche et occidentale, remettant en cause son efficacité théorique et sa force mobilisatrice. Descendantes d'esclaves noirs ou issues de groupes racisés, elles sont devenues les porte-parole d'une multitude de femmes issues du « Tiers-Monde américain[3] » qui militaient en faveur d'un mouvement féministe plus inclusif, reconnaissant la « diversité constitutive des femmes » (Fougeyrollas-Schwebel et coll., 2005 : 5). Le discours de ces pionnières se focalise autour de l'entrecroisement des différents rapports de domination constitués en systèmes, à savoir le colonialisme, le racisme, le patriarcat et l'hétérosexisme. Il est également intéressant de noter que les questions liées au racisme ont émergé massivement aux États-Unis, tandis que celles concernant les rapports de classe émanent principalement des influences marxistes en Europe. Quelques féministes afro-américaines ont cependant pensé la racisation des rapports de classe (hooks, 1981, 1984), tandis que des féministes européennes ont articulé rapports ethniques et de classe, particulièrement entre les « Blanches » et les « Noires » (James, 1975).

Au confluent des mouvements de radicalisation des femmes et des Afro-Américains émergent tant le féminisme noir (*black feminism*) que divers groupuscules militants antiracistes, antisexistes et antihomophobes, comme Redstockings et le Combahee River Collective, formés respectivement en 1969 et en 1974 (Enns, 2005). De même, soulignons les écrits incontournables des bell hooks[4] (1981, 1984) et Angela Davis (1981), figures de proue afro-américaines du féminisme, qui dénoncent le fait que la réalité quotidienne des femmes racisées et les discriminations auxquelles elles sont confron-

3. Cette expression de Chela Sandoval (1991, citée dans Dechaufour, 2005) désigne les femmes descendantes d'esclaves noirs et les femmes issues de l'immigration (hispanophones, asiatiques, etc.).

4. En hommage à ses ancêtres issus de l'esclavagisme, bell hooks n'écrit pas son nom avec des majuscules ; en cela, elle met en exergue le passé colonialiste qui caractérise les communautés afro-américaines.

tées ne trouvent guère de résonance ni dans le mouvement de libération afro-américain, ni au sein de celui qui vise l'émancipation des femmes. Aux féministes «blanches», elles rappellent à quel point le racisme demeure pour elles une expérience aussi visible, quotidienne et virulente que le sexisme, si ce n'est davantage (Belleau, 1996; Enns, 2005). Ainsi, ces femmes «de couleur» estiment que le mouvement féministe ne prend pas suffisamment en compte leurs conditions de vie, leurs valeurs et leurs besoins non plus que la spécificité de leur histoire coloniale. C'est dans cette optique qu'elles réfutent le discours dominant des féministes égalitaristes qui dénonce, entre autres, l'oppression de la femme au foyer, qui, en tant qu'épouse, mère et ménagère, devient l'archétype de l'aliénation de toutes les femmes (Enns, 2005). Cette vision critique de la famille et du rôle des femmes apparaît aux femmes racisées comme une production purement occidentale. bell hooks précise que contrairement aux Afro-Américaines, «Les bourgeoises peuvent répudier la famille sans croire que, ce faisant, elles vont perdre la possibilité de relations sociales, de sécurité, et de protection» (1984: 37, traduit dans Poiret, 2005: 201). En ce sens, malgré les expériences liées au sexisme, la cellule familiale afro-américaine représente, par opposition à l'espace public, un lieu exempt de racisme au sein duquel les femmes ont une place centrale (Collins, dans Dorlin, 2008: 159), un refuge synonyme d'entraide communautaire et de sororité.

Dans la foulée de ces critiques, bell hooks (1984) s'attaque aux stéréotypes coloniaux et racistes façonnés par l'esclavagisme et sur lesquels s'adossent les actes de violence et de domination à l'endroit des personnes d'ascendance africaine. Plus spécifiquement, hooks révoque les normes de la féminité qui polarisent les représentations entretenues à propos des femmes blanches, vues comme féminines et vertueuses, et celles des femmes noires, considérées comme dominatrices et sexuellement affranchies. Une telle entreprise de déconstruction de la catégorie «femmes» a permis de faire ressortir la bicatégorisation hiérarchique femme «blanche»/femme «noire» et, simultanément, de dénoncer les rapports de domination et les pratiques sociales que ces construits induisent. Dans la même perspective, Chandra Talpade Mohanty dénonce l'utilisation de la catégorie «femmes du Tiers-Monde» «comme une catégorie a-historique et a-sociale basée sur le caractère supposément universel et généralisé de leur oppression» (1984, citée dans Dechaufour, 2005: 21). Mohanty reproche à l'analyse féministe dominante d'occulter les systèmes structurels de « race », de classe, de castes, etc. et les hiérarchies catégorielles qui, non seulement informent les pratiques et les représentations sociales, mais aussi minorent les « femmes du Tiers-Monde » au profit d'un pouvoir occidental qui (re)produit cette vision de l'Autre. Finalement, signalons la contribution originale de Cherrie Moranga et Gloria Anzaldúa, deux féministes chicanas, qui publient en 1981 un ouvrage, *This Bridge Called My Back*, colligeant des textes des « femmes du Tiers-Monde » (Benelli et coll., 2006).

D'autres féministes d'origines diverses apporteront leur contribution à cette révolution théorique au cours des décennies suivantes, dont il nous est impossible de faire ici une genèse élaborée. Carby résume ainsi le débat : « La théorie et la pratique féministes blanches doivent reconnaître que les femmes blanches [occidentales] sont dans un rapport de pouvoir d'oppresseur de[s] femmes [racisées et colonisées]. Cet état de fait compromet toute théorie et pratique féministes fondées sur la notion de simple égalité » (1982, citée dans Haase-Dubosc et Hall, 2006 : 34). Retenons que des féministes minoritaires ont contesté et continuent de contester la priorité qui est accordée à la lutte contre l'oppression sexiste au détriment des autres rapports de pouvoir qui traversent le groupe des femmes.

Au Québec, ces critiques ont trouvé une résonance qui s'est notamment actualisée dans la prise de parole de militantes qui créent le Collectif des femmes immigrantes de Montréal en 1983[5], une décennie après la fondation du Comité des femmes noires anglophones de Montréal. Ces dernières peinent toutefois à joindre les rangs féministes, comme le souligne Jane Kouka-Ganga (1982) : « Les femmes noires sont tenues à l'écart des mouvements féministes. Elles se sentent coupables lorsqu'elles s'impliquent dans des actions non directement liées au bien-être de leurs familles, dont elles sont souvent les seuls soutiens. » Si les féministes majoritaires prennent timidement part aux luttes des femmes minoritaires dans les années 1980, le racisme et l'insertion des femmes d'origines diverses ou la solidarité avec celles-ci ne constituent guère des priorités d'action pour le mouvement des femmes québécois francophone (Roy, 2002). Qualifié de « tricoté serré » (Belleau, 1996), le MFQ soutient d'autant moins les luttes spécifiques des femmes d'origines diverses que le nationalisme de plusieurs féministes de la majorité ethnoculturelle

5. En 1987, l'organisme se dote d'un statut provincial et deviendra le Collectif des femmes immigrantes du Québec.

– par ailleurs minoritaires en tant que francophones en Amérique du Nord – « s'accommode encore mal des réalités et des perspectives des femmes des minorités ethnoculturelles » (*ibid.*, p. 18). À l'instar du milieu universitaire, le mouvement des femmes québécois amorce toutefois, dans les années 1990, un virage important vers la diversité et l'interculturalisme : « Le projet qui est à l'ordre du jour du féminisme québécois, c'est l'intégration des minorités ethnoculturelles » (*ibid.*, p. 83). Un féminisme « aux multiples voix » (Descarries, 2002) procède à un vaste « décentrage théorique et pratique » (Belleau, 1996 : 152). Depuis lors, le mouvement des femmes démontre un intérêt marqué pour l'élaboration d'analyses et de pratiques visant à tenir compte des conditions d'existence et d'oppression des femmes d'origines diverses ainsi qu'une volonté de mieux cerner la complexité de leur vécu.

Sur la scène internationale, dans la foulée de la Décennie des Nations unies pour les femmes (1975-1985), on remarque aussi l'émergence d'un courant qui s'intéresse à la solidarité internationale du mouvement des femmes et aux liens à créer avec les femmes d'ailleurs. C'est ce que l'on appelle la transnationalisation des mouvements de femmes, phénomène qui renvoie à l'extension croissante des rapports entre militantes de la cause des femmes par-delà les frontières nationales[6]. De telles préoccupations s'associent à de « nouveaux » impératifs pour celles et ceux impliqués dans la défense des droits humains, et particulièrement au sein des mouvements féministes, de (re)penser, tant sur le plan théorique que méthodologique, l'intrication des différents rapports sociaux de sexe, d'ethnicité, de caste, de classe, pour ne nommer que ceux-là. En somme, féministes et groupes de femmes minoritaires demandent que la dénonciation du système colonial et raciste – et la variabilité des expériences d'oppression subséquentes – fasse partie, au même titre que le système patriarcal, des plates-formes politiques des mouvements féministes (Belleau, 1996). Car, comme le souligne Crenshaw : « Les recoupements évidents du racisme et du sexisme dans la vie réelle – leurs points d'intersection – trouvent rarement un prolongement dans les pratiques féministes et antiracistes » (2005 : 53).

6. La Marche mondiale des femmes de l'an 2000 en constitue un exemple éloquent. Voir, notamment, Desai (2005) et Giraud (2001).

Le concept d'intersectionnalité

La prise de conscience de leur position en tant que groupes minorisés, de même que la non-reconnaissance des discriminations spécifiques et historiques qui jalonnent leur trajectoire de vie sont autant de facteurs ayant stimulé la recherche d'un modèle d'analyse pour penser les effets conjoints des systèmes d'oppression. C'est dans cette perspective que Patricia H. Collins (1990) introduit le concept de « matrice des oppressions » ou encore celui de « systèmes d'oppressions entrecroisées » pour désigner les effets multiples et imbriqués du racisme, du sexisme et du « classisme », auxquels elle greffe d'autres facteurs de discrimination tels que l'orientation sexuelle, l'âge, etc. Dans un texte fondateur publié en 1991, Kimberlé W. Crenshaw propose le concept d'intersectionnalité pour pallier l'inefficience de la législation américaine en regard des besoins exprimés par les femmes ethnicisées victimes de violence conjugale. Dès lors, l'intersectionnalité devient une approche utilisée dans le champ juridique et au-delà, d'une part, pour analyser les multiples façons dont les rapports de sexe entrent en interrelation avec d'autres aspects de l'identité sociale et, d'autre part, pour comprendre comment ces intersections infèrent des expériences particulières d'oppression et de privilège. Il n'est pas inutile de préciser que l'analyse intersectionnelle cherche également à appréhender la mouvance des positions sociales et des oppressions vécues au gré des trajectoires individuelles. Alors que les notions de double ou triple discrimination donnent l'impression d'une analyse plutôt statique où les oppressions s'accumulent et existent indépendamment les unes des autres, l'approche intersectionnelle tente plutôt de cerner les effets interactifs des systèmes discriminatoires qui modèlent les expériences et les comportements (Enns, 2005 ; Poiret, 2005).

Enfin, l'approche intersectionnelle insiste sur le fait que, même si les femmes « blanches » et les femmes racisées subissent les effets du patriarcat, les premières ont des privilèges que les secondes n'ont pas, en raison du racisme et de ses conséquences : statut socio-économique inférieur, ghettoïsation, isolement, dévaluation professionnelle, etc. (Sokoloff et Dupont, 2005). En termes clairs, les femmes blanches, particulièrement celles issues des classes moyenne et supérieure, doivent être conscientes des prérogatives qu'accorde le statut de « blanche », par exemple en termes de ressources et de facilité d'accès aux services publics. Dans une perspective plus critique, on peut toutefois se demander si l'intersectionnalité n'a pas tendance à ignorer les privilèges des femmes racisées issues des classes favorisées par rapport aux femmes racisées des classes défavorisées – voire aux femmes «blanches» du quart-monde – et si, pour reprendre un argument de Poiret, les femmes noires ne sont pas, dans un processus de réification, «considérées comme "pauvres" quasiment par essence» (2005: 18).

Par ailleurs, on peut craindre qu'à l'instar des mouvements sociaux progressistes, antiraciste, anticapitaliste ou antimondialiste[7], notamment, l'approche intersectionnelle secondarise l'analyse des rapports sociaux de sexe ou évacue complètement l'analyse féministe (Corbeil et Marchand, 2006). En insistant sur la coproduction des différents rapports de pouvoir et de hiérarchie, cet outil méthodologique permet de se représenter le défi du *Nous femmes* (Descarries et Kurtzman, 2009), c'est-à-dire la difficulté de penser les femmes comme objet du féminisme ainsi que comme classe de sexe induite par la division sexuelle du travail et source d'une oppression spécifique en tant que femmes, tout en intégrant les autres vecteurs de discrimination, telles l'appartenance ethnique ou l'orientation sexuelle. Malgré son ambiguïté et peut-être *grâce* à elle, l'approche intersectionnelle offre *a minima* à la pensée féministe et à chacune, chacun d'entre nous la possibilité d'interroger ses propres angles morts, selon l'expression de Davis (2008). Quoi qu'il en soit, tout indique que l'intersectionnalité, devenue pour certaines le nouveau terme à la mode *(buzzword)* dans les études féministes (Davis, 2008), devra subir l'épreuve du temps et démontrer son applicabilité pour s'inscrire au rang de paradigme.

La diversité: un concept valise?

Certes plus générique que l'intersectionnalité, la notion de diversité semble pour sa part d'usage incessant, tant dans l'espace (grand) public que dans les sphères politiques, sans oublier le milieu universitaire, toutes disciplines confondues, incluant les études féministes. La diversité est incontestablement devenue l'un des termes vedettes de ce que Bourdieu et Wacquant (2000) qualifient de «nouvelle vulgate planétaire», et ce, depuis les années 1990. Souvent assorti du

7. À ce sujet, voir notamment Lamoureux (2004) et Masson (2003).

qualificatif « culturelle » pour désigner le pluralisme ethnique, le terme « diversité » apparaît au demeurant fortement polysémique, selon le champ disciplinaire dans lequel on l'utilise et en vertu des innombrables acceptions de la notion de culture elle-même. De plus, le concept de diversité présente quelques avantages qui expliquent certainement sa popularité. En premier lieu, il s'avère descriptif, plutôt dépolitisé et résolument positif, pouvant ainsi aisément contribuer à l'obtention d'un consensus, *a fortiori* puisqu'il fraie dans les eaux troubles de l'interdisciplinarité ou de l'intersectorialité. Invariable en nombre, la diversité présente en outre l'intérêt d'une approche non binaire et multidimensionnelle, en phase avec notre époque empreinte de fluidité et de nomadisme identitaire. Enfin, le terme semble prêt à l'action, facilement intégrable à des énoncés de politiques, des stratégies de sensibilisation ou des plans d'intervention.

Au-delà de la portée théorique de la notion de diversité, nous nous sommes intéressées à sa traduction au sein du mouvement des femmes québécois. Comment et dans quelle mesure les actrices de ce mouvement parlent-elles de diversité ? De quelle nature sont ces discours et de quelle manière se répercutent-ils dans les pratiques féministes ? Pour éviter toute confusion terminologique, il semble pertinent d'aborder en termes de diversité ethnoculturelle ce qui concerne indifféremment le multiculturalisme, l'interculturalisme, le pluralisme ethnique ou religieux, le cosmopolitisme, etc. dans le discours des répondantes (Labelle, 1998).

Repères méthodologiques

Pour sonder les propos d'actrices du mouvement des femmes québécois sur la diversité, nous avons effectué une analyse de contenu qualitative se focalisant sur les thèmes de la diversité, de la différence et de l'intersectionnalité à partir de 58 entrevues semi-dirigées, menées auprès de travailleuses et de militantes du mouvement[8]. Plus précisément, 27 travailleuses, incluant quelques militantes

8. Le choix des 58 répondantes a été établi en fonction de 3 critères : 1) leur caractère « exemplaire » en tant qu'actrices du mouvement des femmes québécois ; 2) la diversification des problématiques représentées et, dans la mesure du possible, la répartition régionale ; 3) notre propre connaissance du mouvement des femmes à titre de chercheures / militantes.

bénévoles au sein de groupes nationaux, régionaux et locaux dont le mandat n'est pas d'offrir des services d'aide de première ligne, ont été interviewées de façon à mieux cerner les thèmes et la teneur de leur discours féministe. Également, 22 intervenantes œuvrant au sein de centres de femmes, maisons d'hébergement et centres d'aide et de lutte contre les agressions à caractère sexuel (CALACS) ainsi que 9 travailleuses sociales des Centres de santé et des services sociaux (CSSS) ont répondu à des questions concernant leurs pratiques féministes auprès des femmes aidées. Compte tenu du sujet abordé, nous souhaitions assurer une certaine diversité parmi les informatrices interrogées dans le cadre de notre recherche. En dépit de l'homogénéité relative du mouvement des femmes québécois, des personnes de différentes origines ethnoculturelles ont été rejointes : 2 répondantes sont originaires du Canada anglais, 10 autres sont nées à l'étranger[9], mais la majorité des participantes (46) sont natives de diverses régions du Québec[10], incluant une communauté innue.

Les actrices du mouvement des femmes : leurs discours sur la diversité

Reflet des multiples acceptions évoquées précédemment, les participantes conçoivent une « diversité au sens large », comme le formule l'une d'entre elles, impliquant indifféremment les immigrantes, les personnes d'origines diverses, mais aussi les jeunes, les hommes, les lesbiennes, les transgenres, les différents courants de pensée du féminisme, les discriminations liées à la classe, au handicap, à l'orientation sexuelle, à la langue maternelle, etc. Le défi d'un *Nous femmes* diversifié sur le plan ethnoculturel se pose toutefois avec une acuité particulière dans les propos des répondantes. Questionnées sur le profil des femmes qu'elles desservent, la plupart des intervenantes observent une forte augmentation du nombre de femmes immigrantes : « On fait le tour du monde régulièrement », résume une travailleuse sociale.

9. Europe, Amérique latine, Amérique du Nord, Maghreb, Moyen-Orient, Asie et Afrique subsaharienne.

10. Notons également que plus de 25 % des répondantes sont impliquées dans des organismes à l'extérieur de Montréal, incluant Laval, Québec, La Malbaie, ainsi que la Gaspésie, le Bas Saint-Laurent, l'Outaouais et la Mauricie.

Lorsqu'elles évoquent la diversité ethnoculturelle, les répondantes recourent à une grande variété d'expressions, bien que la catégorie « femmes immigrantes » revienne le plus souvent. Certains propos attestent l'intégration du jargon administratif des gestionnaires de la diversité (« communautés culturelles », « minorités visibles ») tandis que d'autres illustrent la confusion créée par ce jargon (« femmes d'origine ethnique », « femmes interculturelles », « les multiethnicités »)[11]. Au-delà de cette ambiguïté sémantique qui, telle que discuté auparavant, se retrouve dans plusieurs lieux et discours sur la diversité, une analyse discursive nous a permis de dégager les différentes perceptions que les travailleuses et militantes du mouvement des femmes québécois associent à la catégorie « femmes immigrantes ».

En premier lieu, les femmes issues de l'immigration ou des communautés culturelles sont perçues comme *différentes* des Québécoises majoritaires (blanches, francophones), autant sur le plan des valeurs, des réalités que des besoins. On peut repérer dans les témoignages de plusieurs répondantes un processus typique de dichotomisation (le « eux » et le « nous », ou le « elles » et le « nous ») qui, par ailleurs, ne s'avère pas forcément négatif. Paradoxalement, plusieurs tentent ainsi de reconnaître ou de valoriser la diversité des expériences des « femmes de divers horizons » qui « viennent avec leurs représentations » ou « vivent dans leur petit monde », comme le formulent des répondantes. Ainsi, telle mise en relief des différences entre les femmes n'écarte pas pour autant « une cohésion » entre les féministes. Il s'agit véritablement de « valoriser les débats [...] afin que nous nous disions les vraies affaires et non pas faire comme si on était toutes dans le même moule ». Pourtant, penser en termes de *différence*, comme le souligne Colette Guillaumin, suggère inévitablement « un rapport d'un type particulier où il y a un point fixe, un centre qui ordonne autour de lui et auquel les choses se mesurent, en un mot un référent » (1992 : 97). Comme cela se produit à propos des femmes – le deuxième sexe – vis-à-vis des hommes, une telle approche confirme le rôle central du référent, majoritaire ou dominant. Considérer autrui sur la base de sa différence induit, consciemment ou non, une hiérarchisation et contribue dès lors à renforcer son sentiment d'extranéité, en l'occurrence celui des femmes d'ori-

11. Évidemment, il faut aussi voir dans ces maladresses une limite méthodologique de l'entretien oral liée à son caractère spontané.

gines diverses. Enfin, une telle attitude peut maintenir des rapports dominants-es / dominés-es, ce qui « nous met en mauvaise posture pour les combattre et les détruire » (*ibid.*, p. 99). Quelques militantes interviewées critiquent d'ailleurs les représentations dominantes et hypermédiatisées qui réduisent les femmes immigrantes à un statut de victimes, et dont la musulmane au hijab serait l'archétype, l'incarnation de l'oppression.

> Vous savez, cette réaction : « Oh, OK, il y a une femme *voilée [en français dans l'original]*, alors elle doit être opprimée. » Ça pose un gros problème parce que vous niez la capacité de cette personne à décider pour elle-même. Et même si cette personne a été contrainte, en imposant en plus votre jugement sur elle, vous ne la soutenez pas afin qu'elle puisse un jour prendre librement des décisions. [...] C'est comme une solidarité à deux poids deux mesures. [...] J'ai un gros problème avec ça ici.

Deuxième perception forte, les « femmes immigrantes » sont vues comme subissant une précarité économique et n'ayant pas accès aux ressources de la société d'accueil, en plus de vivre des discriminations. Les intervenantes insistent particulièrement sur les difficultés socio-économiques que rencontrent les immigrantes, entre autres, sur les discriminations sur le marché du travail, telles que l'accès au travail et la reconnaissance des qualifications. De telles préoccupations apparaissent logiques, considérant la sphère d'activités des premières et la réelle vulnérabilité des secondes, dont les conditions de vie sont marquées par la disparité non seulement par rapport à leurs homologues masculins, mais aussi par rapport aux autres femmes vivant au Québec et au Canada[12]. Pourtant, malgré l'indéniable impact de multiples facteurs d'exclusion, une vision exclusivement concentrée sur les difficultés des femmes minoritaires, peu ou prou envisagées globalement comme « à problème », peut conduire à privilégier des pratiques d'assistance aux dépens de mesures préventives globales et d'une analyse plus politique des enjeux convoqués par ces inégalités structurelles.

Troisième représentation de la diversité dans le discours des actrices du mouvement des femmes québécois : la présence, les revendications ou les valeurs de ces femmes différentes font craindre

12. *Rapport annuel au Parlement sur l'immigration*, 2008, http://www.cic.gc.ca/francais/pdf/pub/immigration2008_f.pdf. Voir aussi Pierre (2005).

pour la permanence de certains acquis, spécialement sur le plan des droits des femmes ou de la laïcité au Québec. « Maintenant, il y a plus d'immigrants qu'avant, alors on recommence un peu les choses qu'on pensait réglées », affirme une intervenante, tandis qu'une autre considère devoir parfois « reprendre le travail de base d'il y a 50 ans ».

> Même si dans le pays d'origine toutes les choses sont changées, les personnes qui sont venues ici ont retenu les perceptions culturelles concernant les stéréotypes sexuels depuis ce temps-là, depuis une vingtaine d'années.

Le malaise concerne généralement les limites de l'inclusion et de l'ouverture à des réalités diverses, le « non-négociable » du féminisme, ce qui ne peut faire l'objet d'accommodements, pour ainsi dire. Pour contrer ces problèmes, on propose de mettre de l'avant l'identité québécoise, la laïcité et l'importance de critiquer le caractère patriarcal des religions. Par ailleurs, selon certaines répondantes, la diversité ethnoculturelle constituerait un phénomène essentiellement montréalais. Il est vrai que le thème apparaît moins dans les propos des participantes provenant d'autres régions du Québec. En revanche, une forte proportion des participantes considère que le mouvement des femmes devrait faire preuve de plus d'ouverture en matière de diversité ethnoculturelle.

Un *Nous féministes* inclusif et solidaire

Les actrices du mouvement des femmes québécois adoptent une conception inclusive de l'égalité, « peu importe la femme », précise l'une d'elles, « on doit toutes avoir les mêmes droits et les mêmes choix », affirme une autre. Conscientes des avancées et des acquis de la lutte pour l'égalité entre les femmes et les hommes, nombre de répondantes perçoivent désormais le féminisme comme un vaste regard qui doit également viser l'élimination des différents clivages entre les femmes elles-mêmes. La plupart des participantes invoquent la nécessité de penser l'articulation de tous les facteurs de différenciation sociale, afin de poursuivre la lutte, fortes d'un *Nous* inclusif et solidaire. Certains propos reflètent une volonté de prise en compte globale du racisme et de l'articulation des différents rapports de pouvoir, qu'il s'agisse des multiples « types de discriminations », des « différents vécus des femmes » ou de « toutes les formes d'injustices», pour reprendre certaines formulations des interviewées. Sans forcément être identifiée comme telle, la notion d'intersectionnalité transparaît dans certains propos :

> Le système patriarcal est très important, mais il y a d'autres systèmes qui se confortent... dont le racisme, l'homophobie et d'autres formes d'exploitation, d'exclusion... [...] le peuple autochtone au Canada ou au Québec est opprimé, [ce sont] particulièrement les femmes [qui] en subissent les conséquences. Donc, ça t'amène à porter un regard critique très vaste.

> C'est fondamental, je pense, pour qu'on puisse continuer à parler du mouvement des femmes, puis des différents systèmes d'oppression, puis de réaliser la conjonction, la multiplication des impacts de tout ça, des uns et des autres, et du racisme, du sexisme. De tout ça. De mettre ça en jeu, je pense que c'est fondamental, de rejoindre plus large, plus diversifié...

Une autre répondante considère pour sa part que « l'intersectionnalité est porteuse [...] pour la poursuite du travail» pour contrer les inégalités, puisque «les discriminations [ne se] vivent pas de la même façon pour toutes les femmes». On remarque ainsi une préoccupation manifeste, dans l'analyse des rapports sociaux de sexe que déploient les actrices du mouvement, d'une part, pour l'intrication des discriminations vécues par les femmes autochtones et, d'autre part, du religieux dans la vie des femmes issues de l'immigration. Sur le plan organisationnel, plusieurs considèrent que le mouvement gagnerait à développer un programme et un *membership* plus inclusifs afin de «rejoindre plus large» et contrer l'exclusion de divers ordres que subissent les femmes, ici ou ailleurs. Incidemment, des répondantes de diverses origines affirment vivre une forme d'ostracisation dans le milieu féministe francophone, comparativement à la pluralité qui caractériserait le militantisme anglo-canadien. Il leur semble impératif de favoriser l'intégration des femmes d'origines diverses aussi bien au cœur des priorités d'action que des effectifs.

> C'est aussi important de voir comment on peut changer l'ensemble de nos pratiques ou l'ensemble de nos organisations pour intégrer les réalités des femmes. Des femmes qui sont ici mais qui sont dans des communautés minoritaires.

> La diversité pour moi c'est très, très, très important… Au niveau des militantes qui participent à la conception et à la réalisation d'une action ou d'un événement, il faut qu'on puisse avoir quelque chose qui ressemble à notre mouvement, pas juste à une partie du mouvement.

Pour certaines, il importe de reconnaître toutes les expériences des femmes, notamment celles des immigrantes, « même si parfois ce ne sont pas des revendications féministes ». Au-delà des divergences, certaines problématiques sont appréhendées de façon commune et transversale par la vaste majorité des actrices du mouvement des femmes, par exemple la violence envers les femmes. Des intervenantes rappellent que ce phénomène ne concerne pas que les Québécoises d'origines diverses, mais bien l'ensemble des femmes. « Ce n'est pas juste un problème des communautés d'immigration récente, c'est un problème qui se vit à tous les niveaux », souligne une travailleuse en maison d'hébergement. La dénonciation, voire l'éradication de la violence contre les femmes apparaît comme une revendication permettant de faire front commun, au-delà des appartenances ethnoculturelles. Nombre d'interviewées ont ainsi la profonde conviction que la solidarité loge au cœur du féminisme, en lien avec un *Nous féministes* qui doit faire de sa diversité une richesse et surtout travailler « de concert » : « Sans ça, on n'est pas un mouvement » affirme une militante. Si l'on considère que le mouvement des femmes québécois doit se montrer plus ouvert en matière de diversité et mettre de l'avant une analyse davantage intersectionnelle, plusieurs mettent en lumière le chemin parcouru depuis, par exemple, le colloque *Pour un Québec féminin pluriel* (1992) ou la marche *Du pain et des roses* (1995). La Marche mondiale des femmes représente pour plusieurs militantes un événement illustrant tangiblement la solidarité qui s'est tissée entre les femmes des quatre coins du monde, une solidarité en mouvement (Ricci et coll., 2008).

> Avec la Marche mondiale des femmes, je trouve que c'est vraiment intéressant, la solidarité internationale avec les femmes. […] des groupes de femmes de plein de pays dénoncent la violence contre les femmes. […] c'est vraiment un projet dans lequel [il faut] s'investir […] la solidarité, ça, c'est vraiment un espoir.

> Je vois plutôt le mouvement s'étendre et la Marche mondiale des femmes, initiée par une organisation québécoise qui, finalement, mobilise plus de cinq millions de femmes sur la planète [...]. On a un continent qui s'appelle l'Afrique où les gens meurent, où les femmes meurent du sida. [...] Je pense que ce mouvement du cœur va de plus en plus inclure de grandes luttes comme celle-là. Même si ce ne sont pas des luttes qui touchent uniquement les femmes, ce seraient des choses qui nous seraient reprochées dans une perspective de solidarité sociale. [...] il faut, tout en étant solidaires, maintenir la question de l'oppression des femmes au centre de nos luttes. Si nous ne le faisons pas, il n'y a pas d'autres mouvements sociaux qui vont le faire à notre place.

Diversité... Intersectionnalité... Comment transposer ces notions dans la pratique?

Au terme de l'analyse de ces discours concernant la diversité et l'intersectionnalité, nous remarquons dans le mouvement des femmes québécois, pour paraphraser les propos de Descarries (2002), une volonté de théoriser et d'appréhender la différence, l'altérité et les multiples préoccupations des femmes. Toutefois, un enjeu d'envergure se pose lorsqu'il est question d'intervention féministe, autrement dit, d'intégration, dans les pratiques des organismes offrant des services de première ligne, de stratégies diversifiées permettant de reconnaître «la spécificité des expériences des femmes immigrantes» et, le cas échéant, de répondre à leurs «besoins différents». Une intervenante illustre cette difficulté, c'est-à-dire ce décalage, souvent évoqué, mais non exclusif au féminisme, entre la théorie et la pratique:

> Les femmes immigrantes et réfugiées: [...] il y a des travaux qui ont été faits là-dessus, sur le racisme, le sexisme, etc. C'est sûr qu'il y a du travail qui est fait, mais [...] comment on l'intègre dans la pratique [avec] les femmes? Comment on leur permet d'avoir du pouvoir dans l'organisation? Comment, en dehors d'un suivi thérapeutique, on les aide à reprendre du pouvoir sur leur vie? Je ne suis pas épatée, moi, après dix ans de pratique!

Cette réflexion fait aussi écho aux résultats d'une étude d'Oxman-Martinez et Krane menée auprès d'intervenantes en violence conjugale œuvrant auprès des femmes immigrantes. Elles constataient qu'en dépit de la reconnaissance théorique des expériences de violence conjugale variées ou composites, lesquelles se fondent sur divers axes d'oppression, on observe «un écart entre cette reconnaissance rationnelle de la diversité et l'application d'une pratique capable de distinguer clairement les axes d'oppression et les inégalités vécues par les femmes immigrantes» (Oxman-Martinez et Krane, 2005: 11). En d'autres mots, la compréhension de l'intersectionnalité en termes théoriques ne conduit pas nécessairement à la mise en œuvre d'une «pratique renouvelée» (*ibid.*). Face au défi «d'ajuster les pratiques» pour tenir compte de l'hétérogénéité des expériences (Oxman-Martinez et Loiselle-Léonard, 2004: 21), des intervenantes ont indiqué comment, dans leur travail, elles intégraient cet enjeu de la diversité.

Favoriser le dialogue interculturel

La communication ou le dialogue interculturel apparaît comme une stratégie nodale dans l'intervention impliquant des femmes issues de la majorité œuvrant auprès de celles d'origines diverses. Par exemple, une intervenante mentionnait qu'en créant des groupes d'intervention hétérogènes, variant les cultures et les origines ethniques, elle favorisait les échanges entre les femmes; celles-ci pouvaient ainsi partager leurs différentes conditions de vie, ce qui permettait, entre autres, «d'aller au-delà des stéréotypes et de l'inconnu». De fait, déconstruire les stéréotypes et les représentations issues du sens commun, souvent teintés d'ethnocentrisme, à propos des diverses catégories de femmes représente un élément incontournable afin non seulement de jeter les bases d'un dialogue interculturel, mais aussi de tisser une relation de confiance, voire une alliance avec les femmes aidées. Qui plus est, les immigrantes – que l'on tend à renvoyer à leur appartenance ethnoculturelle collective («les musulmanes», «les Noires», etc.) – ne forment certes pas un groupe homogène ou figé; elles vivent des réalités plurielles qui fluctuent en fonction de leur trajectoire personnelle et d'un ensemble de variables, outre leur pays d'origine ou leur ethnicité[13]. Ainsi, si l'intervention féministe, telle que mise au monde au début des années 1980, a réfuté les étiquettes apposées aux femmes dans le champ de la santé mentale (« folles », « hystériques », etc.), une approche féministe intersectionnelle ou intégrant la diversité des femmes cherchera aussi à éviter ces mêmes pièges : « on n'a pas à étiqueter, non plus, les femmes, je pense que c'est bien important, quel que soit le niveau de leur santé mentale et aussi leur culture », réitère cette intervenante.

Également, l'écoute et le respect des femmes demeurent essentiels pour parvenir à construire un espace de communication interculturelle. Ces principes peuvent *a priori* sembler simples à mettre en application, mais apprendre à réellement entendre ce que les femmes aidées ont à dire, notamment lorsque les référents idéologiques paraissent diamétralement opposés, et leur démontrer du respect, en faisant un pas de côté par rapport à ses propres croyances pour aller à leur rencontre, n'est certes pas aisé. C'est dans cette perspective qu'une intervenante nous indique qu'il est nécessaire « d'intervenir autrement » parce que la réalité des femmes n'est pas forcément identique.

> Les communautés musulmanes, les communautés de toutes les religions, les cultures [...] ça change énormément d'un pays à l'autre [...]. C'est vraiment un gros défi parce qu'il faut, vraiment, changer à chaque fois, il faut intervenir autrement, il faut respecter les valeurs, il faut entendre les valeurs... Il faut les écouter.

Cette façon de faire exige de se mettre à l'écoute des raisons pour lesquelles une revendication identitaire est importante pour les femmes partageant d'autres us et coutumes que ceux du pays d'accueil, et ce, même si ces revendications ne vont pas forcément de soi pour les intervenantes issues de la majorité (Tully, 2000, dans Cardinal et Bouchard, 2002). « Les modalités d'application de l'interculturalisme dépassent ainsi la simple information sur les autres cultures ; elles incluent le développement d'attitudes positives à l'égard de l'autre et le respect de la diversité » (Roy et coll., 2009 : 105). Pour y arriver, il devient de plus en plus nécessaire de favoriser l'émer-

13. À cet égard, Sirma Bilge (2004) a bien illustré cette hétérogénéité par son étude de la diaspora turque de Montréal.

gence de lieux où cette communication et écoute seront possibles, que ce soit dans le cadre d'une intervention individuelle, de groupe ou communautaire. C'est dans cette perspective qu'une intervenante nous disait développer des projets diversifiés misant sur le jumelage entre les femmes issues de communautés ethnoculturelles et celles d'origine québécoise afin de créer « un rapprochement interculturel » entre les participantes fréquentant l'organisme. En outre, si cette ouverture à la différence exige certes un savoir-être à développer, il apparaît pourtant crucial que le mouvement des femmes québécois, prônant la solidarité entre les femmes d'ici et d'ailleurs, favorise les espaces de dialogue interculturel, comme en témoigne cette autre répondante :

> Si on veut que le féminisme soit le reflet de la diversité des femmes, il faut aller chercher les femmes des communautés culturelles. Il faut donc s'ouvrir et établir des dialogues sur la question de la diversité religieuse, de la diversité au plan de l'ethnicité. C'est un grand défi !

Savoir adapter son intervention : développer une approche sensible à la diversité culturelle

Une majorité d'intervenantes estiment qu'il faut adapter les méthodes de travail afin de tenir compte des besoins spécifiques des femmes issues de l'immigration. Pour certaines, il s'agit de trouver une « autre façon de faire féministe », quitte à ne pas nommer l'approche féministe si celle-ci se voit affligée de préjugés négatifs au sein de la communauté d'appartenance. C'est en ce sens qu'une répondante œuvrant dans un organisme spécialisé en matière d'intervention interculturelle révèle qu'on y utilise une perspective féministe dans les stratégies de sensibilisation mais « sans la nommer » en tant que telle. Que l'on soit d'accord ou non avec cette tactique, adapter l'intervention de façon à y intégrer une sensibilité culturelle n'exige pas l'occultation de l'approche féministe. Au contraire, il s'agit de mettre l'accent sur la singularité de chaque situation, de chaque expérience en regard d'un contexte socioculturel spécifique afin de mettre en œuvre des stratégies d'intervention variées et adaptées aux besoins de la personne :

> Être culturellement adaptée, ça ne veut pas dire qu'on exclut l'approche féministe. Être culturellement adaptée, c'est tenir compte de la résistance d'une communauté ou de la résistance d'une femme. C'est de trouver des moyens par lesquels la femme peut nous entendre concernant la violence [vécue]. [...] Chaque cas d'une femme provenant d'une communauté ethnoculturelle est traité d'une façon différente [...] mais jamais, jamais, jamais l'adaptation culturelle peut limiter l'intervention féministe [...]. D'une façon ou d'une autre, on essaie de donner le même message à la femme, mais différemment, pour qu'elle puisse comprendre.

Tenir compte des valeurs de chaque communauté ethnoculturelle, « ça nous oblige à mettre énormément de nuances partout », ajoute du même souffle une autre intervenante. Cette compréhension et cet ajustement s'avèrent ainsi essentiels dans l'élaboration de stratégies d'intervention, car, selon les circonstances et la problématique, les femmes peuvent se retrouver en situation de risque, par exemple, celui de se voir rejetées de leur communauté ou d'être ostracisées, ou encore, de se retrouver sans aucune ressource matérielle et financière. Bien que ces impacts concernent *a priori* toutes les femmes, il est particulièrement important de prendre en compte cette dimension dans l'intervention auprès de femmes ayant récemment immigré, car elles ne possèdent pas *de facto* une connaissance approfondie de la société d'accueil, de ses institutions judiciaires et policières ainsi que de ses ressources d'aide. La communauté d'appartenance et la famille représentent, dans la plupart des cas, des espaces réconfortants et des lieux où aller chercher de l'aide. À cet égard, les intervenantes doivent aussi faire preuve d'ouverture si les femmes aidées consultent un chef spirituel ou religieux (Young et Olavarria, 2004). Au surplus, si cela est pertinent, des stratégies d'intervention ou de sensibilisation peuvent être déployées pour rejoindre toute une communauté et, notamment, les personnes influentes de ce groupe, car c'est souvent vers la communauté d'appartenance que plusieurs se tourneront pour obtenir des conseils ou de l'aide[14].

Intervenir avec une sensibilité culturelle peut aussi exiger, dans certains cas, « une rupture avec une norme féministe rigide, c'est-à-dire avec le non-dit et le fait qu'il soit tenu implicitement pour

14. Voir le texte de Maud Pontel dans cet ouvrage pour davantage de précisions concernant cette stratégie de sensibilisation auprès des communautés ethnoculturelles.

acquis qu'il y aurait une façon particulière d'être féministe reposant sur une certaine compréhension de la supériorité de la culture occidentale» (Cardinal et Bouchard, 2002 : 18). Le principe ici évoqué fait appel à la capacité de prendre ses distances par rapport à ses référents afin d'intervenir auprès des femmes en regard de leurs propres impératifs, et ce, afin de favoriser leur prise en charge selon les moyens qu'elles-mêmes estiment appropriés (*ibid.*). Autrement dit, pour reprendre les propos d'une autre répondante, de « prendre les femmes là où elles en sont, telles qu'elles sont » :

> L'année passée, j'ai rencontré [...] une femme du Bouclier d'Athéna qui disait que la violence n'avait pas de culture. C'est de pouvoir partir de ce que vit la femme, au lieu de s'arrêter à la barrière de la culture. C'est d'être comme avec une autre femme et de voir les conséquences que ça a sur elle. De voir c'est quoi ses besoins. De pouvoir l'informer de ses droits – je ne parle pas juste de ses droits légaux, [mais aussi] de ses droits en tant qu'être humain, en tant que femme. C'est une barrière que j'ai déjà entendue : « Ah, on ne peut pas intervenir parce que c'est de sa culture. »

Comme l'évoquent Roy et ses collaboratrices, « la sensibilité culturelle oblige en effet à dépasser ses préjugés et à regarder les choses "avec les yeux de l'autre" afin de susciter la participation de cet autre dans le processus même de la recherche de solutions » (2009 : 107).

> On peut la confronter pour que, justement, elle acquière du pouvoir. Mais si c'est trop pour elle, elle ne va pas acquérir du pouvoir. Au contraire, elle va résister. Il faut détecter le mode de vie, il faut travailler avec elle. Il faut lui donner le temps, il faut la sécuriser un peu pour lui donner, justement, confiance en elle, qu'elle va réussir.

Dans cette perspective, il est nécessaire de faire preuve de vigilance face au choc culturel que peuvent vivre certaines personnes d'immigration récente. Legault et Fronteau définissent ce phénomène « par une désorientation, parfois par une grande angoisse, plus rarement par un comportement dépressif et paranoïaque. Il s'agit d'une réponse psychologique et psychosomatique aux expositions à un environnement non familier » (2009 : 52). Pour atténuer le choc culturel, lequel peut se juxtaposer à un autre problème vécu, plusieurs intervenantes mentionnent l'importance d'offrir du soutien, d'être à l'écoute des inquiétudes et, si possible, de fournir des services adaptés aux besoins spécifiques exprimés, par exemple des services d'interprète, d'éducatrice, etc. Une répondante rappelle également la nécessité d'aider les personnes immigrantes à mieux comprendre les lois, normes et valeurs de la société d'accueil :

> Essentiellement, [c'est d'offrir] du support. Ça peut être des choses de base. Ça peut être, pour quelqu'un qui vient d'arriver, des références des organismes communautaires du quartier et, essentiellement, par la connaissance, par la compréhension de la société dans laquelle elles sont arrivées, leur donner les outils pour les renforcer dans leur intégration, dans leur adaptation, dans la compréhension de ce qui se passe avec leurs enfants.

Enfin, adapter les méthodes d'intervention à la diversité ethnoculturelle implique aussi d'avoir conscience de « la multiplicité des inégalités » entre les femmes elles-mêmes et, à partir de là, de travailler « du point de vue de la communauté » dont les femmes sont issues, c'est-à-dire d'en respecter les valeurs et les visions du monde. Car, si les intervenantes rencontrées partagent des valeurs féministes, aller à la rencontre de l'autre, c'est surtout une question d'ouverture à la différence. Comme l'évoque Rachédi (2009 : 38), « c'est notre attitude qui nous amène à la rencontre de l'autre, qui est créatrice de liens et qui produit du sens ». Il s'agit en outre de reconnaître la légitimité des actrices qui s'expriment, et ce, sans hiérarchiser les pratiques et les schèmes sous-jacents, mais en tentant plutôt de les comprendre et de les situer dans leur contexte sociohistorique, culturel et politique. En somme, à la lumière des témoignages recueillis, que l'on parle d'une pratique féministe intersectionnelle (Corbeil et Marchand, 2006) ou d'une intervention sensible à la diversité ethnoculturelle, il n'existe aucune solution universelle ni recettes préfabriquées ; c'est dans la pratique elle-même que les stratégies d'intervention émergent, « la théorie devant servir à la réflexion critique » (Cardinal et Bouchard, 2002 : 21).

En guise de conclusion

Les propos des actrices du mouvement des femmes québécois sur la diversité reflètent, d'une part, une analyse axée sur les dimensions collectives, politiques et sociales de l'appartenance ethnoculturelle ainsi que sur ses implications pratiques auprès des femmes d'origines diverses. En cela, l'insertion de la différence comme marqueur identitaire des rapports ethniques teinte une majorité des témoignages et des stratégies d'intervention. Cependant, les discours des participantes cherchent aussi à transcender ces différences entre les femmes d'ici et d'ailleurs à l'aide de notions et de principes d'intervention à la base même de la philosophie féministe : égalité, solidarité, respect, mobilisation autour d'enjeux communs. Dans cette perspective, il convient de s'intéresser aux racines structurelles des discriminations vécues par toutes les femmes et de tracer les contours d'une analyse féministe solidaire qui prend en compte l'intersection des systèmes de domination et d'oppression. Au-delà des rapports de pouvoir implicites que sous-tend une analyse en termes de différence (le Nous et les Autres), la pratique féministe tente d'échapper aux écueils de l'interculturalisme, lui-même largement critiqué en ce qu'il met en exergue la dimension culturelle au détriment des dimensions historiques et sociopolitiques des groupes minoritaires en question (Roy et coll., 2009). Les tensions et les questionnements qui traversent le mouvement des femmes en quête d'une solidarité renouvelée dans un contexte de mondialisation n'apparaissent certes pas comme de nouveaux enjeux (Descarries, 2002), toutefois, en dépit des points d'achoppement menant à des visions parfois opposées, cette recherche de solidarité a aussi contribué à mettre à jour de nouveaux cadres de référence plus inclusifs.

Enfin, rappelons que si la faible participation des femmes issues des communautés ethnoculturelles est encore trop peu abordée au sein des organismes féministes (Chouakri, 2009), la question de la diversité apparaît dorénavant comme une priorité dans le discours des militantes du mouvement des femmes et ce défi reste à l'ordre du jour chez les féministes. De fait, les enjeux relatifs aux débats sur la diversité ethnoculturelle au sein du mouvement des femmes continuent d'alimenter discours et approches féministes de tout acabit. Pourtant, qu'elles appréhendent la diversité en termes davantage sociopolitiques ou avec une lorgnette mettant en lumière les aspects culturels et identitaires, les analyses féministes misent toujours sur la solidarité entre les femmes, tant au sein d'une relation d'aide qu'à l'échelle sociétale. En fin de compte, même si cette tierce avenue prônant des mobilisations et des discours solidaires pour interpeller toutes les femmes nécessite maints consensus, débats et, parfois, compromis, elle a néanmoins l'avantage de refléter les valeurs éthiques qui animent le mouvement des femmes québécois depuis son avènement.

Bibliographie

Association pour les droits de la femme et le développement (AWID) (2004). *L'intersectionnalité: un outil pour la justice de genre et la justice économique*, n° 9, http://www.awid.org/wrec, consulté le 23 novembre 2006.

Belleau, Josée (1996). *Le féminisme «tricoté serré» en question. Perspectives de Québécoises de minorités ethnoculturelles*, Les Cahiers de recherche du GREMF, n° 74, Québec, Université Laval.

Benelli, Natalie, Christine Delphy, Jules Falquet, Christelle Hamel, Ellen Hertz et Patricia Roux (2006). «Les approches postcoloniales: apports pour un féminisme antiraciste», *Nouvelles questions féministes*, vol. 25, n° 3, p. 4-12.

Bilge, Sirma (2004). *Communalisations ethniques post-migratoires: le cas des «Turcs» de Montréal*, Presses universitaires de Paris III-Sorbonne nouvelle, coll. du Centre d'études canadiennes.

Bourdieu, Pierre et Loïc Wacquant (2000). «La nouvelle vulgate planétaire», *Le Monde diplomatique*, mai, p. 6-7.

Boyd, Dwight R. (1996). «Dominance concealed through diversity: Implications of inadequate perspectives on cultural pluralism», *Harvard Educational Review*, vol. 66, n° 3, automne, p. 609-630.

Brown, Laura S. (1994). *Subversive Dialogues: Theory in Feminist Therapy*, New York, Basic Books.

Cardinal, Linda et Lyne Bouchard (2002). «Citoyenneté, nationalisme minoritaire, féminisme et diversité», dans Francine Descarries et Elsa Galerand (dir.), Actes du colloque *Le féminisme comme lieu pour penser et vivre diversité et solidarité*, Alliance de recherche IREF/Relais-femmes, UQAM, p. 9-23.

Chouakri, Yasmina (2009). *Femmes immigrantes nouvellement arrivées et égalité entre les sexes: état de la situation dans la région de Montréal*, Table des groupes de femmes de Montréal.

Collins, Patricia Hill (1990). *Black Feminist Thought: Knowledge, Consciousness, and the Politics of Empowerment*, New York, Routledge.

Comas-Diaz, Lilian et Beverly Greene (1994). *Women of Color. Integrating Ethic and Gender Identities in Psychotherapy*, New York/Londres, Guilford Press.

Corbeil, Christine et Isabelle Marchand (2006). «Penser l'intervention féministe à l'aune de l'approche intersectionnelle: défis et enjeux», *Nouvelles pratiques sociales*, vol. 19, n° 1, p. 40-57.

Crenshaw, Kimberlé Williams (2005). « Cartographies des marges : intersectionnalité, politique de l'identité et violences contre les femmes de couleur », *Cahiers du genre*, n° 39, p. 51-82.

Davis, Angela Yvonne (1981). *Women, Race & Class*, New York, Random House.

Davis, Kathy (2008). « Intersectionality as buzzword », *Feminist Theory*, vol. 9, n° 1, p. 67-85.

Dechaufour, Laetitia (2005). « Le féminisme postcolonialiste : une introduction », document de travail, Université du Québec à Montréal.

Desai, Manisha (2005). « Le transnationalisme : nouveau visage de la politique féministe depuis Beijing », *Revue internationale des sciences sociales*, n° 184, p. 349-361.

Descarries, Francine (2002). « Le féminisme comme lieu pour penser et vivre la différence », dans Francine Descarries et Elsa Galerand (dir.), Actes du colloque *Le féminisme comme lieu pour penser et vivre diversité et solidarité*, Alliance de recherche IREF / Relais-femmes, UQAM, p. 1-5.

Descarries, Francine et Lyne Kurtzman (dir.) (2009). *Faut-il réfuter le* Nous femmes *pour être féministe au XXI*[e] *siècle ?*, Cahier de l'IREF n° 19.

Dorlin, Elsa (2008). *Black Feminism. Anthologie du féminisme africain-américain, 1975-2000*, Paris, L'Harmattan, coll. Bibliothèque du féminisme.

Enns, Carolyn (2005). « Women-of-color feminisms and feminist therapy », dans *Feminist Theories and Feminist Psychotherapies. Origins, Themes and Diversity* », 2e éd., New York, Haworth Press, p. 193- 241.

Fougeyrollas-Schwebel, Dominique, Éléonore Lépinard et Eleni Varikas (2005). « Introduction », *Cahiers du genre*, n° 39, p. 5-12.

Giraud, Isabelle (2001). « La transnationalisation des solidarités : l'exemple de la Marche mondiale des femmes », *Lien social et Politiques*, n° 45, p. 145-160.

Guillaumin, Colette (1992). *Sexe, race et pratique du pouvoir : l'idée de nature*, Paris, Côté-femmes, coll. Recherches.

Haase-Dubosc, Danielle et Maneesha Lal (2006). « De la postcolonie et des femmes : apports théoriques du postcolonialisme anglophone aux études féministes », *Nouvelles questions féministes*, vol. 25, n° 3, p. 32-55.

Hill, Marcia et Mary Ballou (1998). « Making therapy feminist : A practice survey », *Feminist Therapy as a Political Act*, New York, Harrington Park Press, p. 1-16.

hooks, bell (1981). *Ain't I a Woman : Black Women and Feminism*, Boston, South End Press.

hooks, bell (1984). *Feminist Theory from Margin to Center*, Boston, South End Press.

Institut canadien de recherches sur les femmes (ICREF) (2006). *Les cadres d'analyse féministe intersectionnelle: une vision émergente,* http://www.criaw-icref.ca/indexFrame_f.htm, consulté le 23 novembre 2006.

James, Selma (1975). *Sex, Race and Class,* http://libcom.org/library/sex-race-class-james-selma, publié chez Falling Wall Press, consulté le 16 novembre 2006.

Juteau, Danielle (2008). *Rapports de sexe, frontières ethniques et identités nationales,* http://collections.banq.qc.ca/ark:/52327/bs66317.

Kouga-Ganga, Jane (1982). «Femmes noires au Canada», *Canadian Woman Studies/Les cahiers de la femme,* vol. 4, n° 2, hiver, p. 29, http://pi.library.yorku.ca/ojs/index.php/cws/article/viewFile/13884/12937, consulté le 23 mars 2009.

Labelle, Micheline (1998). *Immigration et diversité ethnoculturelle: les politiques québécoises,* Cahiers du Programme d'étude sur le Québec, n° 13, septembre.

Lamoureux, Diane (2004). «Le féminisme et l'altermondialisation», *Recherches féministes,* vol. 17, n° 2, p. 171-194.

Legault, Gisèle et Joël Fronteau (2008). «Les mécanismes d'inclusion des immigrants et des réfugiés», dans Gisèle Legault et Lilyane Rachédi (dir.), *Intervention interculturelle,* 2e éd., Montréal, Gaëtan Morin, p. 43-66.

Maillé, Chantal (2002). «Migrations: femmes, mouvement et "refondation" du féminisme», *Recherches féministes,* vol. 15, n° 2, «Migrations», Université Laval, p. 1-8.

Masson, Sabine (2003). «Féminisme et mouvement antimondialisation», *Nouvelles questions féministes,* vol. 22, n° 3, p. 102-121.

Osmani, Farida (2002). «L'égalité pour toutes? L'engagement féministe et les droits des immigrantes au Québec», *Recherches féministes,* vol. 15, n° 2, «Migrations», Université Laval, p. 141-151.

Oxman-Martinez, Jacqueline et Julia Krane (2005). «Un décalage entre théorie et pratique? Violence conjugale et femmes issues des minorités ethniques», *Journal international de victimologie/The International Journal of Victimology,* n° 3, p. 1-14.

Oxman-Martinez, Jacqueline et Margot Loiselle-Léonard (2004). «La violence conjugale en milieux ethnoculturels vue sous l'angle de l'intersectionalité», dans M. Rinfret-Raynor et S. Thibault (dir.), *Le système pénal et la violence faite aux femmes: quand la protection est un enjeu,* Actes du séminaire tenu à Drummondville le 11 avril 2003, Centre de recherche interdisciplinaire sur la violence familiale et la violence faite aux femmes, coll. Réflexions, n° 16, p. 15-24, http://www.criviff.qc.ca/upload/publications/pub_84.pdf, consulté le 26 juillet 2010.

Pierre, Myrlande (2005). «Les facteurs d'exclusion faisant obstacle à l'intégration socioéconomique de certains groupes de femmes immigrées au Québec: un état des lieux», *Nouvelles pratiques sociales,* vol. 17, n° 2, printemps, « Racisme et discrimination : perspectives et enjeux », p. 75-94, http://www.erudit.org/revue/nps/2005/v17/n2/011227ar.html.

Poiret, Christian (2005). « Articuler les rapports de sexe, de classe et interethniques : quelques enseignements du débat nord-américain », *Revue européenne des migrations internationales*, vol. 21, p. 195-226.

Rachédi, Lilyane (2009). « Le phénomène migratoire : politiques et diversité », dans Gisèle Legault et Lilyane Rachédi (dir.), *Intervention interculturelle*, 2e éd., Montréal, Gaëtan Morin, p. 7-42.

Raja, Sheela (1998). « Culturally sensitive therapy for women of color », *Women and Therapy*, vol. 21, nº 4, p. 67-84.

Rhodes, Rita et Ann Johnson (1997). « A feminist approach to treating alcohol and drug-addicted African-American women », *Women and Therapy*, vol. 20, nº 3, p. 23-37.

Ricci, Sandrine, Mélissa Blais et Francine Descarries (2008). « Une solidarité en mouvement : figures de la militance féministe québécoise », Paris, *Amnis*, « Femmes et militance », p. 169-182, http://amnis.revues.org/563.

Roy, Ghislaine, Gisèle Legault et Lilyane Rachédi (2008). « Les modèles de pratique et les idéologies d'intervention », dans Gisèle Legault et Lilyane Rachédi (dir.), *Intervention interculturelle*, 2e éd., Montréal, Gaëtan Morin, p. 101-119.

Roy, Marie-Andrée (2002). « Diversité religieuse et solidarités féministes », dans Francine Descarries et Elsa Galerand (dir.), Actes du colloque *Le féminisme comme lieu pour penser et vivre diversité et solidarité*, Alliance de recherche IREF/Relais-femmes, UQAM, p. 107-121.

Sharma, Anita (2001). « Healing the wounds of domestic abuse. Improving the effectiveness of feminist therapeutic interventions with immigrant and racially visible women who have been abused », *Violence Against Women*, vol. 7, nº 12, p. 1405-1428.

Sokoloff, Nathalie J. et Ida Dupont (2005). « Domestic violence at the intersections of race, class, and gender », *Violence Against Women*, vol. 11, nº 1, p. 38-64.

Wieviorka, Michel (1997). « It is so difficult to be an anti-racist », dans P. Werbner et T. Moddod (dir.), *Debating Cultural Hybridity : Multi-Cultural Identities and the Politics of Anti-Racism*, Londres, Zed Books.

Williams, Carmen Braun (1999). « African American women, afrocentrism and feminism : Implications for therapy », *Women and Therapy*, vol. 22, nº 4, p. 1-16.

Worell, Judith et Dawn Johnson (2001). « Therapy with women : Feminist frameworks », dans Rhoda K. Unger (dir.), *Handbook of the Psychology of Women and Gender*, New York, John Wiley, p. 317-329.

Worell, Judith et Pam Remer (2003). *Feminist Perspectives in Therapy. Empowering Diverse Women*, 2e éd., Hoboken (New Jersey), John Wiley.

Wyche, Karen Fraser (2001). « Sociocultural issues in counseling for woman of color », dans Rhoda K. Unger (dir.), *Handbook of the Psychology of Women and Gender*, New York, John Wiley, p. 330-340.

Young, Y. Marta et Marcela Olavarria (2004). « La formation en psychologie clinique : le défi multiculturel », *Revue québécoise de psychologie*, vol. 25, n° 3, p. 103-116.

Pour une pratique féministe renouvelée : l'intersectionnalité et les femmes réfugiées et demandeures d'asile

Marie Lacroix

Introduction

La complexité des problèmes vécus par les femmes aujourd'hui, de plus en plus liés à la globalisation de l'économie, à la libre circulation des biens et services, à l'augmentation des inégalités entre pays riches et pays pauvres, exige une révision de nos savoirs, de nos analyses et de nos stratégies d'intervention. Les femmes se retrouvent au cœur de nouveaux phénomènes : on constate une féminisation accrue de la pauvreté, de la migration et des formes de violence sur le plan international, comme c'est le cas du viol de guerre. Des femmes se voient forcées de fuir leur pays, devenant des réfugiées et sont confrontées à des politiques migratoires discriminatoires, les obligeant à trouver d'autres manières d'échapper à la pauvreté. Les problématiques qui affectent particulièrement les femmes réfugiées sont globales et touchent de nombreuses femmes à la recherche d'un pays d'accueil où elles pourront vivre paisiblement.

Les féministes sont d'autant plus concernées par les réalités spécifiques de ces femmes déplacées, notamment parce qu'elles remettent en question leurs représentations du monde, leurs acquis des trente dernières années, leurs cadres conceptuels et leurs pratiques d'intervention. Par exemple, les femmes qui proviennent de sociétés plus traditionnelles font partie d'un système familial et communautaire qui défini le rôle de chacun des membres de la famille.

Ainsi, elles conçoivent leur rôle de mère et d'épouse comme étant central à leur vie et toutes leurs activités convergent sur les besoins de leur famille. Ceci peut confronter les intervenantes qui ont vécu une révolution féministe et qui définissent souvent la femme comme une personne indépendante de son milieu familial. D'autre part, la religion occupe toujours une place prépondérante dans plusieurs sociétés et les femmes vivent leur religion en s'impliquant dans leurs églises et en étant au service de leur communauté. La religion peut devenir une source de soutien émotif, de stabilité et donner un sens de continuité dans un contexte difficile (McMichael, 2002). Pour des intervenantes d'une société laïque ceci peut être difficile à comprendre. C'est ainsi que nous arguons en faveur d'un élargissement de l'analyse féministe pour y intégrer la vision et les expériences des femmes venues d'ailleurs.

Cet article traitera de deux problématiques subséquentes à la migration internationale et à la pauvreté ainsi qu'aux guerres et aux conflits ethniques. Nous contextualiserons en premier lieu certains problèmes rencontrés par les femmes à travers le monde, notamment celui de la persécution basée sur le genre (le viol de guerre, entre autres) pour ensuite présenter la situation des femmes réfugiées et demandeures d'asile. Nous traiterons, en deuxième lieu, de la pertinence d'une analyse intersectionnelle pour appréhender la complexité des problématiques vécues par ces femmes et nous opérationnaliserons notre analyse en regard d'une intervention féministe pour, finalement, soulever des questions reliées à cette pratique.

Guerres et conflits ethniques : les impacts sur les femmes

La persécution basée sur le genre

Le viol de guerre, la torture ou les pratiques telles que l'excision ont motivé les chercheures féministes à développer une analyse qui tient compte du contexte sociopolitique dans lequel les femmes évoluent. La guerre en ex-Yougoslavie et le génocide au Rwanda ont porté à l'attention internationale l'utilisation idéologique et politique du viol comme arme de guerre. Cette situation a été documentée par les ONG telles qu'Amnistie internationale et Médecins pour les droits humains. Tous les écrits s'entendent sur la difficulté d'évaluer la magnitude du problème de la violence sexuelle perpétrée contre les femmes en raison du mur de silence dans lequel les enferment les tabous d'ordre culturel et la stigmatisation sociale (Nduwimana, 1999). Les rapports internationaux citent au premier rang les blessures physiques en tant que conséquences de la violence sexuelle. S'y ajoutent les maladies transmises sexuellement et le VIH/SIDA. Par exemple, 80 % des Rwandaises violées pendant le génocide ont été diagnostiquées séropositives ou atteintes du sida (Droits et Démocratie, 2004). Au Sierra Leone, Médecins pour les droits humains (Neill, 2000) dénonce le manque d'infrastructures pour aider les femmes souffrant de traumatismes sévères et liés au viol. Il est donc possible que ces femmes arrivent au Canada avec de graves problèmes de santé. D'après Duchesneau, « les immigrants illégaux et les réfugiés atteints du VIH/SIDA ont des problèmes complexes qui exigent une compréhension de base des droits humains, de l'immigration, de la politique internationale, des traumatismes des réfugiés et de leur résilience et de la maladie du VIH » (2004 : 48).

Les femmes réfugiées et demandeures d'asile

Aujourd'hui, 80 % des 27 millions de personnes réfugiées dans le monde sont des femmes et des enfants. Ce n'est que depuis les années 1990 que les études sur les populations déplacées considèrent le sexe comme un facteur différentiel dans l'expérience des populations réfugiées. Des recherches récentes révèlent que, quoique les hommes et les femmes réfugiés partagent un certain nombre d'expériences, celles des femmes diffèrent sur plusieurs points : les raisons qui motivent leur demande d'asile, leurs rôles familiaux et sexuels, le poids des attentes envers elles et leur statut social (Moussa, 1993 ; Young, 1996 ; Bassolé et coll., 2004 ; Lacroix, 2006).

Selon Gerritsen et coll. (2006) et Simich et coll. (2006), les femmes sont plus sujettes à vivre des problèmes de santé mentale chroniques, de stress post-traumatique, de dépression et d'anxiété. Par exemple, les résultats obtenus par Lipson et Omidian (1992, 1997) et Gernaat et coll. (2002) indiquent que les femmes afghanes développent deux fois plus que les hommes des symptômes de dépression, d'anxiété chronique, d'idéation suicidaire et de faible estime personnelle, difficultés qui influencent toutes les dimensions de leur vie. Ces maux se traduisent généralement à travers des symptômes d'insomnie, d'irritabilité, de manque de concentration, de perte de mémoire, de méfiance envers autrui, de détachement et de perte d'intérêt pour des activités significatives.

Également, une étude canadienne sur des réfugiées afghanes (Ross-Sheriff, 2006) souligne que leurs difficultés à surmonter les traumatismes subis pendant les guerres ou lors de leur séjour en camp de réfugiés seront d'autant plus grandes si elles se retrouvent face à un système de santé qui ignore les dimensions suivantes : leur histoire et expériences prémigratoires de guerre, leurs valeurs et normes culturelles, leur difficulté à maîtriser la langue du pays d'accueil, leur définition de la maladie et de la guérison ainsi que leur peur d'être stigmatisées par les membres de leur communauté. En outre, certaines auteures précisent que ces femmes afghanes, dans un souci de protéger leur famille, sont préoccupées par leurs conditions de survie et de réétablissement (Rousseau et coll., 2004).

Force et capacité de résilience

Malgré les obstacles, les femmes réfugiées, confrontées à leur nouvelle situation de vie, démontrent une force et une capacité de résilience remarquables : aptitude à prendre d'importantes décisions individuelles et familiales, rôle d'influence sur les plans religieux et communautaire, habiletés à s'informer auprès de multiples personnes ressources, recours à des subterfuges pour cacher les membres masculins de leur famille (fils, frères et mari) afin de les protéger des invasions perpétrées par des armées (Ross-Sheriff, 2006). Elles apparaissent ainsi comme des personnes ayant une grande endurance, disposant, entre autres, de capacités physiques notables (par exemple, elles ont dû, dans leur fuite, marcher sur de longues distances avec leurs enfants dans les bras). De plus, nombre d'entre elles subviennent aux besoins de leur famille en acceptant d'occuper les emplois dévalorisants que leur propose leur pays de premier asile (Ross-Sheriff, 2006 : 206 et 217). Ces informations sont d'autant plus pertinentes que, tel que le démontrent nos recherches menées auprès de réfugiées au Québec (Lacroix et Sabbah : 2007), ces femmes aux qualités parfois prodigieuses ne consultent pas souvent les services de santé et services sociaux qui auraient, semble-t-il, tendance à les percevoir uniquement comme des victimes.

Nos recherches mettent également en relief la capacité de résilience des femmes réfugiées à travers les stratégies d'intégration qu'elles déploient, que ce soit au travail, dans l'éducation de leurs enfants et dans leurs réseaux sociaux. Cette capacité s'exprime aussi à travers leur implication exceptionnelle dans leur communauté et dans l'organisation de réseaux sociaux. Leur participation active semble jouer un rôle prépondérant dans leur intégration et prend plusieurs significations et modalités, dont :

- L'expression et la valorisation de leur sentiment d'appartenance identitaire (ethnique, religieuse, culturelle et de genre) ;
- La lutte contre les inégalités liées à ces appartenances identitaires ;
- Le développement de ressources afin de répondre aux besoins de la communauté en exil et qui favorisent non seulement l'intégration des membres de la communauté dans la société d'accueil, mais leur permettent également d'établir une continuité avec leur vie prémigratoire.

Le processus d'intégration : des difficultés supplémentaires à prendre en considération dans l'intervention

Les difficultés liées à la trajectoire migratoire ne prennent pas nécessairement fin à l'arrivée dans la société d'accueil. Les femmes réfugiées doivent au contraire déployer bon nombre de stratégies pour s'y intégrer. Des études (Verbunt, 2004 ; Lacroix, 2006) ont montré que l'intégration à une société d'accueil s'effectue à travers divers processus, et ce, dans plusieurs sphères (sociale, économique, politique, culturelle, géographique, etc.). Chaque milieu comporte en effet ses propres processus, modes et modalités d'intégration. Ainsi, une personne peut être intégrée dans une sphère d'activités particulière (comme le marché du travail) sans pour autant l'être dans d'autres sphères. Autrement dit, tous les champs d'intégration peuvent ne pas être investis au même moment. En l'occurrence, nos recherches montrent (Lacroix, 2006, 2009) que les champs d'intégration prioritaires pour les femmes réfugiées sont ceux de l'emploi, du logement, du réseau social et communautaire.

Au moment de leur réétablissement dans un nouveau pays, les femmes sont susceptibles de rencontrer des obstacles qui freineront leur processus d'intégration ; dès lors, elles déploient des stratégies souvent différentes de celles utilisées par les hommes. Ainsi, elles se mettent au travail dès leur arrivée, parfois dans des conditions difficiles ; elles se créent des réseaux sociaux à partir de leur travail ou de leur milieu de vie ; elles s'impliquent dans leur communauté en organisant des événements culturels et en participant aux activités mises sur pied par leurs églises. Parmi les facteurs qui peuvent faciliter leur installation et leur acculturation figurent la qualité, le nombre et la fréquence des contacts familiaux et communautaires. En dépit de leurs efforts, plusieurs femmes souffrent d'isolement et de difficultés économiques. Elles vivent dans la marginalité, inquiètes du long délai des procédures pour leur demande d'asile ; elles demeurent préoccupées par le sort de leur famille qu'elles ont dû laisser dans leur pays d'origine dans des conditions précaires ou déplacée dans des camps de réfugiés. De plus, certains auteurs arguent que ces femmes sont plus vulnérables que les hommes réfugiés en raison des obstacles reliés à la langue, à la culture, au racisme, à la discrimination institutionnelle et structurelle : elles n'ont pas accès aux prestations familiales ni à la garderie en raison de leur statut précaire ; si elles ont plusieurs enfants, elles ne trouvent pas de logement adéquat et sont souvent victimes de discrimination basée sur leur appartenance ethnique. Mettre l'accent sur leur vulnérabilité risque cependant de pointer du doigt les femmes elles-mêmes, plutôt que la discrimination et les agressions dont elles font l'objet en tant que femmes (Mohamed, 1999).

Nous estimons donc que les catégories de sexe constituent un élément central dans la structuration de l'expérience des personnes réfugiées. Toutefois, comme le souligne Jacobson (1999), une analyse basée sur le genre doit éviter de prioriser celui-ci parmi d'autres éléments des rapports sociaux, notamment la classe sociale, l'appartenance culturelle et ethnique. Toute analyse du vécu des femmes doit, par conséquent, tenir compte de l'ensemble des facteurs susceptibles d'influencer leur situation. Pour prendre en considération ces composantes nous présenterons, dans la section suivante, les fondements théoriques qui caractérisent une telle perspective dite *féministe* et *intersectionnelle*.

L'intersectionnalité et les femmes réfugiées

L'analyse intersectionnelle (Sokoloff et Dupont, 2005 ; ICREF, 2006 ; Corbeil et Marchand, 2007) constitue une nouvelle façon d'appréhender la situation des femmes dans notre société, notamment celle des femmes réfugiées. Plus précisément, elle permet de mieux saisir les conséquences de la trajectoire migratoire, du processus de réétablissement, d'intégration et, à long terme, du processus d'incorporation et d'acquisition de tous les droits de citoyenneté. Ce cadre d'analyse prend en compte les multiples intersections entre le genre, l'appartenance ethnique, la langue, la classe et le statut social (Oxman-Martinez et Lapierre Vincent, 2002; Oxman-Martinez et coll. 2005), ainsi que d'autres variables reliées aux droits humains internationaux concernant les femmes réfugiées et leur accès au système juridique déterminant leur statut de réfugié. Adopter une perspective intersectionnelle pour évaluer les situations de vie des femmes signifie que l'on examine l'intersection à la fois des facteurs *macro*, tels que la division internationale de la main-d'œuvre et la migration, des facteurs *meso*, tels que les conditions économiques nationales, les défis démographiques, les facteurs socioculturels et les réactions des États à la migration féminine, et des facteurs *micro*, lesquels incluent les valeurs familiales, les facteurs socio-économiques et culturels qui influencent les décisions individuelles et familiales. Par exemple, dans le cas d'une femme congolaise immigrant au Québec avec un statut de demandeure d'asile, il importe de prendre en compte le fait qu'elle a quitté un pays en guerre où le viol des femmes est une pratique répandue et qu'elle a pu en être victime. Elle souffre alors peut-être d'un syndrome de stress post-traumatique. Plus largement, en raison des discriminations liées au racisme et du statut précaire qu'occasionne sa demande d'asile, elle peut éprouver de la difficulté à faire reconnaître ses diplômes et, par conséquent, être contrainte d'accepter un emploi sous-évalué en regard de ses compétences. De plus, elle s'inquiète pour la sécurité de ses proches restés au pays et vit difficilement le fait de ne pouvoir les parrainer tant que son statut n'est pas régularisé. Cette situation illustre la complexité et l'enchevêtrement des problématiques vécues par les femmes réfugiées et nous invite à nous pencher sur les différentes dimensions – internationale (conflits armés), nationale (politiques d'immigration) et personnelle (rôle de mère et d'épouse) – qui affectent leurs capacités d'adaptation ou de résilience, puisque c'est la rencontre de tous ces éléments qui façonne leur expérience.

L'analyse intersectionnelle permet aussi de considérer la violence sexuelle comme une problématique liée au genre ayant de multiples répercussions sur la vie des femmes réfugiées. Pour Baines (2003: 480), une analyse de l'intersection des sphères publique et privée permet d'appréhender le génocide, par exemple, en tant que stratégie dont le but serait de relier le corps individuel au corps politique. Par ailleurs, la question de la violence sexuelle en période de guerre et de conflits ethniques est de plus en plus analysée en termes de violation des droits humains et de citoyenneté ; en effet, la violence sexuelle perpétrée contre les femmes et contre les hommes tend à être considérée non plus comme une affaire « privée », mais comme un élément inséparable de la question des droits humains (Jacobson, 1999).

En somme, selon Bloch et coll. (2000), il faut déconstruire la catégorie « femmes réfugiées » et tenir compte de leur diversité pour vraiment cerner leurs problèmes de réétablissement et proposer des solutions appropriées à leur situation. Ainsi, nous devons prêter attention au fait que ces femmes transportent avec elles des expériences migratoires distinctes, de même que des caractéristiques et des attentes qui auront un impact sur leur processus d'intégration. Cela dit, les normes culturelles et les politiques des pays d'accueil influencent également le réétablissement et peuvent en soi faire en sorte que les femmes réfugiées sont incapables d'obtenir l'aide appropriée à leurs attentes lorsqu'elles en font la demande. Au-delà du bien-fondé théorique de l'approche intersectionnelle, un défi tangible subsiste : sa traduction ou son opérationnalisation dans un contexte de pratiques. Pour amorcer la réflexion, nous indiquerons quelques pistes d'intervention dans la prochaine section.

L'intervention auprès des femmes réfugiées

L'arrivée de demandeurs d'asile en provenance de pays en guerre a contribué, entre autres, à modifier le visage de la clientèle bénéficiaire des services sociaux. Il s'avère donc essentiel que les milieux de l'intervention tiennent compte des dimensions énumérées précédemment. Car les femmes réfugiées souffrent non seulement des séquelles des formes plus traditionnelles de violence contre les femmes (violence conjugale, inceste, etc.), mais aussi de celles dues à d'autres manifestations de violence telles que celle perpétrée en contexte de guerre civile ou de génocide, la violence structurelle incarnée dans les politiques d'immigration (Rojas-Viger, 2006, 2008), la discrimination systémique et le racisme vécus sur le marché du travail et dans l'accès au logement, pour n'en nommer que quelques-unes.

Dans la pratique, cela se traduit par une planification de l'intervention qui commence par une compréhension globale de la situation vécue par les femmes. Il est par la suite utile d'identifier chacune des composantes jouant un rôle essentiel dans leur trajectoire pour tenter d'en cerner l'impact sur leurs conditions de vie et leur processus d'acculturation dans le pays d'accueil. L'intervention auprès des femmes réfugiées nécessite une attention particulière en matière de soutien dans la défense de leurs droits ; par exemple, on peut les aider à revendiquer leur droit à un logement adéquat et participer activement à des tables de concertation et à des réseaux de logements sociaux tout en ouvrant un espace de dialogue (Rachédi et Vatz-Laaroussi, 2004) qui permette aux femmes de se raconter. L'intervention doit ainsi privilégier une perspective de justice sociale, de défense des droits de toutes les femmes et de changement social.

Toutefois, la recherche de Oxman-Martinez et Krane (2005) tend à démontrer que l'analyse intersectionnelle est non seulement peu intégrée à l'intervention sociale au Québec mais que, de plus, le personnel du milieu de la santé et des services sociaux a tendance à ne pas distinguer les expériences des femmes qui sont arrivées en tant qu'immigrantes et réfugiées de celles des femmes nées ici. En conséquence, nous suggérons d'introduire l'analyse intersectionnelle à l'intervention en s'intéressant d'abord à la trajectoire migratoire des femmes, c'est-à-dire à leur passé prémigratoire, à leur expérience migratoire et postmigratoire. Poser les questions suivantes peut s'avérer utile pour avoir accès à des informations de première importance : de quel milieu socio-économique sont-elles issues ? Quel est leur niveau d'éducation ? Quels étaient leurs rôles et leur statut familial, social et communautaire ? En ce qui concerne leur vécu migratoire, on se penchera sur les circonstances de leur fuite : ont-elles séjourné dans un camp de réfugiés et dans quelles conditions ? Étaient-elles seules ou accompagnées de leur famille ? Pendant combien de temps ont-elles voyagé ? En regard de la demande d'aide, on s'informera de l'accueil qu'elles ont reçu à leur arrivée : quels services leur ont été offerts et de quels services ont-elles besoin présentement ? Quelles sont leurs principales préoccupations ? Depuis combien de temps sont-elles arrivées ? Sont-elles en attente du statut de réfugiées ou de résidentes permanentes ? Toutes ces questions aideront à comprendre le vécu de ces femmes avant, pendant et après leur migration et à préciser leurs besoins actuels. Par exemple, si elles viennent d'immigrer au pays, elles auront sans doute besoin d'orientation et d'informations diverses (système scolaire, accès au logement, au système des soins de santé, au marché du travail, etc.). Il devient alors important de connaître les services destinés aux femmes réfugiées, dont plusieurs relèvent d'organismes communautaires. Enfin, cet échange visant à mieux connaître les femmes aidées permettra d'ouvrir un espace de dialogue, ce qui facilitera l'établissement d'une relation de confiance.

Le viol de guerre : une problématique nécessitant une expertise certaine

Le contexte d'intervention auprès de femmes réfugiées victimes de viol individuel et collectif peut surprendre certaines personnes œuvrant dans le système de la santé et des services sociaux, particulièrement si elles n'ont pas acquis d'expertise dans ce domaine (Bassolé et coll., 2004). Ces femmes réfugiées, contrairement aux femmes victimes de violence conjugale, ont vécu le viol ou celui d'une de leurs compatriotes comme l'expression d'un acte sociopolitique militaire. Quoiqu'elles ne soient pas toujours en mesure d'expliquer les motivations de leurs agresseurs en raison d'obstacles linguistiques et culturels, elles n'en connaissent pas moins la teneur. Pour mieux saisir le vécu de ces femmes et fournir des services culturellement appropriés, il peut s'avérer judicieux de consulter les recherches menées dans les camps de réfugiés afin de revoir notre compréhension du viol – particulièrement en contextes de guerre et de violence organisée – et nos modèles d'intervention occidentaux (Atlani et Rousseau, 2000 ; Lacroix et Sabbah, 2007). Autrement dit, il s'agit de prendre conscience et de mieux comprendre les facteurs culturels « qui facilitent ou qui posent obstacle à la résolution des expériences de viol » (Neill, 2000, notre traduction).

Les services offerts aux femmes réfugiées, au lieu d'être basés sur une vision étroite du traumatisme qui appelle à une intervention centrée sur l'individu, devraient s'orienter vers des stratégies structurées et organisées de manière contextuelle. Pour ce faire, l'intervention devrait inclure une évaluation des besoins médicaux et psychosociaux et être fondée sur une approche féministe clinique et communautaire qui tient compte des besoins socio-économiques de ces femmes (Farwell, 2004). En résumé, nous réitérons l'importance de certaines stratégies suggérées par diverses auteures féministes, pour en arriver à mettre en œuvre des modèles d'intervention culturellement appropriés pour les femmes réfugiées et leur famille. Pour ce faire, il importe de :

- Saisir les configurations historiques des relations de genre ainsi que leur ancrage dans le pays où se pratique la violence basée sur les catégories de sexe ;
- Voir comment les expériences vécues dans les camps de réfugiés sont transposées dans le processus de réétablissement ;
- Développer une capacité à travailler avec les multiples situations de viol vécues par les femmes réfugiées dans les camps ou les prisons ;
- Comprendre comment le contexte culturel d'une femme lui permet ou l'empêche de surmonter son expérience du viol (Neill, 2000 ; Weaver, 2005) ;
- Offrir aux femmes sexuellement abusées les soins d'un personnel féminin ;
- Avoir une attitude de respect à l'égard des femmes et accorder de la crédibilité à leur histoire ;
- Compléter le traitement médical par des services d'aide psychosociaux ;
- Recourir à l'autoguérison, si possible avec l'assistance d'une thérapie sensible et appropriée (Farwell, 2004 : 399).

Finalement, il est important ici de noter que l'intervention individuelle peut ne pas toujours être appropriée dans le contexte des femmes réfugiées et immigrantes qui, pour se reconstruire une identité individuelle, familiale et sociale, dépendent largement de l'appui de réseaux de femmes de même origine ethnique. Le travail d'intervention dans ce cas-là consiste davantage à pénétrer les communautés pour se familiariser avec les référents culturels, les manières de vivre, les besoins et le type d'intervention dont ces femmes peuvent bénéficier.

Conclusion

De nombreuses situations d'oppression et de violence touchant les femmes à travers le monde sont reliées à l'augmentation des inégalités sociales entre le Nord et le Sud ainsi qu'aux guerres et aux conflits ethniques, et sont à la base de la féminisation de l'immigration et de la pauvreté. Dans ce nouveau contexte, une intervention féministe renouvelée dépendra, dans une large mesure, de sa capacité à intégrer une analyse intersectionnelle, c'est-à-dire à adopter des manières différentes de définir l'espace actuel des femmes réfugiées en commençant là où elles se trouvent, avec tous les défis culturels et politiques que cela comporte et, enfin, en tenant compte du fait qu'elles se définissent, pour la plupart, d'abord à travers leur rôle familial et communautaire. Plus largement, ce qui émerge des recherches et des analyses féministes actuelles est, entre autres, que la situation complexe des femmes dans un monde globalisé doit être appréhendée dans toutes ses dimensions, à savoir la dimension internationale (guerres et conflits ethniques, politiques d'immigration restrictives face aux réfugiés et aux demandeurs d'asile), la dimension nationale (politiques d'immigration, services sociaux et de santé) et la dimension familiale et individuelle qui permet d'entrevoir leur capacité à se reconstruire une identité personnelle, familiale et communautaire dans la société d'accueil.

Les femmes immigrantes et réfugiées arrivant au Québec se retrouvent dans une situation de grande vulnérabilité en raison de leur appartenance à des groupes minoritaires. Leurs besoins ne se limitent pas à des interventions visant à résoudre des problèmes ponctuels, mais sont également reliés à des problématiques systémiques plus larges de marginalisation et d'exclusion. Une intervention féministe intersectionnelle devrait donc viser la défense des droits des femmes à l'égalité des chances et à l'accès aux droits de citoyenneté dans une perspective de justice sociale.

Bibliographie

Atlani, Laëtitia et Cécile Rousseau (2000). « The politics of culture in humanitarian aid to women refugees who have experienced sexual violence », *Transcultural Psychiatry*, vol. 37, nº 3, p. 435-449.

Baines, Erin K. (2003). « Body politics and the Rwandan crisis », *Third World Quarterly*, vol. 24, nº 3, p. 479-493.

Bassolé, Angèle, Hoory Hamboyan, Michèle Kérisit, Nathalie Plante et Marta Young (2004). « L'impact du conflit armé sur l'intégration des femmes immigrantes et des réfugiées francophones », rapport du Mouvement ontarien des femmes immigrantes et francophones (MOFIF), http://www.mofif.ca/accompli.htm.

Bloch, Alice, Treasa Galvin et Barbara Harrell-Bond (2000). « Refugee women in Europe: Some aspects of the legal and policy dimensions », *International Migration*, vol. 38, nº 2, p. 169-190.

Corbeil, Christine et Isabelle Marchand (2007). *L'intervention féministe intersectionnelle : un nouveau cadre d'analyse et d'intervention pour répondre aux besoins pluriels des femmes marginalisées et violentées*, Centre de documentation sur l'éducation des adultes et la condition féminine, http://catalogue.cdeacf.ca/Record.htm?idlist=1&record=19214210124910324929.

Droits et Démocratie (2004). *Le droit de survivre : femmes, violence sexuelle et VIH/SIDA*, Montréal.

Duchesneau, Claire (2004). « Lessons learned in working with HIV/AIDS African refugees and illegal immigrants in an out-patient setting », *Intervention*, n° 120, p. 47-53.

Farwell, Nancy (2004). « War rape : New conceptualizations and responses », *Affilia*, vol. 19, n° 4, p. 389-403.

Gernaat, H.B., A.D. Malwand, C.J. Laban, I. Komproe et J.T. De Jong (2002). « Many psychiatric disorders in Afghan refugees with residential status in drenthe, especially depressive disorder and post-traumatic stress disorder », *PubMed*, http://www.ncbi.nlm.nih.gov/pubmed/12092304.

Gerritsen, Annette A.M., Inge Bramsen, Walter Devillé, Loes H. M. Van Willigen, Johannes E. Hovens et Henk M. van Der Ploeg (2006). « Physical and mental health of Afghan, Iranian and Somali asylum seekers and refugees living in the Netherlands », *Social Psychiatry Psychiatric Epidemiology*, vol. 41, n° 1, p. 18-26.

Institut canadien de recherche sur les femmes (ICREF) (2006). *Les cadres d'analyse féministe intersectionnelle : une vision émergente*, http://www.criaw-icref.ca/indexFrame_f.htm.

Jacobson, Ruth (1999). « Complication "complexity" : Integrating gender into the analysis of the Mozambican conflict », *Third World Quarterly – Journal of Emerging Areas*, vol. 20, n° 1, p. 175-187.

Lacroix, Marie (2006). « Social trajectories of women refugees in Quebec : A framework for understanding the process of incorporation », conférence présentée à la 101e Rencontre annuelle de l'Association américaine de sociologie, Montréal, 11-14 août.

Lacroix, Marie (2009). *Les femmes réfugiées au Québec : trajectoires sociales vers l'incorporation*, FQRSC (2008 -NP-108749), mars, rapport final.

Lacroix, Marie et Charlotte Sabbah (2007). « La violence sexuelle contre les femmes dans les pays en guerre et vivant des conflits ethniques : défis pour la pratique », *Reflets : Revue d'intervention sociale et communautaire*, vol. 13, n° 1, p. 18-40.

Lipson, Julienne G. et Patricia A. Omidian (1992). « Health issues of Afghan refugees in California », *The Western Journal of Medicine*, vol. 157, n° 3, p. 271-275.

Lipson, Julienne G. et Patricia A. Omidian (1997). « Afghan refugee issues in the U.S. social environment », *Western Journal of Nursing Research*, vol. 19, nº 1, p. 110-126.

McMichael, Celia (2002). « "Everywhere is Allah's place" : Islam and the everyday life of Somali women in Melbourne, Australia », *Journal of Refugee Studies*, vol. 15, nº 2, p. 171-188.

Mohamed, Hamdi S. (1999). « Resistance strategies : Somali women's struggles to reconstruct their lives in Canada », *Canadian Woman Studies*, vol. 19, nº 3, p. 52-57.

Moussa, Helene (1993). *Storm and Sanctuary. The Journey of Ethiopian and Eritrean Women Refugees*, Dundas (Ontario), Artemis.

Nduwimana, Françoise (1999). « Le viol de guerre : la riposte des femmes », *Relations*, nº 655, p. 269-272.

Neill, Kevin Gerard (2000). « Duty, honor, rape : Sexual assault against women during war », *Journal of International Women's Studies*, vol. 2, nº 1, p. 11, http://www.bridgew.edu/SoAS/JIWS/nov00/duty.htm.

Okazawa-Rey, Margot (2002). « Warring on women : Understanding complex inequalities of gender, race, class, and nation », *Affilia*, vol. 17, nº 3, p. 371-383.

Oxman-Martinez, Jacqueline, Jill Hanley, Lucyna Lach, Nazilla Khanlou, Swarna Weerasinghe et Vijay Agnew (2005). « Intersection of Canadian policy parameters affecting women with precarious immigration status : A baseline for understanding barriers to health », *Journal of Immigrant Health*, vol. 7, nº 4, p. 247-258.

Oxman-Martinez, Jacqueline et Julia Krane (2005). « Un décalage entre théorie et pratique ? Violence conjugale et femmes issues des minorités ethniques », *Journal International de victimologie*, vol. 3, JIDV.com.

Oxman-Martinez, Jacqueline et Nicole Lapierre Vincent (dir.) (2002). « Precarious immigration status, dependency and women's vulnerability to violence : Impacts on their health », Montréal, Centre for Applied Family Studies and Immigration and Metropolis, http://im.metropolis.net/generalinfo/info_content/actes.anglais.pdf.

Rachédi, Lilyane et Michèle Vatz-Laaroussi (2004). « Favoriser la résilience des familles immigrantes par l'*empowerment* et l'accompagnement », *Intervention*, nº 120, p. 6-15.

Rojas-Viger, Celia (2006). « Femmes professionnelles latino-américaines à Montréal : conditions d'insertion dans le milieu universitaire et au marché du travail », *Les Cahiers du Gres*, vol. 6, nº 1, p. 25-43.

Rojas-Viger, Celia (2008). « L'impact des violences structurelle et conjugale en contexte migratoire : perceptions d'intervenants pour le contrer », *Nouvelles pratiques sociales*, vol. 20, nº 2, p. 124-141.

Ross-Sheriff, Fariyal (2006). « Afghan women in exile and repatriation : Passive victims or social actors ? », *Affilia*, vol. 21, nº 2, p. 206-219.

Rousseau, Cécile, Marie-Claire Rufagari, Déogratias Baligishya et Toby Measham (2004). «Remaking family life: Strategies for making continuity among refugees Congolese during the family reunification procès», *Social Science and Medecine*, vol. 59, n° 5, p. 1095-1108.

Simich, Laura, Hamilton Haley et Baya Khamisa (2006). «Mental distress, economic hardship and expectations of life in Canada among Sudanese newcomers», *Transcultural Psychiatry*, vol. 4, n° 3, p. 418-444.

Sokoloff, Nathalie J. et Ida Dupont (2005). «Domestic violence at the intersections of race, class, and gender», *Violence Against Women*, vol. 11, n° 1, p.38-64.

Verbunt, Gilles (2004). *La question interculturelle dans le travail social: repères et perspectives*, Paris, La Découverte.

Weaver, Hilary N. (2005). «Reexamining what we think we know: A lesson learned from Tamil refugees», *Affilia*, vol. 20, n° 2, p. 238-245.

Young, Marta (1996). «Acculturation, identité et bien-être: l'ajustement de réfugiées somaliennes», *Santé mentale au Québec*, vol. XXI, p. 271-290.

D'une perspective d'éducation communautaire à une approche d'intervention spécialisée : l'évolution du Bouclier d'Athéna Services familiaux

Maud Pontel

Au début des années 1990, de nombreux programmes incluant une vaste campagne d'information sur la violence familiale ont été mis en place dans le cadre de l'Initiative de lutte contre la violence familiale[1]. Cette initiative, lancée par le gouvernement fédéral, avait pour objectifs de réduire l'incidence de violence familiale au pays et d'informer le grand public sur les facteurs de risque. Conçue pour favoriser le développement de projets visant l'amélioration et la diffusion des connaissances en matière de violence familiale, cette initiative a permis à plusieurs groupes de femmes d'élaborer des programmes de sensibilisation destinés à des communautés vulnérables et de concevoir des services spécialisés pour venir en aide aux victimes. Dès ce moment, des femmes d'origine grecque, au courant d'un certain nombre de situations de violence conjugale dans leur entourage, se sont interrogées sur l'accessibilité de ces programmes et de ces campagnes d'information pour les membres de leur communauté. Conscientes des barrières culturelles et linguistiques auxquelles devaient faire face bon nombre de femmes de leur communauté, elles ont cherché les moyens nécessaires pour contrer ces difficultés.

Une enquête sur la fréquentation des services d'aide par les femmes grecques victimes de violence conjugale ayant démontré que celles-ci ne représentaient qu'un faible pourcentage de la clientèle, il leur apparut évident que l'information diffusée au sein de leur

1. http://www.phac-aspc.gc.ca/ncfv-cnivf/initiative-fra.php.

communauté devait être adaptée sur le plan culturel et linguistique[2]. C'est dans ce contexte que le Bouclier d'Athéna Services familiaux (BASF) vit le jour en 1991. Composée principalement de bénévoles, l'équipe du Bouclier d'Athéna se fixe alors comme objectifs de sensibiliser la communauté grecque à la problématique de la violence conjugale et familiale, dans sa langue maternelle, et de favoriser un meilleur accès aux services d'aide pour les victimes. Depuis ce temps, le Bouclier d'Athéna a développé toute une gamme de services spécialisés pour répondre aux besoins des femmes victimes de violence conjugale et à ceux des enfants qui y sont exposés. Bien qu'à l'origine l'organisme travaillait principalement avec les membres de la communauté grecque, son approche et ses services s'adressent à présent aux femmes et aux membres de diverses communautés ethnoculturelles.

Au fil du présent article, nous verrons comment et pourquoi la stratégie communautaire de même que l'approche interculturelle et féministe préconisée par le Bouclier d'Athéna ont été et demeurent incontournables lorsqu'il est question de travailler avec des victimes de violence conjugale issues de la diversité. Pour mieux saisir le rôle joué par cet organisme et son impact auprès de diverses communautés ethnoculturelles, nous rappellerons le contexte d'émergence, les objectifs visés et les stratégies qui ont été déployées pour mettre en œuvre une campagne de sensibilisation à la violence conjugale et familiale dans des milieux qui, à l'origine, s'avéraient tout à fait réfractaires à entendre parler d'une telle problématique. Enfin, nous passerons en revue quelques-unes des stratégies qui caractérisent une approche féministe et interculturelle destinée à rejoindre des femmes immigrantes, encore trop souvent marginalisées et isolées du fait de la violence subie, de leur méconnaissance de la langue et de la culture du pays d'accueil. Nous terminerons en évoquant quelques pistes pour l'établissement d'un modèle d'intervention qui met l'accent sur la dénonciation de la violence conjugale, sur le respect des besoins et aspirations des femmes et sur une prise de conscience des préjugés et conceptions stéréotypées portés par les intervenants et intervenantes.

2. À l'époque, la directrice du Bouclier d'Athéna avait contacté une dizaine de maisons d'hébergement de la région de Montréal pour savoir si elles avaient reçu des femmes de la communauté grecque. Sur l'ensemble des maisons rejointes, il s'est avéré qu'une seule femme grecque (chypriote) avait été hébergée au cours de l'année.

Un programme de sensibilisation adapté à la communauté hellénique

C'est donc à partir de 1991 que le Bouclier d'Athéna s'investit dans la conception d'un programme de sensibilisation à la violence familiale et conjugale destiné à la communauté grecque et offert dans les organismes de la communauté hellénique ainsi que dans les églises orthodoxes. Cette approche s'est avérée novatrice à bien des égards: d'une part, par l'utilisation de la langue maternelle pour transmettre de l'information et, d'autre part, par l'utilisation des lieux de culte comme espaces de rassemblement. Ainsi, la spécificité de la communauté grecque, en termes culturels et religieux, devient centrale dans cette approche.

À cet égard, le Bouclier d'Athéna a dû prendre en considération le fait qu'une partie importante de la communauté grecque montréalaise vit refermée sur elle-même et constitue en quelque sorte un ghetto ethnique à l'intérieur duquel se concentre toute une génération de femmes qui ne sont pas passées au travers des programmes d'intégration à la société d'accueil. Essentiellement, il fallait admettre que les résultats des différentes tentatives d'intégration à la société québécoise sont fort modestes, puisque plusieurs d'entre elles, particulièrement les femmes d'un certain âge, ne parlent ni le français ni l'anglais, ce qui bien évidemment ne favorise pas leur utilisation des services publics. Comment peuvent-elles alors être mises au courant des mesures et des services d'aide aux victimes de violence conjugale? Conséquence de cet isolement, ou le renforçant, on observait aussi le maintien des valeurs traditionnelles au sein de la famille; dans ce cadre de famille patriarcale, il n'est pas rare que les questions relatives aux droits des femmes et, plus spécifiquement, à la violence familiale soient reléguées aux oubliettes. Le proverbe provenant du grec ancien «*Eniko mi endimo*» (ce qui se passe à la maison reste à la maison) illustre bien la situation qui prévalait à l'époque au sein de la communauté grecque montréalaise: la violence conjugale est une affaire privée que nous devons éviter d'aborder sur la place publique.

Le caractère religieux de la communauté grecque a également été pris en considération dans le projet éducatif élaboré par les fondatrices du Bouclier. En effet, bien que le nombre de fidèles soit en décroissance depuis plusieurs années, il est reconnu que l'une des composantes de l'identité collective de la communauté grecque est liée à la pratique religieuse. Encore aujourd'hui, les membres de la communauté fréquentent assidûment les églises orthodoxes de la métropole. Sans vouloir faire la promotion de la religion, le Bouclier d'Athéna jugeait primordial de prendre en considération l'influence dont jouissent les chefs spirituels au sein de la communauté. Si, au départ, certains prêtres n'étaient pas d'accord avec l'idée de transmettre de l'information sur la violence conjugale et, du même coup, de voir, selon eux, la communauté associée à de tels problèmes, par la suite, plusieurs sont devenus des alliés de notre cause et ont accepté de tenir des séances d'information en grec dans le sous-sol de leur église. Des professionnels d'origine grecque œuvrant dans divers milieux, dont celui de la santé et des services sociaux, ont aussi été mis à contribution lors de ces activités de sensibilisation. Il est évident que leur collaboration a joué un rôle fondamental dans le succès de ces activités, car c'est à travers leur voix d'experts que l'information a été entendue par un large public. Ainsi, au cours des trois premières années d'existence du Bouclier, des centaines de personnes ont été sensibilisées et informées sur le fléau que représente la violence conjugale.

L'utilisation des médias ethniques pour sensibiliser la communauté

Une des spécificités de l'approche du Bouclier fut d'utiliser les médias de la communauté (chaînes câblées, radios, journaux) pour transmettre l'information sur la violence familiale. Autrement dit, entre une partie de soccer et une publicité sur l'huile d'olive, les spectateurs pouvaient entendre des messages et voir des entrevues en grec sur la question de la violence conjugale. Durant cette première campagne de sensibilisation, qui s'échelonne de 1992 à 1996, près d'une vingtaine de présentations sont diffusées sur la chaîne Télévision Hellénique Montréal (câble 24). Ces émissions qui réunissent divers spécialistes – psychologues, travailleuses sociales, agents de police, médecins – abordent tour à tour la violence faite aux femmes, la violence familiale et les impacts d'une exposition à cette violence sur les enfants.

Considérant l'attachement aux valeurs familiales et traditionnelles qui caractérise ce groupe ethnique, il s'est avéré judicieux de mettre la cellule familiale au centre des interventions médiatiques pour mieux sensibiliser la communauté aux conséquences d'une situation de violence sur les femmes et leurs enfants, de même que sur leur environnement. Un autre aspect fondamental du message transmis consistait à sans cesse réitérer que la violence conjugale est un problème d'ordre public, une atteinte aux droits humains, qui ne se réduit pas à des élucubrations de féministes, comme l'évoquaient certaines voix. À ce titre, soulignons qu'en raison du changement social prôné par les féministes, ces dernières n'avaient pas bonne presse au sein de la communauté. Ainsi, l'utilisation des médias ethniques allait permettre à la communauté de s'approprier la problématique et d'en faire une question d'ordre social.

À cette même époque, outre l'information sur la violence familiale et conjugale diffusée par l'entremise d'émissions de télévision et de radio, la publication d'articles dans les journaux distribués dans les commerces et autres lieux fréquentés par la communauté a aussi contribué à faire connaître la problématique. Même si la plupart des producteurs d'émissions niaient au départ l'existence de la violence conjugale au sein de leur communauté respective, la stratégie médiatique du Bouclier fut d'une telle efficacité que les diffuseurs ont commencé à recevoir des appels provenant à la fois des détracteurs et des victimes. C'est ainsi que la problématique de la violence conjugale, par l'entremise de ce projet pilote mis en place au milieu des années 1990, est devenue visible au sein de la communauté grecque montréalaise.

Cette première étape de sensibilisation, qui tenait compte de ce que les Grecs appellent la *nootropia* de la communauté (compréhension des valeurs et de l'identité culturelle), a fortement contribué à ouvrir la discussion sur la question de la violence conjugale et à en améliorer la compréhension. En s'engageant dans une telle démarche, le Bouclier a favorisé l'amorce d'une réflexion au sein même de la communauté et mis en place les conditions nécessaires pour que s'organise, du même coup, une condamnation publique des agresseurs et un mouvement d'appui aux victimes désireuses de sortir de l'ombre et de demander de l'aide. Quoique des voix se soient élevées contre ce que certains percevaient comme une « propagande féministe » au sein de la communauté, le programme de sensibilisation a fait ses preuves : de plus en plus de femmes se sont mises à dévoiler leur situation de violence et à réclamer de l'aide. Dans ces circonstances, les bénévoles se sont retrouvées dépassées par la demande car, en plus d'offrir des sessions d'information et de publier des brochures d'information en grec, le Bouclier d'Athéna s'était engagé à procurer aux victimes des services de soutien, de référence et d'accompagnement[3].

L'expérience du Bouclier se propage à d'autres communautés ethnoculturelles

Tel que souligné précédemment, les premières démarches du Bouclier ont clairement démontré la réussite d'une stratégie médiatique qui cible la communauté dans son ensemble et à laquelle collaborent des experts et des figures significatives du milieu. En conséquence, le modèle développé par le Bouclier pouvait être transposé à d'autres communautés ethnoculturelles aux prises avec les mêmes difficultés.

Fort de son expérience, dans le cadre de la même Initiative fédérale de lutte contre la violence familiale, le Bouclier a coordonné au Québec, pendant cinq ans, un vaste programme de sensibilisation dans les médias sur la violence conjugale et familiale, en collaboration avec plusieurs communautés ethnoculturelles. À l'instar des avancées réalisées au sein de la communauté grecque, le projet visait à rendre visible la problématique de la violence conjugale et familiale au sein des communautés arménienne, chinoise, haïtienne, italienne, iranienne, latino-américaine, portugaise, sud-asiatique et russe, et, en outre, à insuffler au sein de ces communautés un sentiment de responsabilité face à la violence et la volonté de prendre en charge les victimes. La mise en place d'une telle démarche de lutte contre la violence conjugale représentait un véritable défi, car les communautés, dans leur ensemble, n'abordaient pas ces questions considérées comme « privées » de la même manière, selon leur histoire sociopolitique, leur parcours migratoire, leur installation et leur participation à la société d'accueil et leur conception du rôle des femmes. Il était d'ailleurs mal vu dans plusieurs communautés, et encore aujourd'hui, de s'identifier comme féministe ou d'adopter le discours du mouvement des femmes. De là la nécessité de développer une approche alternative permettant de rejoindre toutes les communautés visées par cette problématique encore méconnue, voire taboue et trop souvent considérée comme une « affaire de femmes ».

3. Nous reviendrons sur cette dimension du travail d'intervention réalisé au Bouclier d'Athéna à la fin de l'article.

Développer un réseau de collaborateurs et collaboratrices au sein des communautés ethnoculturelles

Afin d'obtenir le soutien et de gagner la confiance de ces communautés, des personnes significatives ont été recrutées dans chacune des communautés participantes, avec pour mandat de soulever la problématique sur la place publique en la traitant comme une question tout à fait légitime. Des personnes-ressources provenant du milieu de l'intervention et des médias ont alors été contactées afin de vérifier leur intérêt à participer et à soutenir ce projet. Plusieurs rencontres dans des groupes de femmes, des groupes religieux, des organismes communautaires ont aussi été organisées dans le but d'établir un réseau informel de soutien à l'intérieur même des communautés.

Les stratégies déployées pour recruter ces personnes significatives ont été les suivantes : 1) contacter les services sociaux et de santé afin d'obtenir la liste des travailleurs et travailleuses sociales, des médecins, des psychologues ou d'autres professionnels de la santé et des services sociaux issus des communautés ethnoculturelles ; 2) interpeller le service de police afin d'identifier des agents issus des communautés ethnoculturelles ou de minorités visibles qui voulaient prendre part à cette campagne médiatique ; et 3) rejoindre toutes les personnes ayant déjà participé à divers projets afin qu'elles puissent offrir leur expertise en regard de leur communauté respective. En créant ce réseau informel de ressources multiculturelles, le Bouclier souhaitait que toute victime ayant besoin d'aide puisse, si elle le désirait, se tourner vers sa communauté afin de dénoncer la violence vécue.

Une stratégie médiatique sur mesure

En raison des barrières culturelles, linguistiques et religieuses auxquelles la plupart des femmes des communautés ethnoculturelles victimes de violence conjugale se heurtent lorsque vient le temps de recourir à des ressources d'aide, on peut s'attendre à ce qu'elles préfèrent se confier à des proches et éviter à tout prix de faire appel à des ressources extérieures. Le Bouclier d'Athéna s'est donc employé à développer une stratégie efficace en matière d'information et de sensibilisation à la violence conjugale, permettant de rejoindre un maximum de personnes dans leur langue maternelle.

Il a été convenu de privilégier le réseau des médias ethniques, déjà bien établi dans le milieu, compte tenu du fait que les membres des communautés culturelles ont l'habitude de s'informer auprès d'eux, à la fois pour obtenir des nouvelles de leur pays d'origine et pour prendre le pouls de l'actualité de la société d'accueil. L'utilisation de ces médias paraissait incontournable compte tenu des objectifs visés : rejoindre rapidement un vaste public et introduire le sujet de la violence conjugale et familiale dans les foyers.

Plusieurs émissions ont été réalisées en collaboration avec des organismes et des personnes issues des différentes communautés ethnoculturelles ciblées. Chaque émission a été conçue sur mesure pour répondre à des critères établis par et pour chacune des communautés. D'une durée de 12 à 15 minutes, on y aborde la violence familiale de diverses manières, par exemple, en organisant une table ronde composée d'intervenants de première ligne. Dans d'autres communautés, la violence est traitée par l'entremise de jeux de rôle, avec des comédiens et des comédiennes professionnelles, mais aussi par l'entremise d'entrevues avec des professionnels du secteur social ou celui de la santé. Peu importe le format, l'objectif de l'émission est de véhiculer des messages sans ambiguïté, à savoir que :

- la violence conjugale est l'affaire de tous ;
- la violence n'est pas seulement un problème de femmes ou de féministes, elle doit être abordée sous l'angle des droits humains ;
- la violence conjugale a de sérieuses répercussions sur les enfants ;
- l'aide existe ; il y a des ressources pour les femmes, les hommes et les enfants ;
- les hommes doivent être partie prenante de la recherche de solutions ;
- il ne faut pas avoir honte de dénoncer la violence ;
- la communauté a l'obligation d'informer et de protéger les victimes de violence ;
- la violence affecte la cellule familiale, mais aussi la communauté et la société ;
- la violence est un comportement appris et s'inscrit dans un cycle.

Le message central de cette campagne de sensibilisation était clair : la violence est inacceptable, injustifiable et non négociable. Bien évidemment, il fallait prendre en considération certaines caractéristiques culturelles, car, dans certaines communautés, la violence conjugale ne peut être abordée directement sans susciter des réactions négatives parmi l'auditoire. Les scénarios ont donc été écrits de manière à éviter la confusion et l'incompréhension : le cycle de la violence conjugale et ses différentes formes ont été expliqués dans toutes les émissions sans exception. Comme de nombreuses personnes n'en avaient jamais entendu parler, il était très important de définir clairement et simplement ce qu'est la violence conjugale en insistant sur le fait que cela s'inscrit dans une dynamique de pouvoir et de contrôle, et ce, sans faire référence nommément à l'approche féministe, qui n'a jamais été très populaire au sein de plusieurs communautés ethnoculturelles. La stratégie pour transmettre l'information sans que l'auditoire ne se sente menacé fut de recourir à une multitude de professionnels et d'intervenants, des femmes et des hommes, fort respectés dans leur communauté. Inclure un certain nombre d'hommes dans ces émissions permettait aussi de « sortir » la question de la violence faite aux femmes de la sphère féminine. Nous en avions la conviction : si des hommes, des prêtres, des policiers, des avocats, des médecins se prononçaient sur la question et affirmaient publiquement qu'il faut dénoncer la violence et soutenir les victimes, le message serait mieux reçu.

Cette première phase de sensibilisation a suscité de nombreuses réactions. Qu'elles soient positives ou négatives, nous étions encouragées par le fait que la problématique de la violence conjugale était abordée sur diverses tribunes et dans plusieurs communautés. Bien sûr, tout ce processus a soulevé des questionnements et des interrogations à l'endroit de la violence faite aux femmes. Certains estimaient que les femmes ont « trop de droits » au Québec, d'autres continuaient de prétendre que le problème n'est pas si répandu, qu'il s'agit d'une problématique d'ordre privé qui doit se régler en famille. Malgré tout, l'objectif de rendre visible le problème de la violence conjugale a été indubitablement atteint. De plus en plus de victimes se manifestaient auprès des organismes et des groupes d'aide qui avaient été identifiés dans leur communauté. De plus, afin de renforcer le message qui se disséminait au sein de plusieurs communautés, le Bouclier a coproduit avec la chaîne câblée Rogers CFMT un message d'intérêt public intitulé *La violence nous blesse tous !*. Traduit en 16 langues, il introduisait le problème des enfants exposés à la violence. À la fin de chaque publicité, le spectateur pouvait entendre la voix d'un enfant qui disait dans sa langue maternelle : « La violence nous blesse tous. » En 2002, après 9 mois de diffusion, présenté 600 fois sur les ondes de CFMT et 1500 fois sur d'autres chaînes, il a été estimé que le message avait été entendu par 3 millions de téléspectateurs et téléspectatrices[4].

Sensibiliser à la violence et informer sur les procédures policières et les ressources existantes

La dernière phase de cette campagne visait à pallier le manque d'informations relatives au traitement sociojudiciaire de la violence conjugale, particulièrement auprès des communautés où existent des barrières linguistiques. Que ces communautés soient nouvellement arrivées ou non, elles ont toutes le désir de mieux informer leurs membres quant aux lois et aux ressources qui existent au Québec. Le Bouclier d'Athéna a donc produit, en collaboration avec le Service de police de la Ville de Montréal, SOS-Violence conjugale et plusieurs partenaires communautaires, dont des maisons d'hébergement et des groupes de femmes, des vidéocassettes traitant des procédures policières et des ressources d'aide disponibles au Québec. La plupart des communautés qui ont participé à la première étape de la campagne de sensibilisation ont pris part à cette deuxième étape. Mais, contrairement à l'orientation privilégiée au début du projet, à savoir une approche « sur mesure » pour aborder la problématique de la violence conjugale, le Bouclier préconisait cette fois l'écriture d'un seul scénario pour toutes les communautés. Ce dernier expliquait à la fois l'intervention policière à la suite d'un appel au 911 pour violence conjugale, les lois en vigueur ainsi que le fonctionnement d'une maison d'hébergement pour victimes de violence conjugale. Ces vidéos ont ensuite été traduites en 15 langues. Des entrevues ont été réalisées pour présenter la ligne d'urgence SOS-Violence conjugale et les services offerts dans différents organismes d'aide. Ces vidéocassettes sont, depuis, diffusées auprès d'un public très diversifié en termes de langue, d'âge et d'origine sociale et culturelle ; elles sont utilisées par les maisons d'hébergement, les services policiers, les intervenants des services sociaux et les organismes d'insertion.

La stratégie utilisée par le Bouclier d'Athéna a été évaluée auprès de onze communautés ethnoculturelles sur une période de deux ans par une équipe de recherche de l'Université du Québec à

4. Ce message a d'ailleurs gagné le prix du Meilleur message d'intérêt public en 1999 (TVB Retail Commercial Awards) et, en 2001, a remporté un prix décerné par le Centre des enfants, de la famille et du système de justice de London en Ontario.

Montréal. Les résultats de la recherche évaluative, menée conjointement avec le Bouclier (2008), montrent clairement qu'obtenir de l'information dans sa langue maternelle, adaptée à ses besoins spécifiques favorise l'accès aux services de police et aux ressources d'aide. D'ailleurs, entre 2000 et 2006, le pourcentage de plaintes au Service de police de la Ville de Montréal impliquant un conjoint ou ex-conjoint en provenance des communautés ethnoculturelles est passé de 23,8 % à 31,4 % (Berteau et coll., 2008 : 13). Bien qu'il soit impossible d'établir une relation causale entre l'augmentation du nombre de plaintes et la campagne de sensibilisation, nous avons observé, au sein même de notre organisme, une hausse significative des demandes d'aide provenant de femmes issues de communautés ethnoculturelles autres que la communauté grecque. Enfin, concernant l'attitude des médias, si certains d'entre eux n'étaient pas très réceptifs à la problématique de la violence conjugale, après la diffusion des émissions sur leurs ondes, ils ont rapidement été submergés par un grand nombre d'appels et sont, en quelque sorte, devenus des lignes d'urgence pour référer des victimes aux ressources d'aide. Les médias ethniques ont donc joué un rôle majeur dans la transmission d'informations aux membres des communautés ethnoculturelles.

Ce programme de sensibilisation a ainsi permis aux communautés ethnoculturelles de s'approprier la question de la violence conjugale en la rendant visible et intelligible auprès d'un grand nombre de personnes. Cette campagne a surtout rejoint de nombreuses femmes, isolées et très vulnérables à la violence conjugale et favorisé leur accès, souvent pour la première fois, à de l'information dans leur langue maternelle mais aussi à des ressources d'aide. La stratégie utilisée pour rejoindre ces femmes a été « d'utiliser » la communauté ; l'approche féministe et interculturelle a été privilégiée pour travailler avec elles et les accompagner vers une vie sans violence.

Une approche féministe et interculturelle adaptée aux réalités de la communauté grecque

Parallèlement à ses initiatives mises en œuvre en matière de sensibilisation communautaire, le Bouclier d'Athéna soumet, en 1993, à la Régie régionale de la santé et des services sociaux de Montréal[5],

5. Aujourd'hui l'Agence de la santé et des services sociaux.

un document dans lequel sont clairement identifiées les difficultés rencontrées lors des interventions auprès des victimes de violence conjugale et familiale. Les obstacles se situent tant du côté des services publics que de la communauté. D'une part, on note une méconnaissance des réalités culturelles de la communauté grécophone, une approche inadaptée aux besoins des femmes grecques et un manque flagrant de personnel multiethnique. D'autre part, on souligne les barrières culturelles et linguistiques des membres de la communauté, leur méconnaissance des services disponibles, la pression exercée par la famille pour ne pas utiliser les services comme les maisons d'hébergement ou le système judiciaire, bref, une kyrielle de blocages de part et d'autre nuisent considérablement à l'accessibilité et à l'utilisation des ressources d'aide.

Tout bien considéré, le Bouclier d'Athéna jugeait que les services existant dans le secteur de la santé et des services sociaux ne répondaient pas aux besoins particuliers de la communauté grecque et n'étaient pas adaptés à sa réalité culturelle et linguistique. C'est d'ailleurs dans cette optique que les services offerts au Bouclier se sont développés petit à petit. À l'instar d'autres organismes conçus par et pour les femmes, le Bouclier a eu recours, dès sa fondation, à l'expertise de bénévoles pour venir en aide aux femmes de la communauté, notamment en les accompagnant dans leurs démarches. Ces bénévoles ont acquis de solides connaissances sur la problématique et sur l'approche féministe en violence conjugale lors d'une formation offerte à la maison d'hébergement Refuge pour les femmes de l'Ouest de l'île. Outre les sessions d'information et de sensibilisation en grec destinées à un large public, elles offrent des services d'écoute, d'accompagnement et d'intervention aux victimes de la communauté grécophone. Ces services sont proposés en langue grecque et l'approche d'intervention féministe est adaptée aux réalités culturelles et religieuses des femmes de la communauté. Partageant la même origine ethnique, les bénévoles sont en mesure de moduler l'approche féministe en fonction, par exemple, du rôle prédominant de la religion ou de certaines traditions au sein de la communauté.

C'est en partie pour cette raison que des services à l'externe sont implantés à Montréal puis à Laval, afin de permettre à des victimes de recevoir une aide appropriée sans quitter le domicile conjugal. Pour bon nombre d'entre elles, l'idée de s'éloigner du domicile familial est tout simplement inconcevable, malgré la violence vécue, et demeure inconciliable avec leur rôle d'épouse et de mère. De leur point de vue, il est plus aisé de consulter une intervenante sociale une fois par semaine, pour comprendre le cycle de la violence que de se rendre dans une maison d'hébergement et risquer de briser la cellule familiale. Rappelons à cet égard qu'en 1995, 60 % de la clientèle du Bouclier d'Athéna avait connu l'organisme grâce aux programmes de sensibilisation en langue grecque, et une forte majorité de sa clientèle, soit plus de 90 %, était composée de femmes qui, pour la plupart, maîtrisaient très peu, voire pas du tout le français ou l'anglais. Ainsi, ces services à l'externe constituent une alternative pour les femmes qui ne peuvent pas envisager de demander de l'aide dans le réseau public, en raison des barrières culturelles et linguistiques. D'ailleurs, un sondage maison effectué auprès de 50 utilisatrices de nos services nous a appris que, pour 86 % d'entre elles, il s'agissait d'un premier contact avec une ressource d'aide. L'approche communautaire utilisée pour aborder la question de la violence conjugale et familiale a permis de légitimer les besoins de ces femmes à cet égard. Nous montrerons d'ailleurs, dans la section qui suit, comment l'approche féministe a, quant à elle, favorisé leur reprise de pouvoir et brisé leur isolement.

Un modèle d'intervention à la croisée de l'approche interculturelle et féministe

Malgré le peu de ressources dont le Bouclier d'Athéna disposait dans les années 1990, des groupes de soutien ont été mis sur pied en 1993. Ces groupes permettaient à des femmes grécophones de s'exprimer dans leur langue maternelle – la langue des émotions – sur leurs expériences et leurs perceptions de la violence vécue, les validaient dans ce qu'elles avaient expérimenté (beaucoup d'entre elles pensaient souffrir de problèmes de santé mentale) et favorisaient ainsi leur affirmation. En plus des rencontres individuelles où elles exploraient différents aspects de leur situation et les moyens à mettre en place pour faire cesser la violence, les groupes de soutien offraient pour la première fois à ces femmes un espace où elles pouvaient se libérer collectivement du poids de la culpabilité et reprendre du pouvoir sur leur vie.

Près de deux décennies ont passé depuis le démarrage de ce projet de sensibilisation à la violence conjugale et l'équipe du Bouclier d'Athéna s'est considérablement agrandie et diversifiée. En plus des services à l'externe et du programme de sensibilisation communautaire, le Bouclier a ajouté à son réseau de services une maison d'hébergement et un service d'intermédiaires culturelles. L'interculturel et le féminisme sont bien plus que des approches théoriques, ce sont des manières d'être et de faire que l'on retrouve à tous les niveaux de l'intervention. Travailler dans le champ de la violence conjugale, c'est faire le choix d'accompagner des femmes vers une vie sans violence en leur fournissant les outils nécessaires pour mieux maîtriser leur destinée. C'est également aspirer à vivre dans un monde sans violence et assumer le rôle noble, mais parfois difficile à porter, d'actrice du changement social. Lorsque l'on provient soi-même d'une communauté ethnoculturelle et que l'on travaille avec des femmes issues des quatre coins du monde, cela amène inévitablement des questionnements sur les perceptions, les stéréotypes dont on est porteuse et sur sa capacité à s'ouvrir à l'autre.

Certaines dimensions du parcours migratoire et du cheminement des femmes font de plus l'objet d'une attention particulière, car nombreuses sont celles qui ne connaissent pas leurs droits, les ressources existantes et plus globalement la société d'accueil. Il est également primordial d'explorer les conceptions liées aux rôles sociosexuels, au mariage ou à la tradition. Ce sont là des aspects qui ne peuvent être dissociés ou évacués du plan d'intervention, car ils font partie intégrante de la manière dont les femmes appréhendent leur réalité et leur cheminement. Nous présentons ci-dessous six stratégies qui guident le travail des intervenantes du Bouclier d'Athéna.

Mieux comprendre le système de références des femmes

Lorsqu'on intervient auprès de femmes provenant de cultures et de pays variés, inévitablement, nous faisons face à des systèmes de références différents. Dans l'éventualité où nous sommes confrontées à des incompréhensions et des malentendus de part et d'autre, il peut s'avérer fort utile de prendre le temps de procéder à ce que l'on peut qualifier de « mise à niveau ». Cela se traduit notamment par une écoute active des mots clés utilisés par les femmes pour décrire certains aspects de leur expérience ; ces mots sont porteurs de sens en lien avec le contexte culturel. Il faut valider avec elles leur signification et voir dans quelle mesure ils peuvent être intégrés dans notre intervention pour favoriser une compréhension mutuelle. Il est également nécessaire de nous interroger sur les expressions ou les termes que nous employons au cours d'une intervention, car bien qu'ils fassent consensus dans notre milieu, pour les femmes qui n'évoluent pas dans le même contexte culturel, ils peuvent revêtir des significations différentes, parfois même menaçantes. Par exemple, les mots « intervenante » ou « travailleuse sociale » n'ont pas nécessairement la même signification d'un pays à l'autre, selon le type de formation suivie ou le mandat attribué ; il sera donc avantageux de clarifier ce rôle et d'explorer avec les femmes ce qu'il représente dans leur pays d'origine.

En ce qui a trait à la problématique de la violence conjugale, il est important de valider et d'explorer avec les femmes la compréhension qu'elles ont du message transmis par la société québécoise à ce sujet, celui-ci pouvant différer du message provenant de leur communauté. Ces différentes représentations ont une incidence considérable sur le plan de l'intervention, tant pour les femmes que pour les intervenantes. En expliquant le point de vue de notre société sur la violence, nous pouvons ensuite établir un vocabulaire commun et partager une perspective d'analyse, ce qui permet de mieux aborder la situation de ces femmes et les démarches qu'elles doivent entreprendre.

Éviter les généralisations et les stéréotypes

Identifier les stéréotypes véhiculés par la société et reproduits dans le cadre d'une intervention, voilà une démarche essentielle, et de longue haleine. En effet, lorsque l'on travaille avec des femmes d'origines diverses, il est de rigueur de se questionner sur les préjugés que l'on a à l'égard d'une communauté ou d'une autre, car ces derniers peuvent affecter le cours de l'intervention. Les stéréotypes ont pour conséquence d'enfermer les individus dans des catégories immuables et de laisser très peu de place à l'expression d'une identité singulière. Intervenir auprès de femmes issues des communautés ethnoculturelles signifie que nous aurons à côtoyer autant de cultures que d'individus ! En laissant parler les femmes de leur milieu d'origine et en écoutant leurs réflexions quant à l'impact de leur culture sur leurs propres perceptions, nous adoptons une attitude d'ouverture et de communication qui permet d'aller vérifier, valider ou invalider nos perceptions. Une telle approche permet, entre autres, d'éviter certains faux pas ou de mettre de l'avant des interventions inappropriées. Il est parfois plus judicieux de questionner et de s'informer auprès des femmes aidées plutôt que de tenir des traits culturels pour acquis et d'entériner les informations véhiculées dans la société d'accueil.

Démystifier l'intervention et les services

Reconnaître l'expérience de violence vécue par les femmes pour mieux la dénoncer et intervenir en conséquence implique de démystifier auprès des communautés culturelles l'intervention pratiquée au Québec et de définir clairement ce qu'on entend par violence conjugale. Il s'agit d'un acte criminel, d'un problème de société. L'intervention préconisée au Bouclier d'Athéna est une intervention féministe où l'on travaille principalement à la reprise de pouvoir des femmes. Cependant, pour plusieurs femmes, reconnaître publiquement la violence qu'elles subissent apparaît comme une démarche trop radicale, trop soudaine, pour un problème qu'elles ont toujours perçu comme d'ordre privé. Dans ces circonstances, il est d'autant plus indispensable de les informer au sujet des lois, des procédures sociojudiciaires, des ressources d'aide et de les aider à prendre conscience que, parfois, c'est pour des raisons d'ordre culturel qu'elles se limitent dans leurs options de changement. De plus, il est important de vérifier l'information comprise par toutes les femmes, peu importe la durée de résidence au pays ; ce n'est pas parce qu'une femme a immigré il y a des dizaines d'années qu'elle connaît les services existants.

Travailler à partir du cheminement des femmes

Quelles que soient les attentes de l'intervenante, il importe de prendre conscience des limites de l'intervention et de respecter le rythme de changement des femmes. En effet, celles-ci doivent se sentir prêtes à agir et, en aucun cas, l'intervenante n'imposera ses idées ni n'obligera une femme à agir contre son gré. Travailler avec des femmes issues de communautés ethnoculturelles, envisager avec elles des possibilités de changement dans leur vie, implique d'être particulièrement sensible aux sentiments de remise en question ou de culpabilité qu'elles sont susceptibles d'éprouver du fait de leur culture, de leur histoire ou de leur religion. À titre d'exemple, envisager la possibilité de quitter son conjoint et d'entamer des démarches de divorce peut paraître inconcevable à plusieurs d'entre elles en raison de leur sentiment de culpabilité face à l'éclatement de la cellule familiale. Ces confrontations intérieures sont des sources de stress importantes pour les femmes et il faut être en mesure de les dépister pour ne pas leur imposer un rythme qu'elles ne pourraient pas suivre.

Prendre en compte la dimension d'intégration

Les interventions en violence conjugale requièrent de nombreux déplacements : cour municipale, bureaux d'aide sociale, centres de santé et de services sociaux, etc. Pour les femmes qui parlent et lisent le français ou l'anglais, circuler en ville est plus aisé. Mais une femme qui n'a aucune connaissance des langues officielles ou de la ville sera beaucoup plus restreinte dans ses déplacements. Lorsque l'on travaille avec des femmes immigrantes, il est donc nécessaire de vérifier leur compréhension de la société d'accueil et leur niveau d'intégration pour ne pas leur ajouter de stress supplémentaire. Nombre de ces femmes vivent dans un grand isolement, renforcé par la violence vécue, certaines n'ont jamais quitté leur quartier, ne connaissent pas leur adresse et ne possède pas ou peu de repères géographiques. Devoir s'éloigner de leur famille et de leurs proches alors qu'elles vivent une situation des plus traumatisantes peut créer un grand désespoir, lequel accentuera leurs sentiments d'isolement et d'angoisse face à l'avenir. Il est indispensable de tenir compte de ces dimensions et de travailler spécifiquement sur ce type d'émotions. Parfois, le simple fait de mettre ces femmes en contact avec des organismes de leur communauté contribue à atténuer leur sentiment d'isolement et leur permet de renouer avec une partie de leur identité.

L'adaptation culturelle et linguistique

Tel que nous l'avons évoqué, le Bouclier d'Athéna a développé au fil des ans une expertise quant à l'adaptation culturelle et linguistique de ses interventions. En effet, nous avons réalisé l'importance de mener des interventions individuelles et de groupe non seulement dans la langue maternelle, mais en tenant compte également de la culture des femmes. Par exemple, le règlement interne de la maison d'hébergement est traduit en près d'une dizaine de langues, la nourriture est adaptée en fonction des régimes alimentaires particuliers des femmes et la bibliothèque contient les livres sacrés de plusieurs religions ainsi que des publications en différentes langues. Les outils d'intervention sont traduits en plusieurs langues, permettant ainsi aux femmes et aux intervenantes de travailler à partir du même matériel. Les intervenantes parlent toutes au moins trois langues et, en outre, nous avons mis en place un service d'intermédiaires culturelles.

Le Bouclier d'Athéna a choisi de privilégier l'embauche des femmes issues des communautés ethnoculturelles afin de mettre à profit leur expertise culturelle et leurs connaissances linguistiques ainsi que leur volonté de travailler auprès de victimes de violence conjugale. Ces intermédiaires culturelles ont pour mandat d'accompagner les femmes violentées et les intervenantes lors des consultations afin de favoriser l'intervention d'un point de vue culturel et linguistique. Elles reçoivent une formation continue sur la violence conjugale, la violence familiale, l'agression sexuelle, les lois et procédures et les services existants. Elles sont formées à l'intérieur de nos services et ont une très bonne connaissance des normes professionnelles de confidentialité, de non-jugement et d'exactitude quant à la traduction. Les intermédiaires culturelles participent à toutes les rencontres lorsque les femmes ont à surmonter des barrières culturelles et linguistiques majeures. Tout au long de ces rencontres, les femmes ont l'assurance de pouvoir utiliser leur langue maternelle et de travailler avec la même intervenante et la même intermédiaire culturelle. Cette approche accroît leur sentiment de confiance et favorise la persévérance dans leurs démarches.

*

Il ne s'agit ici que de quelques balises d'intervention auprès des femmes issues des communautés ethnoculturelles, mais elles paraissent incontournables aux yeux des intervenantes. Tout en explorant avec les femmes immigrantes l'origine des difficultés qu'elles vivent et en leur fournissant des outils pour les habiliter à faire des choix en fonction de leurs aspirations personnelles, les intervenantes du Bouclier ont toujours en tête la nécessité de surmonter les barrières culturelles et linguistiques pour leur permettre de reprendre du pouvoir sur leur vie.

Conclusion

En offrant les premiers ateliers d'information sur la violence conjugale et familiale en langue grecque dans les sous-sols d'églises orthodoxes de Montréal, les fondatrices du Bouclier d'Athéna ne se doutaient pas que, près de 20 ans plus tard, cet organisme offrirait des services d'aide, d'intervention, d'hébergement et de prévention sur la violence, et ce, dans une dizaine de langues. L'approche de sensibilisation communautaire qu'a développée le Bouclier au fil des ans est devenue un modèle de référence pour les organismes qui œuvrent auprès d'une clientèle multiethnique : sensibiliser les communautés dans leur langue maternelle en tenant compte de leurs caractéristiques culturelles et religieuses permet d'assurer une meilleure réceptivité du message auprès d'un public difficile à rejoindre autrement. Cela permet surtout de transmettre une information vitale à de nombreuses victimes de violence conjugale issues des communautés ethnoculturelles aux prises avec de multiples barrières qui les limitent dans leur capacité d'agir. Que ce soit par l'entremise des médias ethniques ou des ateliers de sensibilisation, les victimes rejointes par nos programmes de sensibilisation représentent un pourcentage important de notre clientèle.

Nous savons également que de plus en plus de femmes d'origines diverses ont recours à des services d'aide comme les maisons d'hébergement lorsque leur vie est menacée. Cet état de fait démontre clairement la nécessité de poursuivre les actions dans cette voie afin d'assurer une égalité d'accès à l'information et aux ressources d'aide pour les femmes présentant de nombreuses vulnérabilités. L'adaptation des services aux réalités particulières de ces femmes est dès lors un incontournable, car à quoi bon diffuser de l'information si, en bout de piste, elles ne peuvent pas recevoir une aide adaptée à leurs besoins ? C'est pour toutes ces raisons que le Bouclier insiste sur l'adaptation des services d'aide et a mis en place, au cours des deux dernières décennies, des stratégies d'intervention dont la visée est de permettre à des femmes de s'exprimer dans leur langue maternelle et d'interagir avec des professionnelles qui comprennent bien leurs spécificités. Nous préconisons en outre une approche d'intervention à la jonction de l'approche féministe et de l'approche interculturelle. L'*empowerment* de ces femmes est au cœur de nos actions et, dans un contexte multiethnique, il s'avère crucial de faire preuve d'ouverture à l'autre, de tolérance quant à la diversité ethnoculturelle et de combattre les préjugés et les stéréotypes.

Nous avons la conviction profonde qu'il est plus que nécessaire de poursuivre nos efforts afin d'adapter les services d'aide et d'intervention offerts aux femmes des communautés ethnoculturelles victimes de violence conjugale. En contribuant à mettre un terme à la violence vécue et en les aidant à reprendre du pouvoir sur leur vie, nous avons l'espoir de les voir s'intégrer et participer pleinement à l'enrichissement de la société québécoise d'aujourd'hui.

Bibliographie

Berteau, Ginette et Melpa Kamateros, avec la collaboration de M. Pontel (2008). *Sensibiliser les communautés ethnoculturelles à la violence conjugale : bilan et résultats de l'évaluation de la campagne du Bouclier d'Athéna*, rapport de recherche, Bouclier d'Athéna Services familiaux et Service aux collectivités de l'Université du Québec à Montréal.

Bouclier d'Athéna Services familiaux (1993). *Programmes de sensibilisation*, Montréal.

Bouclier d'Athéna Services familiaux (1993). *Identification des difficultés et des obstacles rencontrés dans les services lors d'interventions auprès de personnes aux prises avec la violence*, document de travail présenté à la Régie régionale, Montréal.

Kamateros, Melpa (1996). « Violence familiale : perspectives grecques », *Vis-à-Vis*, vol. 12, n° 1, p. 6-7.

Kamateros, Melpa (1998). « La famille immigrante isolée », *Transition*, septembre, p. 13-16.

Kamateros, Melpa (2000). *Une approche multiculturelle envers les victimes de violence*, Montréal, Bouclier d'Athéna Services familiaux.

Kamateros, Melpa (2004). « The Ethnic Media Outreach Project », dans P. Jaffe, L. Baker, A.J. Cunningham (dir.), *Protecting Children from Domestic Violence*, New York, Guilford Press, p. 141-153.

Pontel, Maud et Irène Demczuk (2007). *Répondre aux besoins des femmes immigrantes et des communautés ethnoculturelles. Les défis de l'adaptation des services en violence conjugale*, Montréal, Fédération de ressources d'hébergement pour femmes violentées et en difficulté du Québec, Table de concertation en violence conjugale de Montréal et Service aux collectivités de l'Université du Québec à Montréal.

VIOLENCES ET PRATIQUES FÉMINISTES EN MOUVANCE

L'intervention féministe en maison d'hébergement : une vigilance de tous les instants !

Diane Prud'homme

Au Québec, les maisons d'hébergement se sont développées dans les années 1970, afin que les femmes et leurs enfants puissent se soustraire à la violence conjugale et être accompagnées dans leur reprise de liberté. Prenant conscience que la domination masculine est inscrite dans l'organisation sociale et qu'à cet égard toutes les femmes peuvent se trouver, un jour ou l'autre, victimes de violence conjugale et sans protection sociale, des militantes regroupées dans le mouvement des maisons ont choisi d'intervenir dans une perspective féministe, c'est-à-dire dans un rapport de femmes à femmes ayant une socialisation et un vécu communs. Cette volonté d'intervenir dans une perspective féministe a aussitôt été confrontée à l'absence de modèles : comment faire ? Comment traduire cette approche dans le contexte d'une maison d'hébergement ? S'agit-il tout simplement de porter des valeurs féministes dans l'intervention ? Voilà des questions auxquelles le Regroupement des maisons pour femmes victimes de violence conjugale a voulu répondre en se dotant d'une Charte d'intervention, suite à une consultation auprès de ses maisons membres. Cette charte, adoptée en 1990, énonce les principes directeurs qui encadrent la pratique de l'intervention féministe en maison d'hébergement dans une perspective de lutte contre la violence conjugale. Parmi les principes d'intervention stipulés dans cette charte, citons :

> *Travailler en maison d'hébergement,* c'est promouvoir l'autonomie, le respect, la liberté et la potentialité des femmes et de leurs enfants dans une perspective féministe.

> *Et agir sur la violence conjugale,* c'est s'outiller comme femmes afin de reprendre contact avec nos besoins, notre potentiel d'agir, notre capacité à être actives et à reprendre du contrôle sur nos vies. Cela implique d'être soi-même, de référer à notre propre expérience, de partager notre analyse entre femmes, favorisant ainsi une prise de conscience de notre victimisation et de l'oppression qui nous est faite. C'est en fait modifier le regard que nous portons sur nous (Regroupement, 1990: 3).

Ces énoncés, qui abordent les principes autant que les attitudes à adopter, même s'ils sont clairs, sont porteurs d'un idéal à atteindre qui peut être interprété et mis en pratique différemment d'une travailleuse à l'autre, d'une instance à l'autre ou même d'une maison à l'autre. Conscient de ces divergences possibles, tout en soutenant que l'intervention féministe demeure un modèle à construire, à expérimenter et à préciser sans cesse dans la pratique, le Regroupement a développé des formations à l'intention des intervenantes des maisons d'hébergement afin qu'elles s'approprient les principes de la Charte et les traduisent le plus fidèlement possible dans leur travail auprès des femmes.

Parmi plusieurs expériences réalisées par le Regroupement, nous nous attarderons sur trois d'entre elles en raison de leur influence majeure sur le développement de l'intervention féministe en maison d'hébergement. Il s'agit du programme de dévictimisation intitulé *Les mensonges qu'Horrore me contait*, de la formation *Les vigilantes de l'intervention féministe* et de l'accompagnement à *L'intervention féministe*. Nous tenterons de mettre en relief la façon dont chacune de ces formations a précisé et fait évoluer la pratique de l'intervention féministe en maison depuis vingt ans. Plus explicitement, nous montrerons d'abord comment ces initiatives se situent dans le temps et dans l'histoire du Regroupement, puis nous présenterons brièvement les contenus respectifs de ces formations en regard des principes d'intervention féministe et, enfin, nous évaluerons leurs impacts sur les intervenantes pour conclure sur ce que ces expériences ont révélé au sujet de la pratique de l'intervention féministe en maison.

Le programme de dévictimisation *Les mensonges qu'Horrore me contait*

Un peu d'histoire

Inspirée de la démarche de la Riposte des femmes sur la victimisation et de leur guide intitulé *On apprend à être victime, on peut le désapprendre* (1984), la formation *Cycle de la violence et victimisation* a été développée et diffusée dans les maisons dès 1986. Dans cette formation, la victimisation était analysée comme une conséquence de la violence privée et sociale faite aux femmes et était associée au cycle de la violence conjugale pour définir le cycle de victimisation, soit le processus au cours duquel l'effet de la violence se cristallise au fil des expériences. Cette formation nous a fait prendre conscience de la victimisation des femmes, de son organisation sociale et de l'urgence de doter les intervenantes d'outils pour contrer l'effet déstabilisant qu'elle avait eu sur elles.

Aussitôt après l'adoption de la Charte d'intervention en 1990, le Regroupement a mis sur pied un comité de travail chargé de développer une démarche de réflexion sur la dévictimisation des femmes : comment reprendre du pouvoir sur sa vie ? Inspiré du premier recueil de textes féministes sur la victimisation, dirigé par Jane Roberts Chapman et Margaret Gates (1978), des écrits de la Riposte des femmes (1984), et du cadre théorique du rapport de stage en service social de Guylaine Paquin et de Diane Mahoney de l'Université de Montréal (1984), le comité de travail a élaboré une formation en dévictimisation que le Regroupement a intitulée *Les mensonges qu'Horrore me contait.*

Qu'est-ce que le programme de dévictimisation ?

La prémisse de départ est que toutes les femmes peuvent « victimiser » suite à des agressions et à des injustices qui leur sont faites parce qu'elles sont des femmes. Il convient donc d'entreprendre une formation qui s'adresse d'abord aux intervenantes afin qu'elles prennent conscience de leur propre victimisation et, le cas échéant, amorcent le processus de reprise de pouvoir sur leur vie. C'est à partir de leur démarche personnelle que les intervenantes sont davantage en mesure de comprendre et d'intervenir auprès des femmes qui se sentent impuissantes.

La dévictimisation est donc le processus inversé de la victimisation. Si des femmes ont été agressées, mises dans l'impuissance et en outre blâmées d'avoir provoqué l'agression ou mal réagi, elles peuvent en venir à croire qu'elles sont responsables de ce qu'elles ont subi et qu'elles auraient pu l'éviter. La dévictimisation est le travail d'analyse critique qui vise à corriger les perceptions qui ont été biaisées au fil des agressions. Autrement dit, c'est le processus à partir duquel nous reprenons du pouvoir sur notre vie suite à des expériences qui nous ont laissées dans l'impuissance.

Tout travail sur la dévictimisation doit donc d'abord reconnaître :

- Qu'il y a une organisation sociale qui permet l'oppression des femmes et qui les incite à intérioriser les messages opprimants au cours de leur socialisation et lorsqu'elles subissent des agressions, tant physiques que psychologiques.
- Que les femmes sont, en fait, éduquées « à tolérer ou à se responsabiliser des agressions subies par un sentiment d'impuissance qui devance et dépasse la situation d'agression » (Regroupement, 1991 : 4).
- Que la plupart des femmes sont concernées par la victimisation, même si elles ne réagissent pas toutes de la même manière et avec la même intensité selon le contexte dans lequel elles ont été élevées, les agressions qu'elles ont subies, la protection ou le rejet des autres face aux violences vécues, la confiance en soi, les expériences de vie et la capacité de résilience.
- Que pour ébranler les structures sociales face à cette réalité, pour que les femmes puissent avoir la force de s'imposer collectivement, il est impératif de travailler à la reconstruction de leur sécurité, de leur autonomie et du pouvoir sur leur vie (*empowerment*).

La dévictimisation des femmes n'éliminera pas la violence des hommes, mais elle donnera aux femmes davantage de moyens pour dénoncer l'impuissance sociale qui leur est imposée et lutter contre elle. Dans ce contexte, la démarche *Les mensonges qu'Horrore me contait* propose une nouvelle façon de percevoir les situations de victimisation. Elle vise à faire prendre conscience aux femmes, d'abord individuellement et ensuite collectivement, des messages opprimants qui leur ont été communiqués à travers la violence et qui leur sont rappelés par la voix de l'impuissance, que nous avons surnommée Horrore[1], pour signifier l'horreur que ses messages inspirent. Il faut donc s'attaquer à ses messages pour déconstruire son influence et ses effets paralysants.

En d'autres mots, entreprendre une démarche de dévictimisation, c'est apprendre à identifier individuellement et collectivement ses peurs, à distinguer son sentiment d'impuissance des situations réelles d'impuissance, à se centrer sur soi, ses droits, sa colère et sa dignité, à défier ses craintes pour apprendre à s'imposer comme individue et citoyenne à part entière. La dévictimisation encourage en ce sens l'affirmation de soi plutôt que l'enlisement dans la peur. Un tel processus permet généralement aux femmes de focaliser sur elles-mêmes, sans culpabilité ni doute. Plus encore, renforcer le pouvoir des femmes signifie reconnaître les situations sur lesquelles elles n'ont pas nécessairement de contrôle ; ainsi, elles n'ont pas à se blâmer d'avoir mal réagi ou de se sentir incompétentes.

C'est à partir de cette conception de la dévictimisation qu'une première formation des *Mensonges qu'Horrore me contait* a été offerte en 1990. On y invitait les intervenantes à identifier leur propre Horrore, à analyser les messages reçus depuis l'enfance et leurs effets dans différentes situations d'impuissance vécues. Elles étaient ensuite encouragées à revoir ces messages et à en faire une autre lecture à partir de leurs droits, de leurs envies, de leurs besoins. Un tel changement de perception – de l'impuissance au pouvoir d'agir – ne peut évidemment pas se concrétiser à partir d'une seule formation d'une durée de deux jours. Cela exige d'avoir du temps et l'occasion d'en rediscuter, d'échanger et de poursuivre collectivement ce travail de réflexion.

Quelques années plus tard, une deuxième formation s'est ajoutée à la première, intitulée *La dévictimisation : de l'impuissance à l'action,* pour permettre aux intervenantes de mieux identifier les subtilités de la dévictimisation et d'échanger sur ses enjeux et défis. En effet, comment faire la différence entre un message paralysant transmis par la voix de l'impuissance (son Horrore intérieure) et des habiletés personnelles que l'on estime déficientes ? Par exemple, si une femme a omis de s'inscrire au cours qu'elle a toujours rêvé de suivre, est-ce parce qu'Horrore lui rappelle ses échecs scolaires, insistant sur le fait qu'elle n'est pas assez intelligente pour réussir ce cours universitaire,

1. En référence à Aurore, l'enfant martyre, figure symbolique des enfants victimes au Québec.

ou est-ce parce qu'elle éprouve effectivement des difficultés sur le plan des apprentissages et qu'elle ne veut pas se mettre en situation d'échec inutilement? Cette formation permet ainsi de mieux cerner les messages d'Horrore qui sont parfois confondus avec des limites ou des caractéristiques personnelles.

Dans la foulée de ces formations sur la dévictimisation, le Regroupement a décidé d'offrir un atelier public, destiné aux femmes intéressées à connaître leur Horrore et à s'en départir. Il a développé aussi, en 1994, un programme de suivi sur 20 semaines pour les femmes qui ont vécu de la violence conjugale, ayant séjourné ou non en maison d'hébergement. Ce programme permet aux femmes d'intégrer et d'expérimenter cette nouvelle façon de se percevoir, de dépasser les expériences de violence pour prendre conscience du système organisé de victimisation des femmes, de s'entraider et de trouver ensemble des moyens pour lutter contre l'oppression. D'ailleurs, il arrive fréquemment, qu'à la suite du programme, des femmes souhaitent entreprendre des actions pour poursuivre leur démarche personnelle, mais aussi pour apporter leur contribution au changement social nécessaire.

En résumé, le programme de dévictimisation repose sur une démarche au cours de laquelle chaque femme prend conscience de sa victimisation et de celle des femmes en général, et entreprend un processus d'analyse qui lui permet, individuellement et collectivement, de reprendre du pouvoir sur sa vie.

Évaluation du programme de dévictimisation

Cette démarche de dévictimisation a eu une résonance spectaculaire tant auprès des femmes en maison d'hébergement que des intervenantes. En effet, dans la foulée de ces formations, l'intervention en maison a adopté un nouveau visage et un nouveau langage est né autour d'*Horrore*. Des formatrices ont parcouru la province plus d'une fois, apportant une réponse concrète au sentiment d'impuissance qui émerge souvent suite à une prise de conscience de la victimisation. Durant les années 1990, cette formation avait le vent dans les voiles et le Regroupement a raffiné, d'année en année, cette nouvelle approche. Des publications sont d'ailleurs venues confirmer cette expertise et apporter un éclairage supplémentaire[2].

2. Mentionnons entre autres le guide *Les mensonges qu'Horrore me contait* (Prud'homme, 1991) qui accompagne les formations, le livret *La victimisation:*

Toutefois, au début des années 2000, le contexte social change, modifiant la façon de voir la victimisation et la reprise de pouvoir des femmes. En effet, nous constatons qu'en matière de violence conjugale des pas importants ont été franchis, dont l'adoption en 1995 d'une politique gouvernementale d'intervention en matière de violence conjugale, intitulée *Prévenir, dépister, contrer la violence conjugale*, entérinée par les six ministères et secrétariats québécois concernés. Plus largement, le féminisme a aussi favorisé la prise de pouvoir des femmes, de sorte que la socialisation des filles propose aujourd'hui d'autres comportements que la soumission et l'obéissance : une variété de modèles cohabitent et élargissent le registre des réponses et des comportements sociaux des filles, et ce, même si les processus de socialisation traditionnels les influencent encore à se définir en fonction de leurs relations amoureuses, du regard masculin et du désir de séduction. Ainsi, dans un contexte où les stéréotypes sexistes apparaissent transformés et sont devenus plus insidieux, une révision du programme de victimisation s'imposait. En effet, les jeunes femmes hébergées ne se reconnaissent pas nécessairement dans ce portrait traditionnel des rôles et des stéréotypes sexuels, où il est notamment question des privilèges des hommes, de la soumission des femmes et de l'oppression des hommes à l'endroit des femmes. Elles ont l'impression aujourd'hui d'avoir été élevées dans les mêmes conditions que leurs frères et de jouir des mêmes avantages.

D'un autre côté, les femmes reprennent collectivement du pouvoir, elles tolèrent moins longtemps la violence et savent qu'elles peuvent recourir à un ensemble de services. De plus, leurs stratégies sont devenues plurielles : aller en maison d'hébergement pour servir un ultimatum à son conjoint, visiter le site Shelternet[3] pour élaborer un scénario de protection, informer l'employeur de la violence vécue à la maison ou le prévenir du harcèlement possible de la part du conjoint, etc. Malgré cela, la violence continue de mettre en péril la vie de celles qui la subissent depuis trop longtemps. Il n'est donc pas

---

quand ça commence et où ça finit ? (Prud'homme, 1993), le guide de l'intervenante *L'intervention féministe en dévictimisation* (Bilodeau, 1993) et le livre *Vivre avec la peur, c'est assez ! Pour que la peur, le doute et la culpabilité ne freinent plus ma liberté !* (Prud'homme et Bilodeau, 1999).

3. Site Internet qui répond aux besoins des femmes victimes de violence conjugale au Canada et qui les met en lien avec les maisons d'hébergement : www.shelternet.ca.

étonnant que les femmes développent de plus en plus de problèmes connexes (toxicomanie, agressivité, itinérance, obsession du jeu, etc.), tout en souhaitant se distancier de l'image type de la femme victime, déprimée et incapable de s'affirmer. Nous constatons ainsi que la victimisation ne se manifeste plus de la même façon que nous la percevions dans les années 1980. Devant ce changement des paramètres sociaux et la complexification des situations, le Regroupement s'est questionné et a voulu actualiser la notion de victimisation des femmes en l'an 2000.

La formation *Les vigilantes de l'intervention féministe*

Un peu d'histoire

Dans le contexte où l'intervention féministe se révèle plus complexe à mettre en application compte tenu des nombreuses problématiques que vivent les femmes victimes de violence conjugale, le Regroupement se questionne dès 2002 sur la pertinence de son programme de formation continue et sur la forme qu'il pourrait prendre pour assurer une meilleure appropriation de son contenu par les intervenantes. Comment améliorer la pratique de l'intervention féministe en s'assurant qu'elle reflète les nouvelles réalités vécues par les femmes ? Comment amener toutes les membres d'une équipe à travailler en harmonie sachant qu'il existe un perpétuel roulement dans ces organisations et que l'intervention féministe est un modèle exigeant à intégrer ?

Ces questions sont d'autant plus pertinentes qu'il y a actuellement une tendance à privilégier une approche psychologique et clinique de la problématique des femmes violentées au détriment d'une vision sociale. La recherche et les programmes en violence conjugale ont largement contribué au développement de nos connaissances au cours des dernières années et, même si cet apport est riche et essentiel, il est arrivé qu'on perde de vue l'aspect collectif de l'intervention en violence conjugale et la défense des droits pour n'accorder de l'importance qu'à la dimension clinique de l'intervention individuelle. On remarque par ailleurs que ce glissement est influencé par le fait qu'on valorise, dans le réseau public et en milieu universitaire, la professionnalisation de l'aide individuelle aux victimes, jugeant dépassées l'intervention féministe et l'analyse sociale des difficultés vécues par les femmes, ou trop éloignées de la détresse individuelle. Cette perception négative de l'intervention féministe peut susciter chez certaines intervenantes des doutes quant à leur approche, tout comme cela peut en encourager d'autres à promouvoir l'intervention individuelle telle que pratiquée dans le réseau public. D'ailleurs, un sondage effectué en 2002 auprès des intervenantes en maisons d'hébergement a révélé que celles-ci souhaitaient en grande majorité recevoir une formation pratique sous forme de supervision clinique.

Devant les difficultés de former une superviseure de l'intervention féministe par région, le Regroupement a proposé une formule de vigilance dans chaque maison d'hébergement. Il s'agissait d'initier une ou deux intervenantes par maison au rôle de vigilante de l'intervention féministe. Né en 2002, le comité des vigilantes a conçu une formation et un guide offrant différents outils afin que chaque équipe de travail puisse examiner les questions soulevées par la vigilante au regard des principes et des objectifs de l'intervention féministe. S'en est suivie une tournée de formation dans quatre grandes villes stratégiques du Québec, auprès des vigilantes identifiées dans chacune des maisons.

Qu'est-ce que la formation des Vigilantes de l'intervention féministe ?

La formation des *Vigilantes de l'intervention féministe* est conçue autour de l'hypothèse que si les pratiques liées à l'intervention sont relevées, discutées et analysées en équipe, davantage de solutions cohérentes en regard des principes fondamentaux de l'approche féministe seront identifiées. Ainsi, le Regroupement s'est donné comme objectif d'outiller les vigilantes à animer des discussions d'équipe, à relever les écarts ou les contradictions dans la pratique des intervenantes, à susciter et à maintenir cette réflexion sur l'intervention féministe de telle sorte qu'elle puisse continuer à se préciser et à s'enrichir au fil des analyses.

La vigilante joue donc un rôle spécifique : elle n'est pas une experte, elle est le moyen que l'équipe se donne pour susciter les remises en question. Cette stratégie permet à toutes de garder le cap sur l'intervention féministe, de resserrer le discours de l'équipe, d'avoir une plus grande cohésion dans les interventions et de faciliter les prises de décision. Un tel cadre de vigilance met l'accent sur les risques de glissement par rapport aux principes féministes.

Par exemple, comme on l'a vu, il y a actuellement, chez certaines intervenantes, une tendance à survaloriser l'intervention sur le plan psycho-émotionnel au détriment d'une intervention à caractère plus collectif ou social ; ainsi, il leur paraît plus important de soutenir une femme qui pleure – en l'aidant à exprimer ses émotions – que de l'accompagner à la Cour ou d'organiser une action de lutte pour les droits des femmes. Et pourtant, l'intervention féministe s'est toujours définie comme une approche globale conjuguant l'intervention individuelle avec l'intervention « de cuisine », la solidarité entre femmes (par le biais de rencontres de groupe), les rapports égalitaires et la défense des droits. Or, la survalorisation de l'intervention psycho-émotionnelle peut susciter des tensions si une femme ne veut pas entreprendre une démarche de réflexion sur soi au moment où l'intervenante le lui propose. Il est possible, par exemple, que durant son séjour en maison, elle préfère s'engager dans un processus de reprise de pouvoir à travers des démarches légales ou de recherche de logement plutôt qu'exprimer ses émotions. Son choix peut alors être interprété par l'intervenante comme de la résistance à explorer ce qu'elle vit, alors qu'elle exprime tout simplement ses besoins. Si l'intervenante « s'acharne » sur la dite résistance, cela vient nécessairement interférer dans sa capacité à instaurer un rapport égalitaire, puisqu'elle n'est plus à l'écoute des besoins exprimés par cette femme. Autrement dit, tout ce qui est de l'ordre de vouloir à la place de l'autre, décider pour elle, materner, jouer à l'experte, contrôler, juger, vouloir sauver, etc. ne peut entrer dans le registre du rapport égalitaire. C'est en portant une attention spécifique à ces attitudes que l'intervenante pourra développer de véritables rapports égalitaires et être transparente et authentique dans son intervention.

Il s'avère alors encore plus important de valoriser l'intervention féministe dans les maisons, et de se rappeler en quoi et comment elle répond aux besoins des femmes dans une perspective de reprise de pouvoir. Dans ce sens, la vigilante est un moyen que l'équipe se donne pour prendre du recul face aux interventions qu'elle réalise et aux décisions qu'elle prend afin d'évaluer si elles sont réellement fidèles aux principes féministes. La vigilante a en sa possession les outils d'animation et de questionnement pour s'assurer que ces glissements soient relevés et qu'ensemble, les intervenantes revoient leurs stratégies d'intervention en cohérence avec les principes qui sont censés les guider.

Évaluation de la formation

Les principes de la Charte d'intervention sont au cœur de la formation *Les vigilantes de l'intervention féministe,* conçue en réponse aux besoins des intervenantes de préciser les fondements et stratégies de cette pratique. Toutes les conditions semblaient mises en place pour favoriser l'appropriation de l'intervention féministe et l'*empowerment* des femmes. Cependant, autant le contenu de la formation a provoqué de l'enthousiasme – notamment en regard des risques de glissement identifiés – autant le principe de s'en remettre à une vigilante a suscité un climat de méfiance dans plusieurs équipes. En moins d'un an, les équipes ont demandé à recevoir la formation des vigilantes afin d'en maîtriser le contenu et de se partager cette responsabilité plutôt que de l'accorder à une seule travailleuse. Elles manifestaient ainsi leur volonté de partager non seulement le savoir des vigilantes mais également leur responsabilité face à l'appropriation de l'intervention féministe. Cependant, la formation, les outils et les mécanismes tels qu'ils ont été conçus à l'origine n'étaient pas prévus pour alimenter une équipe, mais bien une seule intervenante censée jouer le rôle de vigilante. Par conséquent, la formation n'était plus adaptée et la fonction de vigilante s'est peu à peu diluée au sein des maisons, personne n'ayant spécifiquement le mandat d'identifier les pratiques à questionner.

L'accompagnement à *L'intervention féministe*

Un peu d'histoire

Suite à son bilan de la formation *Les vigilantes de l'intervention féministe,* le Regroupement a chargé un comité de l'adapter en fonction d'une équipe. Il a ainsi conservé l'aspect pratique ainsi que les fondements de la vigilance, à savoir les principes féministes et les risques de glissement. On se rappellera que la formule des vigilantes avait permis au Regroupement d'innover en matière de formation, c'est-à-dire de changer la pratique qui consiste à déléguer une personne à une formation de deux jours au profit d'un processus de formation et de réflexion qui se voulait continu. Mais devant notre constat d'échec, nous avons dû reprendre nos réflexions à leur point de départ.

Au même moment, les travailleuses de Relais-femmes suivent une formation sur l'accompagnement au changement offerte par Louise Lafortune, professeure en sciences de l'éducation à l'Université du Québec à Trois-Rivières ; elles invitent des partenaires ou groupes de femmes, dont le Regroupement, à se joindre à elles. Cette didacticienne propose de développer un modèle qui fera en sorte que les personnes accompagnées seront capables d'appliquer les connaissances acquises et de développer une autonomie réflexive. Cette démarche influencera évidemment la façon dont le Regroupement concevra les formations sur l'intervention féministe.

Qu'est-ce que l'accompagnement à **L'intervention féministe ?**

L'accompagnement consiste à offrir plusieurs sessions de deux jours avec des activités servant à approfondir la réflexion sur la pratique féministe des intervenantes, que ce soit durant la session ou entre les sessions. Un intervalle d'environ deux mois sépare les sessions qui se succèdent jusqu'à ce que l'équipe se sente autonome dans la réflexion sur sa propre pratique. Cette formule, accompagnée d'un journal personnel de réflexion, favorise d'abord, durant la première session, l'appropriation individuelle du matériel sur l'intervention féministe, en suscitant un regard sur ses propres interventions. Ensuite, lors de la deuxième session, l'accent se transfère progressivement vers l'équipe, sur sa capacité à se questionner collectivement et sur la capacité des intervenantes à se révéler les unes aux autres.

Cet accompagnement vise en fait à développer une pratique féministe à partir d'une analyse rétroactive des interventions réalisées auprès des femmes. Une des façons est d'apprendre à décortiquer les actions et intentions sous-jacentes à chacune des interventions. En d'autres mots, il faut être en mesure d'évaluer la cohérence entre les principes qui guident les intervenantes dans une intervention précise, les objectifs poursuivis, les stratégies envisagées et les techniques utilisées.

Dans ce contexte, l'accompagnement permet aux intervenantes de développer en harmonie les trois savoirs de l'intervention féministe : le savoir, le savoir-être et le savoir-faire. Toutes les activités visent à mettre en pratique ces différents savoirs et à tisser des liens entre eux au cours de l'intervention, qu'elle soit formelle ou informelle, en individuel ou en groupe. À force d'analyser rétroactivement les interventions pratiquées, les intervenantes développent le réflexe d'intégrer tous ces savoirs quand elles interviennent auprès des femmes.

Les référents de chaque savoir sont précisés par des indicateurs ou des questions. Par exemple, le *savoir* fait référence aux principes féministes tirés de la charte féministe (version 2003) énoncés comme suit :

> Le principe ultime : les femmes reprennent du pouvoir sur leur vie à travers la solidarité entre elles, les rapports égalitaires et la défense de leurs droits.
>
> Principe 1 : les femmes et les enfants ne sont pas responsables de la violence.
>
> Principe 2 : les femmes ont droit à l'autonomie, au respect et à la liberté.
>
> Principe 3 : les femmes ont le potentiel et les habiletés pour diriger leur vie et prendre des décisions qui sont dans leur intérêt (Prud'homme, 2008).

Ces principes guident chaque intervention et servent de référents pour évaluer les glissements possibles. Quant au *savoir-être*, il s'inspire de la définition du rapport égalitaire et de l'alliance que l'intervenante établit avec les femmes. En ce qui concerne le *savoir-faire*, il fait référence aux objectifs, stratégies et techniques utilisées pour toute intervention. L'intervenante se questionne ainsi rétroactivement en cherchant à savoir :

- qu'est-ce que je visais ?
- comment j'ai voulu atteindre cet objectif ?
- quels moyens ai-je utilisés ?
- qu'est-ce qui a ou n'a pas fonctionné dans cette intervention ?

Ce questionnement lui permet de prendre conscience de la façon dont elle a agi et d'identifier en quoi son intervention est cohérente ou non avec les principes féministes qui la sous-tendent. Cette évaluation lui permet d'améliorer sa pratique d'une fois à l'autre. Pour accompagner cette formation, plusieurs outils ont été développés, dont *Le petit guide de l'intervention féministe* (Prud'homme, 2008).

Évaluation de la démarche d'accompagnement

L'accompagnement à *L'intervention féministe,* prévu à l'origine sur deux sessions de deux jours, complétées ensuite suivant le nombre de jours désiré par les maisons, a fait l'objet d'un premier bilan au printemps 2009, après une tournée dans plus de 25 maisons membres du Regroupement. À la lumière des évaluations, le comité a conclu que ses objectifs avaient été atteints pour deux raisons : 1) L'appropriation de l'intervention féministe est favorisée, autant par la formule proposée que grâce à son contenu schématisé et structuré ; 2) L'intérêt pour questionner l'intervention féministe en équipe est clairement exprimé, puisque après la deuxième session, plusieurs maisons demandent d'autres rencontres avec la formatrice. Il reste à savoir si, avec le temps, cet engouement pour l'analyse rétroactive et la réflexion sur l'intervention féministe se maintiendra et si chaque équipe intègrera ses recrues dans cette démarche. Il est encore trop tôt pour le dire ; au fil des années, des redressements et ajustements s'imposeront probablement.

Conclusion

Voilà 25 ans, les maisons membres du Regroupement faisaient le choix d'intervenir dans une perspective féministe et, peu de temps après, elles adoptaient la Charte d'intervention qui confirmait ce choix tout en conviant l'ensemble des travailleuses, des administratrices et des militantes à travailler à partir des mêmes principes de gestion, d'intervention et de solidarité. Depuis, le Regroupement n'a de cesse de questionner sa mise en pratique. En effet, comment traduire le plus fidèlement possible ces principes dans les rapports que les intervenantes des maisons d'hébergement développent avec les femmes et entre elles-mêmes ? Pas si simple ! À travers ses expériences de formation, le Regroupement a dû faire face à toute la complexité de l'intervention féministe qui s'est révélée principalement sous deux aspects.

Un premier concerne l'adaptation de ses concepts à l'évolution de la société. En effet, la démarche de dévictimisation basée sur une conception de la socialisation stéréotypée a été confrontée au fait que les femmes qui trouvent refuge en maison d'hébergement changent elles aussi. Aujourd'hui, ces femmes correspondent moins à l'image des victimes d'antan et vivent une réalité plus complexe où se conjuguent des problématiques de toxicomanie, de maladie mentale, d'alcoolisme, d'agressivité, etc. Ces autres problématiques peuvent sembler «dérangeantes» ou «confrontantes» et peuvent dès lors entraîner les intervenantes dans des pratiques qui les éloignent de l'intervention féministe ou qui les placent en porte-à-faux avec leur objectif de faciliter la reprise de pouvoir des femmes à travers un rapport égalitaire.

Le deuxième aspect, le plus marquant, est lié à la difficulté de trouver l'équilibre et la juste mesure entre la façon de penser, la façon d'être et la façon de faire dans une perspective féministe. La formation des vigilantes et l'accompagnement à l'intervention féministe ont montré l'importance de s'y attarder. Il fut un temps où l'on croyait qu'être féministe suffisait pour pratiquer l'intervention féministe. C'était un leurre. Même si l'on croit en l'objectif ultime qui est de favoriser la reprise de pouvoir des femmes, il y a d'autres dimensions qui interfèrent dans la façon de l'atteindre: le regard que l'on porte sur la situation, sur la femme qui la vit, sur le pouvoir et ses dérives; l'attitude face à l'autre, le rapport qu'on lui propose, la façon de communiquer et c'est sans compter toutes les résonances personnelles ainsi que la relation entre tous ces éléments. Aucune de ces dimensions qui interagissent dans l'intervention féministe ne peut être ignorée ou isolée. L'expérience établit aussi que c'est à force de les étudier, de les questionner, de les pratiquer et de les remanier, individuellement et en équipe, que nous développons cette capacité à connecter principes, attitudes et habiletés dans toute intervention féministe qu'elle soit formelle ou informelle, en individuel ou en groupe.

Malgré les difficultés posées par cette perpétuelle remise en question, particulièrement dans un contexte où les équipes connaissent d'importants roulements de personnel, les maisons gardent le cap et n'ont jamais mis en cause leur choix de travailler selon une approche féministe. D'autant plus que cette conception de l'intervention développée par les féministes et le mouvement des maisons d'hébergement a été confirmée: l'intervention féministe est la meilleure avenue d'*empowerment* pour les femmes violentées (Damant, 2001). Ce choix s'est en outre consolidé lorsque le Regroupement a actualisé la Charte d'intervention en 2003, devenue depuis la Charte féministe des maisons membres.

À la lumière de ces trois expériences de formation, le Regroupement retient donc que l'appropriation de l'intervention féministe nécessite d'incessants allers-retours entre l'analyse et les besoins ainsi que des échanges continus sur les glissements observés, les questionnements et les doutes vécus en maison d'hébergement pour que les intervenantes acquièrent davantage de confiance en leur pratique. Et ce, afin d'améliorer l'efficacité des interventions, en particulier dans des contextes complexes et éloignés des référents habituels.

Dans ce sens, le mouvement des maisons a dû, plus d'une fois, sortir des sentiers battus pour développer un modèle d'intervention féministe à son image et qui correspond de plus en plus à sa vision. À l'instar de la société, l'approche féministe est en perpétuelle évolution ; rien ne doit jamais être tenu pour acquis, parce que ses paramètres sont en continuel changement, tout autant que les intervenantes et les femmes elles-mêmes. En définitive, arrimer nos démarches de formation afin non seulement de mettre en pratique l'intervention féministe, mais aussi l'actualiser demande une vigilance de tous les instants !

Bibliographie

Bilodeau, Dominique (1993). *Guide de l'intervenante*, fascicule 1 : *L'intervention féministe en dévictimisation*, Regroupement provincial des maisons d'hébergement et de transition pour femmes violentées, document interne.

Chapman, Jane Roberts et Margaret Gates (1978). *The Victimization of Women*, Beverly Hills / Londres, Sage.

Damant, Dominique (2001). *Le processus d'empowerment des femmes victimes de violence conjugale à travers le système judiciaire*, CRI-VIFF, coll. Études et Analyses, n° 14, juin.

Paquin, Guylaine et Diane Mahoney (1986). « Cadre théorique du rapport de stage : pratique spécialisée II », travail présenté à Gisèle Legault, École de service social, Université de Montréal.

Prud'homme, Diane (1991). *Les mensonges qu'Horrore me contait*, Regroupement provincial des maisons d'hébergement et de transition pour femmes victimes de violence conjugale, document interne.

Prud'homme, Diane (1993). *La victimisation : quand ça commence et où ça finit ?*, Regroupement provincial des maisons d'hébergement et de transition pour femmes violentées, document interne.

Prud'homme, Diane (2004). *Le petit guide de vigilance*, Regroupement provincial des maisons d'hébergement et de transition pour femmes victimes de violence conjugale, document interne.

Prud'homme, Diane (2008). *Le petit guide de l'intervention féministe,* Regroupement provincial des maisons d'hébergement et de transition pour femmes victimes de violence conjugale, document interne.

Prud'homme, Diane et Dominique Bilodeau (1999). *Vivre avec la peur, c'est assez ! Pour que la peur, le doute et la culpabilité ne freinent plus ma liberté !,* Montréal, Logiques.

Regroupement provincial des maisons d'hébergement et de transition pour femmes victimes de violence conjugale (1990). *La Charte d'intervention,* document interne.

Regroupement provincial des maisons d'hébergement et de transition pour femmes victimes de violence conjugale (2003). *La Charte féministe des maisons membres,* document interne.

Riposte des femmes (1984). *On apprend à être victime, on peut le désapprendre,* Montréal, document interne.

Trente ans après... Les défis de l'intervention féministe dans les centres d'aide et de lutte contre les agressions à caractère sexuel (CALACS)[1]

Chantal Robitaille et Danièle Tessier

Introduction

Depuis leur mise sur pied, les centres d'aide et de lutte contre les agressions à caractère sexuel (CALACS) prônent une analyse féministe des agressions à caractère sexuel, ainsi qu'une pratique d'intervention en cohérence avec cette analyse. Bien qu'au fil des années, à travers des contextes sociaux et politiques changeants, les CALACS aient su maintenir leur allégeance à l'analyse féministe de même

1. Le présent article exprime le point de vue de deux militantes de longue date dans les CALACS et dans le mouvement des femmes au Québec. Danièle Tessier est agente de liaison et promotion au Regroupement québécois des CALACS et Chantal Robitaille est intervenante au CALACS Châteauguay.
Le CALACS Châteauguay a été créé en 1979 par et pour des femmes de sa communauté. Au cœur des festivités de son 30e anniversaire, il maintient le cap sur sa mission de base qui consiste à offrir des services d'aide (écoute téléphonique, aide individuelle, groupes de soutien et accompagnement médicolégal) aux adolescentes de plus de 14 ans et aux femmes adultes agressées sexuellement, à sensibiliser les intervenantes et la population à la problématique des agressions à caractère sexuel et à susciter des réflexions sociales et collectives en vue d'apporter des changements sociaux à cet égard. Le travail fait en matière de défense des droits des femmes agressées sexuellement s'inscrit dans cet esprit et vise à inscrire les préoccupations et les intérêts de ces femmes à l'agenda politique. Le CALACS Châteauguay est un des centres membres du Regroupement québécois des CALACS qui compte aujourd'hui 24 membres dans l'ensemble du Québec.

qu'à cette approche d'intervention, nous pensons que certains enjeux actuels sont susceptibles de faire obstacle à la poursuite des objectifs initiaux prônés par l'intervention féministe.

Ce texte vise notamment à susciter la réflexion sur les plus récents défis auxquels sont confrontés les CALACS dans l'application des principes qui guident leur intervention auprès des adolescentes et des femmes agressées sexuellement. Nous verrons en premier lieu dans quel contexte se sont mis en place les CALACS et quels sont les principes sous-jacents à leur approche. Nous examinerons, en deuxième lieu, comment s'actualisent ces pratiques féministes dans un contexte sociopolitique de plus en plus conservateur, marqué par un antiféminisme virulent et par la montée d'un courant d'individualisme et de professionnalisation des pratiques d'intervention dans le domaine communautaire. En dernier lieu, nous nous attarderons aux impacts de ce contexte sociopolitique eu égard aux pratiques d'intervention féministe et au maintien de ses postulats politiques.

La mise sur pied des CALACS, des ressources alternatives féministes

Les années 1970 sont témoins de l'émergence d'un mouvement féministe nord-américain fort qui met de l'avant une nouvelle approche de la problématique du viol. Inspirées du vécu et de l'expérience des victimes d'agression sexuelle elles-mêmes, plusieurs auteures (Hanmer, 1984; Griffin, 1972; Brownmiller, 1975) dénoncent alors l'analyse du viol comme problème individuel et proposent une lecture sociologique et politique du phénomène en le considérant non pas comme un acte sexuel mais comme un acte de violence. Dans cette perspective, le viol est « la conséquence inévitable du type de socialisation que reçoivent dans la société patriarcale les hommes et les femmes » (Griffin, 1972, citée dans Vandal, 1997a: 9). Ainsi, Griffin (1972) soutiendra que « le processus de socialisation mène au viol[2] », alors que Brownmiller clamera que « les femmes sont dressées pour être victimes du viol » (1975: 375). Dès lors, les messages reçus dans l'enfance cantonnent dès leur plus jeune âge les garçons et les filles dans des rôles distincts et stéréotypés, lesquels servent à construire

2. http://www.cybersolidaires.org/histoire/docs/1980b.html, consulté le 3 mars 2010.

les rapports hommes-femmes et engendrent des rapports de domination. Le viol est donc la manifestation ultime de la domination masculine. Belotti (1973), quant à elle, contribuera largement à préciser l'influence des conditionnements sociaux sur la formation du rôle féminin dans la petite enfance.

L'analyse féministe du viol développée plus particulièrement par le mouvement des femmes états-unien sera le combustible des CALACS dès leurs premières luttes. Et pour cause ! Au début des années 1970, la situation des femmes victimes de viol au Québec est difficile en raison de la méconnaissance de la problématique et des préjugés répandus à l'égard des victimes et, bien sûr, d'un manque flagrant de ressources spécifiques leur étant destinées. Dans les faits, au moment de leur mise sur pied durant les décennies 1970 et 1980[3], les CALACS sont confrontés à un système judiciaire empreint de jugements sexistes à l'égard des femmes et peu adapté aux besoins de celles qui ont été agressées sexuellement. À titre d'exemples, les services policiers estimaient trop souvent que les cas de viol étaient non fondés ; les hôpitaux refusaient d'accueillir ces femmes ; certains établissements du réseau de la santé et des services sociaux les percevaient comme une clientèle marginale et la population entretenait des préjugés à leur endroit et, plus largement, à l'égard des agressions à caractère sexuel.

En réaction aux divers obstacles rencontrés par les femmes agressées sexuellement cherchant de l'aide ainsi qu'en l'absence de ressources aptes à répondre à leurs besoins spécifiques, les CALACS voient le jour progressivement. Soucieux d'offrir une réponse alternative aux victimes d'agression sexuelle, ceux-ci s'inspireront de l'analyse féministe du viol, telle que formulée par les Américaines. Les CALACS mettront ainsi à profit l'apport théorique de ces dernières en développant une compréhension et une analyse qui dénoncent la vision individualisée et culpabilisante du viol sur laquelle sont fondées la plupart des théories psychologiques et des interventions sociales.

Fondamentalement, l'intervention féministe repose sur une lecture sociopolitique qui soutient que la source des difficultés éprouvées par les femmes n'est pas d'ordre psychique, mais résulte plutôt

3. Plusieurs des centres se sont implantés au cours de cette période, une plus petite proportion dans les années 2000.

d'une oppression spécifique à leur endroit[4]. En d'autres mots, les problèmes auxquels elles sont confrontés relèvent initialement de facteurs sociaux, économiques, politiques et légaux et des institutions qui contribuent à les opprimer (Worell et Remer, 1992, citées dans Vandal, 1997a: 24).

L'intervention féministe : fondements et stratégies

Trois principes fondamentaux dessinent les contours de la pratique des CALACS; nous les résumerons brièvement. Le premier stipule que «le privé est politique», invitant ainsi les femmes à prendre conscience de l'oppression sociale qu'elles vivent quotidiennement et à faire le lien avec l'oppression spécifique qu'elles ont vécue en étant agressées sexuellement. Il vise, en outre, à permettre aux femmes de ne plus se sentir responsables de la violence subie en l'appréhendant dorénavant comme un problème social et un outil de contrôle patriarcal[5]. Ce principe soulève également l'importance d'être critique face aux théories traditionnelles (en psychiatrie et en psychologie notamment), lesquelles «pathologisent» fréquemment les réactions ou les comportements des femmes. En d'autres mots, dans le cadre d'une intervention féministe, il apparaît essentiel de ne pas aborder les femmes à partir de diagnostics cliniques et de leur apposer des étiquettes péjoratives, qui souvent ne tiennent pas compte des impacts du système social sur l'individu ni des rapports de pouvoir et de hiérarchie au sein des sphères privée et publique. Enfin, ce principe postule l'importance de susciter des changements sociaux et d'impliquer les femmes dans la réalisation de ceux-ci. Il s'actualise, entre autres, par l'utilisation de l'intervention de groupe, approche qui permet aux femmes aux prises avec des problèmes similaires d'entreprendre un cheminement personnel, d'échanger

---

4. Les CALACS se sont toujours opposés à l'utilisation d'une approche centrée sur le psychisme individuel, à l'image, entre autres, de la psychanalyse. La raison fondamentale de ce refus tient au fait que la psychanalyse ainsi que d'autres courants en psychologie minimisent l'influence des facteurs externes (sociaux) au profit de l'étude de l'environnement relationnel et émotif de la personne et de ses mécanismes de défense face à la réalité.

5. Le contrôle patriarcal s'inscrit dans une société qui, par l'entremise de son histoire, ses traditions, ses lois, ses mythes, ses préjugés, ses croyances et ses symboles promeut, entretient, maintient et assigne une place subordonnée aux femmes.

entre elles et, par ricochet, de collectiviser leurs difficultés (Corbeil et coll., 1983 : 98). Il favorise également l'implication sociale et le militantisme des femmes en les invitant à devenir des agentes de changement dans leur milieu de vie, en les encourageant à devenir membres ou militantes dans les CALACS ou dans d'autres groupes et mouvements sociaux.

Le deuxième principe vise à favoriser la mise en place de relations égalitaires entre les intervenantes et les femmes aidées. Ce principe découle de la volonté des intervenantes féministes de ne pas reproduire des rapports de pouvoir tels que ceux vécus par les femmes dans la société. Dans cette optique, les intervenantes s'appliquent, entre autres, à démystifier la notion d'« expert » en partageant leurs connaissances, leurs outils et, au besoin, certains aspects de leur vie personnelle (situation familiale, amoureuse) et en se positionnant comme faisant partie d'un même groupe social, en l'occurrence celui des femmes. De plus, elles considèrent que les femmes sont les mieux placées pour identifier leurs problèmes et trouver des solutions.

Le troisième principe a pour objectif de valoriser l'autonomie et la perspective des femmes et, en cela, d'échapper aux carcans imposés par une société hétérosexiste qui :

> […] repose sur l'idée que la vie de la femme doit être organisée et définie par rapport à celle de l'homme [et qui se] fonde sur l'idée erronée que toutes les femmes doivent se marier et avoir des enfants et qu'une femme ne peut s'épanouir que dans le mariage et la maternité. […] Les relations amoureuses entre hommes et femmes sont glorifiées et sanctifiées alors que les relations entre personnes de même sexe sont critiquées et dénigrées […] (Comité canadien sur la violence faite aux femmes, 1993, cité dans RQCALACS, 2002 : 34).

L'autonomie des femmes passe donc par la déconstruction des rapports de sexe présentés comme inéluctables. Concrètement, cette prémisse de l'intervention féministe cherche, d'une part, à mettre en lumière les forces et les acquis des femmes et, d'autre part, à faire reconnaître que les caractéristiques et les valeurs qui leur ont été attribuées traditionnellement sont positives, voire souhaitables et applicables, tant pour les femmes que pour les hommes, et s'avèrent même nécessaires aux changements sociaux (Vandal, 1997a : 47). Par exemple, la compassion n'est pas une caractéristique exclusivement féminine.

Dans la pratique, les intervenantes accompagnent les femmes afin qu'elles acquièrent une plus grande estime de soi, qu'elles identifient et expriment leurs besoins, leurs désirs et leurs émotions et qu'elles prennent des décisions de façon autonome (Corbeil et coll., 1983: 92). Elles les soutiennent aussi vers une prise de conscience de leur corps, de leur sexualité et de leur rapport au plaisir, et ce, à l'extérieur des normes sociales et des valeurs dominantes dictées par les stéréotypes sexuels qui régissent le comportement des femmes. En somme, pour les CALACS, l'intervention féministe est un outil qui permet aux femmes de s'affranchir des carcans sociaux réducteurs; elle offre un tremplin à l'affirmation de soi en favorisant une nouvelle conscience critique des rouages de la société patriarcale et en préconisant un engagement pour le changement social.

Un travail de démystification, d'information et de déculpabilisation

Le travail d'intervention au sein d'un CALACS est axé sur les conséquences de l'agression sexuelle identifiées par les femmes, que ce soit au début ou en cours de processus. En effet, pour une grande majorité d'entre elles, la honte, la culpabilité, une faible estime de soi et, par le fait même, une incapacité à s'affirmer, à exprimer ses besoins et ses limites, font partie des conséquences qui affectent leur vie, leur bien-être. Ces entraves, auxquelles il faut ajouter les difficultés relationnelles (affectives et amoureuses), les difficultés reliées à l'expression ou l'appropriation d'une sexualité saine et satisfaisante, sont malheureusement renforcées en raison des apprentissages sexistes imposés aux filles dès leur plus jeune âge.

Dès lors, l'essentiel du travail en intervention est orienté en fonction des besoins et des aspirations des femmes. Quelle démarche souhaitent-elles entreprendre? Dans quels buts? Que viennent-elles chercher auprès d'un CALACS? En ce sens, on se doit de leur rappeler qu'elles sont au cœur de la démarche et que, sans leur implication ou leur engagement, le travail sera partiel et peu satisfaisant. Il importe également de préciser que l'intervenante agit à titre d'accompagnatrice ou de guide. Une telle remarque aide généralement à mettre en place des rapports plus égalitaires entre aidante et aidée. En outre, les femmes sont informées à propos des services offerts et des orientations féministes du groupe. Ces informations sont divulguées dans le but de leur permettre d'évaluer si le CALACS constitue la bonne ressource pour répondre à leurs besoins et à leurs attentes.

À partir de ce moment, plusieurs CALACS invitent les femmes à définir les termes du contrat ou à se donner un objectif de travail. Une telle implication de leur part risque fort d'orienter la démarche et de leur procurer un sentiment de réalisation à la fin du suivi. Certes, l'objectif peut évoluer en cours de route, mais il doit rester concret, réaliste et réalisable. À titre d'exemple, une femme peut dire: «je souhaite être capable de parler de ma situation d'agression avec mon conjoint d'ici deux mois». Par contre, un objectif exprimé en ces termes: «je veux être mieux» ou «je veux augmenter mon estime de soi» nous apparaît trop vague.

Les femmes sont invitées à évaluer, ponctuellement, le déroulement des rencontres et à donner leur appréciation du rôle joué par l'intervenante. Celle-ci doit par ailleurs préciser les limites de son intervention. Elle ne dispose pas d'une baguette magique ni d'un remède miracle pour atténuer la douleur ou régler une difficulté. Un tel rappel permet d'installer une relation thérapeutique plus égalitaire où les responsabilités de chacune sont mieux définies. Cela met en lumière aussi les forces et les capacités des femmes à trouver des solutions pour améliorer leur situation.

Dans le cadre de l'intervention, un important travail sur le sentiment de culpabilité est réalisé. Ce sentiment est généralement présent chez les femmes qui se croient responsables, en tout ou en partie, de l'agression sexuelle qu'elles ont vécue. Il s'agit d'un thème incontournable lorsqu'on parle d'agressions à caractère sexuel. Le fait d'expliquer aux femmes que la violence sexuelle s'inscrit dans le contexte d'une société banalisant et tolérant la violence faite aux femmes permet d'introduire cette notion à la base de l'intervention féministe, à savoir «le privé est politique».

Le travail d'intervention vise donc à amener les femmes à comprendre qu'elles ne sont pas responsables de l'agression, et ce, en défaisant les mythes et préjugés qu'elles ont souvent intégrés. Ces mythes attribuent toujours la responsabilité à la victime en raison de sa tenue vestimentaire, de son attitude, de sa sortie à une heure tardive, de sa consommation d'alcool, etc. Au contact de ces femmes, nous avons compris que cette culpabilité découle également de l'impression qu'elles n'ont pas su prévenir l'agression. Dans les cas d'agressions dans l'enfance, les messages de l'agresseur qu'elles ont intégrés («Il ne faut pas en parler à maman sinon...», «Si tu parles, maman va être triste...», «Tu aimes ça...») contribuent à nourrir leur sentiment de responsabilité et, conséquemment, de culpabilité.

De plus, le fait qu'une majorité de femmes connaissent l'agresseur (70 à 85 %) et entretiennent un lien étroit avec lui cristallise la confusion et, par ricochet, leur sentiment de responsabilité. Ce sentiment est d'autant plus prégnant lorsqu'elles n'ont pas dévoilé ni dénoncé la situation d'agression : « Si je l'avais dénoncé à ce moment-là, on aurait vu que je n'étais pas consentante ou d'accord avec ce qui se passait. » Enfin, on sait pertinemment que la peur, la crainte des représailles, la honte sont aussi des facteurs susceptibles de confiner les femmes au silence.

Le travail d'information sur la problématique des agressions à caractère sexuel devient, quant à lui, un moyen pour les aider à mieux identifier les causes de la violence faite aux enfants et aux femmes et à reconnaître l'impact du contexte social dans lequel celle-ci survient, contexte qui légitime et banalise cette violence. Dans la foulée, l'intervenante réitère que, face à toute expression de violence, c'est l'agresseur qui est responsable.

Le travail d'intervention consiste également à aider les femmes « à comprendre leur situation, à nommer, à démêler et à exprimer leurs émotions, leurs sentiments, etc. » (Vandal, 1997b : 32). Il s'agit, entre autres, de les encourager à identifier tout ce qu'elles ont déployé comme efforts, comme compétences et comme stratégies de protection, d'adaptation et de survie suite à l'agression (ou aux agressions). Avec le recul, ces mécanismes peuvent paraître inadéquats, voire destructeurs, mais il est fort probable qu'ils aient été nécessaires à leur survie. Une fois ces mécanismes reconnus comme tels, les femmes souhaiteront développer d'autres habiletés sociales.

Afin de valoriser la perspective des femmes, il importe de les encourager à prendre des décisions en fonction de leurs besoins, à s'accorder une place et du temps pour prendre soin d'elles-mêmes, ce qui ne va pas de soi, car, en raison de l'apprentissage des rôles sexués, elles continuent de vouloir avant tout prendre soin des autres. Aussi, « les intervenantes sont soucieuses d'amener les femmes à apprécier la valeur des autres femmes, à développer des liens avec d'autres femmes afin de mieux comprendre le caractère social de leurs conditions de vie » (Vandal, 1997b : 37).

Dans le contexte d'intervention des CALACS, il est à noter que la colère des femmes n'est pas démonisée. Au contraire, elle a sa place, elle n'est pas systématiquement synonyme de destruction, elle peut même être un carburant incroyable pour faire des choix et poser des actions concrètes. Les intervenantes aident les femmes à « analyser leur colère, à en identifier la source de manière à permettre un recul, une prise de conscience» (Vandal, 1997b : 37).

Des outils et des emprunts

L'intervenante dispose de différents outils en appui à son travail d'intervention. Des textes de réflexion sur une panoplie de sujets (par exemple : affirmation de soi, colère, communication, émotions, estime de soi, reprise de pouvoir, sexualité) ou encore des exercices peuvent être remis aux femmes en vue de les soutenir dans leur cheminement.

Dans l'accomplissement de leur travail d'intervention, les CALACS font des emprunts à d'autres approches. La thérapie radicale est depuis longtemps une source d'inspiration puisqu'elle partage avec l'intervention féministe plusieurs de ses valeurs et fondements analytiques :

> L'approche radicale s'est développée en Californie au cours des années 1960-70, en réaction à la psychiatrie traditionnelle. Elle s'oppose à l'idée que la détresse des gens est uniquement de source personnelle. Elle soutient qu'elle prend sa racine dans les inégalités sociales créées par le système capitaliste et patriarcal dans lequel nous vivons. Le but de la thérapie radicale est de redonner du pouvoir aux personnes en les aidant à combattre l'oppression intériorisée (Vandal, 1997b : 41).

Plusieurs CALACS s'inspirent de trois grandes composantes de la thérapie radicale, en tout ou en partie. Tout d'abord, le concept du *triangle du sauvetage* permet d'analyser ou de comprendre les rôles joués par une personne dans le cadre de ses relations interpersonnelles. Le triangle du sauvetage réfère à l'interaction de trois rôles : celui de la victime, de la sauveuse et de la persécutrice. Autrement dit :

> Tenir un de ces rôles amène nécessairement à jouer les deux autres. La victime se sent impuissante et obtient l'aide de la sauveuse. En aidant la victime, la sauveuse fait plus que sa part et dépasse ses limites. Elle devient alors irritée, en colère et agit comme persécutrice. Se sentant coupable d'avoir agi de la sorte, elle devient victime à son tour ou encore sauveuse (Vandal, 1997b : 42).

On comprendra alors l'importance, confirmée par Vandal, « de briser cette dynamique qui maintient des relations inégalitaires et souvent insatisfaisantes » (1997b : 42). Concrètement, en intervention, on peut utiliser ce concept du *triangle du sauvetage* pour analyser les relations familiales entretenues par les femmes. En général, celles-ci réussissent très bien à identifier les dynamiques en place.

L'autre concept de la thérapie radicale qui est utilisé est celui des oppressions intériorisées, mieux connues sous l'appellation de *flics*. « Les flics sont des discours moralisateurs basés sur des idées fausses que nous avons intégrées à propos de nous-mêmes, par exemple : t'es folle, t'es stupide, t'es menteuse, etc. » (Vandal, 1997b : 42). Clairement, pour plusieurs femmes agressées sexuellement dans l'enfance, ces discours ont été fréquemment entendus et, même si une fois arrivées à l'âge adulte, elles les ont enfouis profondément, elles continuent néanmoins d'en subir les contrecoups.

Le dernier emprunt à la thérapie radicale est celui des outils de communication qui permettent d'établir des communications claires, honnêtes et réfléchies, en proposant des consignes précises pour les utiliser dans le respect des personnes impliquées dans le processus. Ces outils (« comment ça va », clarification de malaises, appréciation) peuvent être utilisés dans le cadre d'un groupe de soutien pour améliorer les communications parmi les femmes du groupe ou pour outiller les femmes afin d'améliorer leurs habiletés communicationnelles avec le conjoint, par exemple.

Les CALACS s'inspirent également de l'approche d'intervention développée par Ellen Bass et Laura Davis dans leur livre *The Courage to Heal* (1988) qui inclut un cahier d'exercices très utile. Cette approche s'adresse aux survivantes d'agression sexuelle dans l'enfance et s'appuie sur les expériences concrètes de ces femmes. Le processus de guérison envisagé comporte 14 étapes et sera utilisé selon les besoins des femmes :

1. prendre la décision de guérir
2. affronter les moments de crise provoqués par la résurgence des souvenirs et des sentiments reliés à l'agression
3. retrouver ses souvenirs et les sentiments associés à l'agression
4. reconnaître ce qui est arrivé
5. briser le silence afin de chasser la honte
6. se déculpabiliser
7. reprendre contact avec sa propre vulnérabilité

8. apprendre à se faire confiance
9. prendre le temps de pleurer ses souffrances
10. exprimer sa colère
11. confronter directement l'agresseur et/ou la famille (selon chaque femme)
12. se pardonner à soi-même
13. faire place à la spiritualité
14. résolution et action (Vandal, 1997b: 44).

Avec les années, les intervenantes ont aussi puisé parmi différentes approches en psychologie (humaniste, holistique) et acquis de nouvelles connaissances sur le développement humain, les mécanismes de défense, le stress post-traumatique, etc.

Au plan des techniques d'intervention, bien que la parole soit souvent l'outil privilégié, certaines femmes qui s'expriment mieux à travers l'art (la peinture, le dessin) ou l'écriture (journal de bord, poèmes) sont encouragées à le faire. Il n'est donc pas rare d'accueillir les femmes avec le matériel nécessaire pour leur permettre d'exprimer les émotions qu'elles vivent et qu'elles tentent d'exorciser. Ainsi, certaines intervenantes mettent à leur disposition des coussins, matelas, bâtons de baseball, raquettes, etc., pour qu'elles expriment physiquement leur peine ou leur colère ou encore elles les accompagnent dans des endroits isolés pour qu'elles puissent crier leur détresse, leur souffrance.

Les femmes issues de la diversité

Dans le cadre de leur pratique d'intervention, les CALACS accueillent de plus en plus de femmes issues de la diversité. Les centres développent donc progressivement une pratique qui « implique une intervention transversale où l'intervenante intègre, dans ses façons de faire et ses décisions, une préoccupation pour les droits des femmes davantage discriminées et des femmes autochtones en tâchant de tenir compte de comment les lois, politiques, programmes et services publics sont, peuvent être porteurs d'oppressions et de discriminations » (RQCALACS, 2008b: 6). Les intervenantes sont soucieuses de reconnaître, par exemple, la diversité des codes culturels et leur signification et d'utiliser un langage accessible, clair et culturellement sensible (recours à un interprète, à la langue des signes, etc.). Dans un tel contexte, elles tentent d'analyser leurs propres référents culturels en lien avec leur histoire, leur identité afin de mieux travailler avec et auprès des femmes de la diversité.

*

Certes, les pratiques d'intervention des CALACS sont nombreuses et variées ; cette courte incursion dans l'histoire n'a pas la prétention d'en faire le tour… Cependant, il importe de retenir que notre travail vise principalement à soutenir les adolescentes et les femmes agressées sexuellement dans l'exploration, l'analyse et la résolution de leurs difficultés, et ce, dans une perspective d'*empowerment* individuel et collectif.

L'intervention féministe sous influence : un danger de dérive

C'est avec vigueur et conviction que les CALACS maintiennent le cap sur une analyse féministe des agressions à caractère sexuel et sur ses principes d'intervention, mais force est de constater que, trente ans après l'énonciation de ces principes, certains facteurs agissent sournoisement pour compromettre leur actualisation.

L'analyse des agressions à caractère sexuel

L'analyse sociopolitique des agressions à caractère sexuel véhiculée par les CALACS affirme que la violence sexuelle est un problème social qui prend ses racines dans une société sexiste où, encore aujourd'hui, les hommes détiennent un plus grand pouvoir au sein des structures sociales, la socialisation continue à établir des rapports de sexe inégaux et la violence sexuelle demeure, malgré les efforts de sensibilisation et de conscientisation du mouvement des femmes, largement banalisée, tolérée, voire cautionnée[6]. Par ailleurs, les attaques à l'endroit du mouvement féministe et, par ricochet, à l'endroit de l'intervention féministe continuent à circuler et à s'exprimer de manière virulente. Selon certains discours, le féminisme serait dépassé, l'égalité entre les hommes et les femmes étant atteinte. Un autre message populaire, et fort répandu, soutient que le mouvement féministe a contribué à plusieurs maux sociaux, tels

6. Cette analyse, souvent jugée radicale, demeure toujours prégnante dans le réseau des CALACS et se transmet largement auprès de la relève.

que la crise existentielle des garçons et des hommes. Nul doute que ces attaques et affirmations démagogiques nuisent à la crédibilité de notre discours sociopolitique sur la violence faite aux femmes et affectent l'approche que nous défendons.

Un autre facteur qui vient saper notre analyse des agressions à caractère sexuel concerne la tendance à l'individualisation des problèmes vécus par les hommes et les femmes. Ce phénomène laisse peu de place à l'aspect collectif des problématiques sociales. Dans un tel contexte, une analyse basée sur l'oppression selon le sexe, telle que celle prônée par les CALACS, n'est malheureusement plus «à la mode»; au contraire, elle est perçue comme rétrograde, voire obsolète. L'ensemble de ces facteurs sociaux met à rude épreuve les principes d'intervention qui guident nos pratiques. Toutefois, les intervenantes des CALACS demeurent confiantes et réitèrent la pertinence de leur approche:

> Nous sommes convaincues de l'importance de poursuivre le travail d'éducation populaire pour contrer le discours individualiste et ne pas perdre le discours et l'analyse sociopolitique (RQCALACS, 2008a: 30).

Bien que les intervenantes des CALACS continuent de promouvoir la pertinence de leur orientation féministe, certaines dérives se font néanmoins sentir et laissent présager des glissements qui, s'ils ne sont pas mis en lumière, pourraient nuire au maintien et à la mise en application des principes fondateurs de notre intervention.

Des principes mis à rude épreuve ou les écueils de la pratique

La mise en œuvre du principe «le privé est politique» a toujours posé un défi particulier dans le cadre de l'intervention auprès des adolescentes et des femmes dans les CALACS. En effet, il est difficile d'effectuer un travail de conscientisation sociopolitique dans un contexte où la majorité des femmes se présentent sous le choc d'un événement traumatique récent ou en proie à une grande détresse émotive ou psychologique suite à des années de violence ou d'agressions répétées. Ce constat a d'ailleurs été fait par bon nombre d'intervenantes des CALACS il y a plusieurs années (Vandal, 1997a: 69).

Dans le même esprit, la complexité et la lourdeur des problématiques auxquelles les femmes agressées sexuellement sont confrontées ont favorisé, du côté des intervenantes, l'adoption d'une approche davantage axée sur les aspects émotionnels de leur vécu, c'est-à-dire une intervention répondant aux besoins immédiats des adolescentes et des femmes dont la détresse et la souffrance sont palpables. Si l'intervention s'est enrichie d'une perspective psychologique, constate Vandal (1997a: 175), en contrepartie, le travail d'intervention «conscientisant» demeure, quant à lui, plus difficile à inscrire dans les pratiques. À ce titre, nous remarquons le confort grandissant des intervenantes vis-à-vis cette pratique d'intervention axée sur le vécu émotionnel, pratique d'autant plus attrayante que les retombées positives paraissent plus faciles à mesurer. Par exemple, l'intervenante apprécie le fait que les femmes comprennent mieux la source de leur chagrin ou de leur colère, qu'elles sont capables de cerner les conséquences des agressions dans leur vie et de maîtriser les flashbacks qui surgissent spontanément. En revanche, le travail d'intervention conscientisant reste généralement plus difficile à mettre en œuvre: d'une part, ses effets sont moins perceptibles et mesurables à court et à moyen terme et, d'autre part, il implique l'appropriation par les femmes d'une analyse critique de la société patriarcale et la mise en action d'un engagement social. Tel que le suggère Flibotte (2004: 8), si l'on souhaite laisser ou redonner à l'action collective ses lettres de noblesse, il faudra «remettre constamment en perspective et relativiser la valorisation qu'on peut éprouver à travers la prestation de services individuels».

Dans nos sociétés occidentales où domine une approche psychologique, voire biologique, des problèmes, où règne l'individualisme, il y a fort à parier que sera mise en péril toute perspective d'intervention stipulant que les femmes doivent prendre conscience du sexisme et de l'oppression sociale auxquels elles sont confrontées et devenir des agentes multiplicatrices de changement dans leur milieu de vie. En effet, tenter d'engager les femmes dans une démarche de groupe ou d'implication sociale en vue de participer à des changements sociaux n'est pas un processus aisé.

Bien que le travail de groupe soit au cœur des pratiques d'intervention des CALACS et soit identifié comme l'approche permettant le mieux, ou le plus facilement, d'effectuer un travail de conscientisation (Vandal, 1997a: 92), il ne figure pas spontanément parmi les approches privilégiées par les femmes qui nous consultent. Par exemple, lors d'un appel téléphonique, il arrive que les femmes dévoilent pour la première fois les agressions à caractère sexuel qu'elles ont subies. Il va sans dire que la perspective d'en parler devant un groupe peut leur faire peur et qu'elles préfèrent, pour la plupart, « briser la glace » avec une intervenante dans le cadre d'une rencontre individuelle. C'est donc principalement en réponse aux besoins exprimés par les femmes que l'approche individuelle a gagné, au cours des années, une place plus importante dans l'intervention des CALACS. En d'autres mots, c'est en partie en raison de notre souci et de notre volonté de répondre aux besoins immédiats des femmes que, paradoxalement, est apparu ce glissement dans nos pratiques. Cette orientation vers une approche d'intervention individuelle, qui caractérise davantage les pratiques actuelles des CALACS, se trouve en outre renforcée par le présent contexte sociopolitique en matière de santé et de services sociaux. En effet, on observe un désengagement de l'État dans certains dossiers faisant en sorte que des organismes d'aide et de lutte comme les nôtres doivent plus souvent qu'autrement prendre le relais des services publics dont la mission est d'offrir un soutien psychosocial.

La place grandissante de l'intervention individuelle axée sur le vécu émotionnel des femmes représente donc un glissement, voire un dérapage progressif vers une certaine professionnalisation de nos pratiques[7]. Nous estimons qu'une telle conception de l'intervention individuelle pourrait avoir un impact négatif sur la capacité des CALACS à actualiser et à conjuguer les trois volets que sont l'aide, la prévention et la lutte. Ce dérapage pourrait, en effet, avoir comme conséquence de restreindre nos pratiques à ce type d'intervention individuelle et à mettre de côté nos activités de sensibilisation et de prévention de même que nos actions collectives pour le changement social. Ultimement, l'impact de ces changements dans nos pratiques pourrait modifier à son tour notre analyse sociopolitique de la violence sexuelle.

Nous devons demeurer vigilantes quant aux risques découlant d'une professionnalisation de nos pratiques qui nous engagerait dans une logique de services et dans des rapports bureaucratiques souvent encouragés par l'État. Juxtaposée à « l'intégration de profes-

7. Bien qu'elle soit surtout source d'inquiétude et perçue négativement, la professionnalisation peut aussi être positive (voir le chapitre sur la professionnalisation des pratiques dans Lamoureux, 2007). Ainsi, au fil des années, notre travail quotidien auprès des adolescentes et des femmes agressées sexuellement a contribué à approfondir les connaissances au sujet de la problématique des agressions à caractère sexuel : il s'agit là d'une forme de professionnalisation ou de spécialisation qui n'est pas, à nos yeux, négative.

sionnels diplômés et formés à des méthodes formelles et structurées d'intervention» (Lamoureux, 2007: 35), cette professionnalisation pourrait contribuer à la disparition des fondements politiques qui caractérisent nos pratiques alternatives. L'encadrement récent de la pratique de la psychothérapie par le Code des professions (projet de loi 50) s'inscrit dans un mouvement plus large de professionnalisation des pratiques dans la sphère de la santé mentale et des relations humaines. La promotion d'une relation thérapeutique «professionnelle» se trouve donc au cœur des valeurs prônées par le réseau public de la santé et des services sociaux. En tant que groupe d'action communautaire autonome financé par l'État, nous ne sommes pas à l'abri des pressions qui pourraient s'exercer à notre égard, nous obligeant à offrir des services «professionnels» du même type que les services publics au détriment de nos approches alternatives.

De plus, notre volonté d'établir des relations égalitaires avec les femmes aidées risque fort d'être affectée par cette professionnalisation de l'intervention, laquelle tend à modifier la perception que les femmes ont de la relation thérapeutique. Les connaissances et le statut social des intervenantes font en sorte que les femmes ont tendance à hiérarchiser la relation d'aide, en d'autres mots, à placer l'intervenante en position de supériorité. En outre, la manière dont les femmes sont accueillies, écoutées sans jugement et validées dans leurs expériences et leurs émotions, possiblement pour la première fois de leur vie, peut favoriser une certaine «glorification» de l'intervenante. Également, leur fragilité ou leur vulnérabilité peut teinter leurs attentes à l'égard des intervenantes, considérées dès lors comme des «expertes». Or, les efforts de l'intervenante visant à démystifier cette notion d'expert, en se positionnant comme femme qui partage certaines inégalités ou situations d'oppression, vont à contre-courant du vent de professionnalisation qui envahit les milieux d'intervention sociale. Une formation des intervenantes qui se réduirait à l'apprentissage d'approches formelles et structurées d'intervention peut mettre en péril la démystification du rôle d'expert. Cette orientation constitue, en outre, un risque de dilution de la perspective critique des fondements historiques de l'intervention féministe desquels découle l'analyse des rapports de pouvoir entre les sexes.

Par ailleurs, conjuguée à cette professionnalisation de l'intervention, se dessine une certaine dépolitisation et déradicalisation des groupes de femmes et de leurs pratiques. Selon Descarries (2008), dépolitisation et déradicalisation se définissent de la manière suivante :

> Parler de dépolitisation suppose que le pragmatisme, les réalités immédiates et la diversité des besoins exprimés par les femmes prennent préséance sur l'action politique globale. Parler de déradicalisation désigne plus spécifiquement l'éloignement ou l'abandon des apports théoriques et des principes d'action ayant été les points de convergence du militantisme politique (dans RQCALACS 2008a : 30).

À la lumière de cette définition et face aux enjeux de la professionnalisation et de l'individualisation de l'intervention, les CALACS apparaissent sujets à une certaine dépolitisation de leurs pratiques d'intervention. Cette dérive vers l'intervention individuelle plus axée sur les besoins émotionnels des femmes était, il y a plusieurs années déjà, source d'inquiétude pour des intervenantes des CALACS (Vandal, 1997a : 68).

Les centres sont toutefois demeurés fidèles, du moins théoriquement, à l'intervention féministe et ils sont toujours convaincus de sa pertinence pour aider les adolescentes et les femmes agressées sexuellement. En somme, dans la mesure où les facteurs énoncés plus haut menacent l'intervention féministe, nous devons trouver un meilleur équilibre entre le travail d'intervention « conscientisant » et le travail d'intervention axé sur le vécu émotionnel des femmes.

En guise de conclusion

Les CALACS s'inscrivent au cœur d'une société en évolution. Si les années 1970 ont été propices à mettre en lumière les problèmes vécus par les femmes, à élaborer une analyse sociopolitique de ceux-ci et à développer une approche d'intervention cohérente avec cette analyse, les décennies suivantes ont apporté des changements qui ont ébranlé l'analyse sociale de la violence sexuelle et, conséquemment, les principes d'intervention féministe. Rappelons que l'intervention féministe se veut initialement un outil pour favoriser une prise de conscience critique de la société et des rapports sociaux de sexe, et que les principes au cœur de l'intervention féministe préconisent l'émergence de cette conscience critique en trois temps. Premièrement, il s'agit de favoriser la prise de conscience par les femmes de l'oppression sociale qu'elles subissent en lien avec la violence qu'elles ont vécue dans le but de susciter des changements sociaux. Deuxièmement, cette approche promeut l'établissement de relations égalitaires entre l'aidante et l'aidée et, troisièmement, elle cherche à mettre en lumière les forces et les acquis des femmes en les considérant comme des actrices aptes à résoudre leurs problèmes et à trouver des solutions.

Bien que le volet « conscientisant » de leur travail ait toujours posé un défi aux intervenantes, il importe que les prémisses qui ont guidé et guident toujours leur pratique d'intervention féministe ne s'effritent pas au profit d'une pratique moins politisée et conscientisante. Nous sommes inquiètes de la tendance qui se dessine et de ses effets dévastateurs si elle perdure. Il est clair que les attaques virulentes contre le féminisme, la primauté de l'individuel face au social et la professionnalisation des pratiques communautaires sont autant de facteurs qui menacent les visées politiques de l'intervention féministe. En ce sens, nous devons réagir à un certain discours conservateur selon lequel on doit « traiter » l'individu de manière ciblée plutôt que de l'aborder dans sa totalité. Le gouvernement actuel, par l'entremise de ses programmes de santé publique, prône d'ailleurs des orientations et un plan d'action axés sur une approche curative des problèmes sociaux, évacuant par le fait même toute approche sociale.

Depuis les années 1970, les CALACS sont porteurs d'une analyse globale qui conjugue trois volets : l'aide, la prévention et la lutte en matière de défense de droits. Ces trois dimensions doivent continuer à coexister et à interagir pour réussir à véritablement contrer le problème de la violence sexuelle. Face aux pressions extérieures – le contexte sociopolitique, l'antiféminisme ambiant, l'individualisme, etc. –, les centres doivent rester vigilants afin de ne pas devenir exclusivement des organismes d'aide, au détriment des autres volets que sont la prévention et la lutte sociopolitique.

Ces constats suscitent davantage de questions que de réponses. Notre interrogation centrale demeure la suivante : comment trouver un équilibre entre, d'une part, un travail d'intervention axé sur l'écoute et la réponse aux besoins des femmes ayant vécu un événement traumatique et, d'autre part, un travail d'intervention conscientisant qui repose sur une analyse sociale et féministe et vise l'engagement social des femmes ? À ce sujet, les défis évoqués par Claudette Vandal en 1997, dans un document de réflexion sur l'intervention féministe au sein des CALACS nous paraissent, encore aujourd'hui, d'une grande pertinence. Un premier défi réside dans notre capacité de réflexion et de questionnement sur les emprunts effectués à d'autres modèles d'intervention pour consolider l'approche d'intervention féministe. En effet, nous l'avons mentionné précédemment, l'augmentation du nombre de demandes d'aide et la complexité des problèmes rencontrés par les femmes ont incité les intervenantes à s'inspirer d'autres modèles d'intervention afin d'améliorer leur pratique. Certes, on peut estimer que, par ces emprunts, les CALACS ont enrichi leur approche et développé une pratique originale. Encore faut-il demeurer vigilantes pour s'assurer que ces emprunts correspondent à l'analyse et aux principes de l'intervention féministe. Le deuxième défi identifié par Vandal (1997a) consiste à ne pas perdre de vue la dimension politique de notre travail d'intervention, aspect que nous avons d'ailleurs largement abordé dans le cadre de cet article.

Enfin, le troisième défi vise notre capacité à inclure et à adapter nos pratiques à la diversité des femmes. De fait, les réalités des femmes autochtones, des lesbiennes, des femmes issues de l'immigration ou réfugiées et des femmes vivant avec un handicap sont demeurées longtemps méconnues et sont toujours sous-représentées au sein des CALACS. Cependant, les années 1990 ont vu l'émergence d'une série de travaux et de débats qui ont amené le mouvement des femmes à se doter de principes visant à lutter contre toutes formes de racisme, de discrimination et d'exclusion et à refléter sa solidarité avec les femmes subissant des discriminations multiples. Dans cette mouvance, le Regroupement québécois des CALACS a participé à une vaste réflexion sur ce sujet.

Or, le défi actuel consiste à mieux articuler une intervention féministe intersectionnelle à nos pratiques. En effet, la présence accrue de femmes issues de la diversité exige que l'intervenante intègre, dans ses façons de faire, une préoccupation pour ces femmes et une approche « culturellement sensible ». Cette attention fera en sorte, par exemple, que l'intervenante s'informera du contexte historique et géopolitique dans lequel ces femmes ont vécu et de la situation des agressions à caractère sexuel dans leur milieu de provenance (RQCALACS, 2008b : 6).

En somme, bien que l'élaboration d'une intervention mieux adaptée aux besoins des femmes issues de groupes minoritaires et aux prises avec des discriminations multiples reste un défi important à relever, le chemin parcouru par les CALACS démontre néanmoins une grande capacité à répondre aux besoins des femmes. Cependant, nous croyons, à l'instar de Vandal (1997a), qu'il faut nous accorder davantage d'espace et de temps pour discuter des enjeux qui interpellent notre pratique. Plus que jamais, l'interaction des trois volets de notre mission initiale – aide, prévention et lutte – est primordiale et nous permet de rester focalisées sur celle-ci. Cet exercice de réflexion critique nous semble essentiel car, comme l'évoque Lamoureux:

> [...] il faut, de temps en temps vérifier si [...] les groupes gardent toujours le cap sur ce qui justifie leur existence. [...] Si cette vérification doit se faire à partir d'un questionnement sans complaisance, elle doit d'abord et avant tout éviter de sombrer dans le marais d'un moralisme improductif et être plutôt un exercice pro-actif de solidarité (2007: 15-16).

C'est dans cette optique que nous avons tenté de mettre en lumière certains enjeux de l'intervention féministe telle que pratiquée par les CALACS afin de ne pas perdre de vue l'important projet de changement social que se sont donné les femmes à l'aube des années 1970 et que les CALACS soutiennent depuis, pour les milliers d'adolescentes et de femmes agressées sexuellement qu'ils ont aidées et aident toujours.

Bibliographie

Bass, Ellen et Laura Davis (1988). *The Courage to Heal. A Guide for Women Survivors of Child Abuse*, New York, Harper & Row.

Belotti, Elena Gianini (1973). *Du côté des petites filles*, Paris, Éditions des femmes.

Brownmiller, Susan (1979). *Le viol*, Paris, Seuil.

Corbeil, Christine et Isabelle Marchand (2007). « L'intervention féministe intersectionnelle: un nouveau cadre d'analyse et d'intervention pour répondre aux besoins pluriels des femmes marginalisées et violentées », conférence présentée au colloque international RÉSOVI, Montréal, 22-24 octobre 2006.

Corbeil, Christine, Carole Lazure, Gisèle Legault et Ann Pâquet-Deehy (1983). *L'intervention féministe. L'alternative des femmes au sexisme en thérapie*, Montréal, Saint-Martin.

Descarries, Francine (2008). « Professionnalisation, pratique militante et féministe », *À la croisée des chemins*, Actes du congrès du RQCALACS, 5-8 juin, p. 29-31.

Flibotte, Liane (2004). «Les services individuels et l'action collective: un mariage possible?», colloque *De l'éducation populaire à l'action politique dans une perspective féministe*, XXe congrès de l'R des centres de femmes, 16-18 juin.

Griffin, Susan (1972). *Le viol, crime américain par excellence*, Montréal, L'Étincelle.

Lamoureux, Henri (2007). *L'action communautaire. Des pratiques en quête de sens*, Montréal, VLB, coll. Partis pris actuels.

Regroupement québécois des CALACS (2002). *Base d'unité des CALACS*, document interne.

Regroupement québécois des CALACS (2008a). *À la croisée des chemins*, Actes du congrès, 5-8 juin.

Regroupement québécois des CALACS (2008b). *Lutte contre l'intersection des discriminations. Travaux pour l'intégrer à la pratique des CALACS et du RQCALACS*, document interne préparé par Pilar Barbal i Rodoreda.

Vandal, Claudette (1997a). *Les pratiques d'intervention féministe dans les centres d'aide et de lutte contre les agressions à caractère sexuel (CALACS)*, mémoire de maîtrise (intervention sociale), Université du Québec à Montréal.

Vandal, Claudette (1997b). *L'intervention féministe dans les centres d'aide et de lutte contre les agressions à caractère sexuel (CALACS)*, RQCALACS.

Quand on ne peut détourner le regard : violence conjugale chez les lesbiennes et féminisme

Karol O'Brien, en collaboration avec Christine Corbeil

> *De manière générale, on craint que le fait de discuter publiquement de la violence dans les relations lesbiennes ne renforce les stéréotypes à l'égard des lesbiennes et nuise par le fait même au mouvement des femmes victimes de violence conjugale en alimentant des attitudes négatives à l'encontre du féminisme* (Ristock, 2002, notre traduction).

Il y a quelques années, le Centre de solidarité lesbienne (CSL) a tenté de lancer un débat sur une liste de discussion féministe. La question posée était la suivante : est-il possible de recourir à l'analyse et à l'intervention féministe dans une situation de violence conjugale chez un couple de lesbiennes, autrement dit, lorsque l'agresseure est une femme ? La question a provoqué un débat passionné et la boîte de courriels du Centre s'est remplie rapidement de messages, dont certains nous lançaient, de manière pas toujours sympathique, des tomates virtuelles ! Nous avons alors compris qu'il peut être périlleux d'aborder la problématique de la violence conjugale sous l'angle de la violence commise par les femmes et, en l'occurrence, au sein des couples lesbiens. En évoquant ainsi la question de la violence des femmes, nous ébranlions certains fondements de la pensée féministe dominante ; en d'autres mots, nous nous heurtions à une certaine « orthodoxie » féministe pour qui seule la violence des hommes existe. Malgré les réactions négatives suscitées par notre questionnement, nous avons maintenu notre intention d'ouvrir un espace de discussion et d'analyse plutôt que de nous obliger à garder le silence.

Notre conviction profonde est que toute violence – peu importe le sexe de la personne qui agresse – est inadmissible et doit être dénoncée en raison des préjudices qu'elle cause à la victime, à ses proches et à sa communauté. Du moment que nous défendons cette position, nous sommes conscientes de remettre en question certains présupposés de la pensée féministe et de soulever ce que d'aucunes qualifieraient de paradoxe. Le commentaire de Janice Ristock, cité en épigraphe du présent article, résume bien la difficulté à susciter une telle réflexion. Quoi qu'il en soit, nous persistons à croire que l'analyse féministe ne peut s'en tenir aux seuls rapports hommes-femmes pour expliquer la violence sans risquer de perpétuer l'invisibilité de la problématique de la violence conjugale chez les lesbiennes (Letellier, 1994). Par ailleurs, en refusant de considérer la question des comportements violents de certaines femmes, nous pensons, à l'instar de Watremez, que « l'analyse féministe du patriarcat oblitère [...] un pan important des rapports sociaux de sexe : l'hétérosexualité comme système politique » (Watremez, 2005 : 86).

Pour lever le voile sur cette réalité de la violence des femmes qui affecte plus particulièrement la communauté lesbienne et tarde à être reconnue comme un problème social, nous examinerons dans un premier temps les raisons à l'origine d'un tel mutisme, pour ensuite évaluer les répercussions de cette dénégation sur les victimes et les agresseures, et sur notre capacité à concevoir des programmes d'intervention innovants. À la lumière des analyses féministes produites sur la violence conjugale depuis les années 1980, nous examinerons la pertinence de parler de convergences ou de divergences entre les couples lesbiens et les couples hétérosexuels qui sont aux prises avec cette problématique. À ce jour, les études publiées sur cette question sont encore trop embryonnaires et marginales pour que l'on puisse référer à un véritable corpus de connaissances théoriques et empiriques nous permettant d'appréhender la violence entre lesbiennes de manière approfondie et d'aller à l'encontre des préjugés et des mythes à son égard. Le travail de recherche et de sensibilisation doit donc se poursuivre, tant dans les milieux féministes que du côté des instances gouvernementales et judiciaires, afin que soit brisé le mur du silence entourant cette réalité. Le présent texte veut marquer un pas en ce sens. Au terme de celui-ci, nous esquisserons divers éléments caractéristiques d'une pratique d'intervention féministe auprès des lesbiennes victimes de violence conjugale et des agresseures. Puis, nous conclurons en évoquant les défis pour le mouvement des lesbiennes et pour le féminisme d'une véritable reconnaissance de la problématique de la violence entre lesbiennes.

Pour élaborer cette réflexion, nous avons puisé dans notre expérience de coordonnatrice du Centre de solidarité lesbienne depuis plusieurs années. Nous sommes également redevable à la sociologue française Vanessa Watremez[1] qui a effectué un stage au sein de notre organisme et avec laquelle nous avons longuement réfléchi à cette question. De plus, il y a lieu de souligner l'apport de la Coalition nationale anti-violence (National Coalition of Anti-Violence Programs[2]) aux États-Unis qui publie régulièrement des informations sur les questions de violence entre lesbiennes et de crimes haineux.

La violence conjugale chez les couples lesbiens : une réalité encore occultée

Il est frappant de voir avec quelle unanimité des chercheures et des intervenantes déplorent le fait que la violence dans les relations lesbiennes soit passée sous silence dans les milieux féministes et lesbiens (Chesley, MacAulay et Ristock, 1992; Côté, 1997; Watremez, 2005). Soulevée pour la première fois aux États-Unis aux débuts des années 1980, cette question y fait maintenant l'objet de plusieurs recherches et campagnes de sensibilisation (Watremez, 2006). Au Québec, il faudra attendre le milieu des années 1990 pour que démarre un tel mouvement. Créé en 1996, le Groupe d'intervention en violence conjugale chez les lesbiennes (GIVCL)[3] tente, depuis ce temps, de sensibiliser la communauté féministe et la communauté

1. Étudiante au doctorat en travail social à l'Université Laval, Vanessa Watremez s'intéresse à la question de la violence dans les relations lesbiennes; lors d'un séjour à Montréal, elle a travaillé en collaboration avec le Groupe d'intervention en violence conjugale chez les lesbiennes (GIVCL) et fait un stage au Centre de recherche interdisciplinaire sur la violence familiale et la violence faite aux femmes (CRI-VIFF).
2. Cette coalition regroupe 35 associations de lesbiennes, gais, bisexuels et transgenres, réparties dans 14 États américains. Ces associations documentent et défendent les victimes de violence homophobe et lesbophobe, de crimes haineux, de violence anti-sida, de harcèlement criminel, de violence conjugale, d'agression sexuelle, de brutalité policière et d'autres formes de victimisation. Le CSL est l'un des deux organismes à l'extérieur des États-Unis qui fait partie de cette coalition. Les rapports annuels de cette coalition peuvent être consultés à l'adresse suivante : www.ncavp.org.
3. Issu du GIVCL, le Centre de solidarité lesbienne (CSL) est le seul lieu au Québec qui offre des services aux lesbiennes dans les domaines de la violence conjugale,

lesbienne à l'importance de parler ouvertement de cette problématique. Force est de constater que peu de progrès a été enregistré à cet égard : le sujet demeure tabou et tarde à sortir de l'ombre. À quoi peut-on attribuer ce silence ? À l'homophobie environnante, à la peur du regard de l'autre sur soi et sur sa communauté ? Certaines auteures évoquent tout simplement la crainte « de noircir encore plus l'image négative que l'on se fait de la communauté lesbienne » (Chesley, MacAulay et Ristock, 1992). Pour notre part, nous pensons aussi que plusieurs lesbiennes hésitent à mettre en péril la crédibilité acquise depuis l'adoption de la législation sur l'union civile et l'homoparentalité[4]. Car, faut-il le préciser, accepter de parler de la violence des lesbiennes évoque le danger d'être à nouveau mises au ban de la société, voire d'être traitées de mauvaises mères lorsqu'il y a présence d'enfants. À souligner également cette crainte de la récupération par les lobbies masculinistes, trop heureux de s'emparer de ces statistiques sur la violence des femmes pour nourrir leur haine des femmes – et des féministes – et conclure à une symétrie avec la violence masculine (Poulin, 2005 ; Watremez, 2005). En regard d'un tel sentiment de vulnérabilité face à des manifestations de misogynie et d'homophobie, on peut comprendre que la communauté lesbienne soit plus encline à perpétuer le mythe selon lequel l'amour entre deux femmes, « c'est forcément beau, doux et tendre » (Poulin, 2005 : 27). Un deuxième mythe mérite tout autant d'être déconstruit dans cette quête pour une meilleure appréhension de la violence des femmes : il s'agit du stéréotype voulant que, par nature, les femmes soient non violentes, sous-entendant, du même souffle, que les hommes sont naturellement violents. Opposée à cette idée de « naturalité » des sexes, Watremez (2002, 2005) rappelle plutôt, avec plusieurs autres, que les rapports sociaux de sexes sont des construits sociaux et que l'on doit éviter de les imaginer comme étant immuables ou inscrits dans la biologie des individus[5].

du bien-être et de la santé. Il se définit comme un organisme communautaire, féministe et autonome.

4. Au Québec, la Loi instituant l'union civile (loi 84) promulguée en 2002 constitue une avancée majeure pour la reconnaissance de la conjugalité homosexuelle et de l'homoparentalité (Chamberland, Jouvin et Julien, 2003).

5. Pour une présentation plus détaillée des différents points de vue féministes (matérialiste, lesbianisme politique et « différentialiste ») sur la violence sexuée, voir l'article de Watremez publié dans la revue *Recherches féministes* en 2005.

Fort d'une certaine crédibilité gagnée dans l'univers social au cours des récentes décennies[6], le mouvement des femmes québécois hésite à compromettre ses avancées et à stimuler ses détracteurs en reconnaissant publiquement que les femmes peuvent aussi endosser l'habit de l'agresseur. La tension entre le mouvement des femmes et le Centre de solidarité lesbienne sur cette question est donc palpable. Le travail de sensibilisation à cette réalité s'effectue de manière souterraine, à l'image des premières rencontres de conscientisation féministes organisées jadis dans les cuisines, à la différence que ces rencontres se tiennent aujourd'hui dans les locaux des groupes de femmes. Cette difficulté à soulever la question de la violence au sein des couples lesbiens, le Centre de solidarité lesbienne la ressent chaque fois que des discussions de groupe sont organisées sur le sujet. Le constat est éloquent: la fréquentation de ces rencontres demeure éminemment faible. Et pour cause, rares sont celles qui souhaitent être associées à la problématique de la violence conjugale, que ce soit en tant que victime ou agresseure. Il est à noter que les lesbiennes qui entretiennent des liens avec le CSL ne sont pas les seules à refuser d'aborder ce thème: la résistance se situe également du côté des intervenantes dans les ressources d'aide. En effet, plusieurs d'entre elles redoutent d'avoir à intervenir dans des situations de violence conjugale sachant qu'elles risquent de connaître personnellement la victime ou l'agresseure[7]. De toute évidence, l'absence de savoir-faire et le malaise ressenti devant les victimes et les agresseures, qui peuvent appartenir à leur réseau social, constituent des obstacles justifiant le fait que les intervenantes préfèrent se soustraire à cette réalité ou en taire la fréquence.

D'autres enjeux expliquent ce malaise à traiter ouvertement du dossier de la violence des femmes. Se pourrait-il que cette problématique interpelle les intervenantes tant dans leur vie personnelle que professionnelle ? En privilégiant le point de vue des victimes, le mouvement des femmes – incluant le mouvement des lesbiennes – a

6. Pensons, entre autres, au capital de sympathie acquis lors de la Marche des femmes contre la violence et la pauvreté (*Du pain et des roses*) qui s'est tenue au Québec en 1995 et lors de la Marche mondiale des femmes en l'an 2000, autre initiative de la Fédération des femmes du Québec, qui a mobilisé des milliers de femmes dans le monde entier.

7. Les lieux de sociabilité étant peu nombreux et la proximité étant très grande au sein de la communauté lesbienne, il est difficile de préserver la distance requise dans le cadre d'une intervention.

ainsi évité de soulever cette épineuse question. Or, notre fréquentation de la communauté lesbienne nous oblige à reconnaître que les femmes sont certes des victimes, mais aussi des agresseures. Admettre cette réalité ne va pas de soi, mais il y a davantage. Nous croyons que l'abus de pouvoir peut être une stratégie que nous, féministes, comme tout être humain, pouvons utiliser pour arriver à nos propres fins, pour impressionner quelqu'un ou pour le rabaisser. D'où l'importance non seulement de mettre en relief la violence au sein des couples lesbiens, mais aussi d'entamer une réflexion sur notre propre violence, en tant que parent, intervenante, amie ou collègue.

Dans ces circonstances, l'appui du mouvement féministe québécois représente un enjeu majeur. Doté d'une grande expertise en matière de violence faite aux femmes, tant du point de vue de l'analyse que de l'intervention, il a fait de cette problématique son principal cheval de bataille depuis les années 1970. Des luttes mémorables ont été menées pour obtenir protection, justice et réparation au nom des victimes. Des chercheures, des intervenantes et des militantes ont produit un savoir et un savoir-faire féministes contribuant à rompre le silence qui entoure la violence conjugale, à l'identifier comme un problème social de nature systémique et à réclamer la mise en place de protocoles d'intervention spécifiques, particulièrement dans les domaines médical, psychosocial, judiciaire, policier[8]. Cependant, un tel cadre d'analyse passe encore sous silence l'existence d'une violence exercée par des femmes, confirmant ainsi la difficulté d'aborder cette réalité, notamment en raison de la peur du « dérapage » qui y est associée, laquelle sème le doute et la confusion dans le milieu féministe et dans la société en général (Côté, 1997).

La violence conjugale chez les couples lesbiens et hétérosexuels : similitudes et différences

Que savons-nous précisément de la violence conjugale chez les couples lesbiens ? Comment appréhender ce phénomène alors que l'on dispose de si peu d'outils pour en mesurer l'ampleur et les

8. En 1995, le Gouvernement du Québec adoptait une Politique gouvernementale axée sur la prévention, le dépistage et le soutien aux victimes de violence conjugale. Plusieurs campagnes de sensibilisation à la violence faite aux femmes (affiches, publicité dans les médias, etc.) ont fait partie de la stratégie gouvernementale pour aider les victimes à briser le cercle de la violence.

conséquences ? Comme toute autre forme de violence, les estimations de la violence entre partenaires intimes (hétérosexuels et homosexuels) sont bien en deçà de la réalité : la honte ressentie par les victimes, leur négation du problème, le manque de services d'aide immédiats, la nécessité continuelle de poursuivre les activités et campagnes de sensibilisation à cette problématique sont autant d'éléments qui contribuent à perpétuer ce silence. Dans l'état actuel des recherches sur la violence homosexuelle, il est impossible d'avancer des statistiques précises et fiables sur la prévalence du phénomène[9]. Selon la Coalition américaine de lesbiennes, gais, bisexuels et transgenre (National Coalition of Anti Violence Program), on estime qu'environ 20 à 24 % des lesbiennes sont victimes de violence conjugale[10]. Ces données, issues de sources américaines, sont toutefois très approximatives compte tenu « qu'il s'agit d'une population marginale et camouflée » (Poulin, 2005 : 27).

Étant donné l'émergence des recherches sur le sujet, plusieurs questions se posent : comment s'exerce la violence au sein des couples lesbiens ? Peut-on prétendre qu'elle est différente de la violence vécue chez les couples hétérosexuels ? En ce qui a trait aux types de violence exercés, elle revêt des formes analogues : violence physique (coups de poing, strangulation), violence psychologique (dénigrement, humiliation), violence verbale (menaces, cris) et violence sexuelle (agressions à caractère sexuel) (Watremez, 2002 ; O'Brien, 2009). En revanche, il appert que la violence masculine se distingue de la violence lesbienne : « À la différence de la violence masculine qui est légitimée par un système social de domination, la violence entre lesbiennes [...] n'a pas pour but l'affirmation, le maintien et le renforcement du pouvoir d'un groupe social sur un autre » (Watremez, 2002). La violence lesbienne doit ainsi être interprétée comme « un rapport de pouvoir et de contrôle que l'un des partenaires détient sur l'autre », souligne Watremez (2005 : 85). D'après les témoignages recueillis au Centre de solidarité lesbienne, les cas de lesbiennes ayant vécu plusieurs relations amoureuses marquées par la violence ne sont pas rares. Privées de modèles de référence – autre que le modèle conjugal hétérosexuel –, elles invoquent leur incapacité à déceler les abus de pouvoir ou le contrôle excessif de leur

9. Présentement, nous ne disposons pas de statistiques canadiennes sur le sujet.

10. Cette estimation de la violence parmi les couples lesbiens serait donc comparable à celle des couples hétérosexuels.

partenaire, celles-ci se justifiant souvent en disant: « c'est comme ça que se passe dans la communauté ». En général, l'agresseure banalise la violence, sans égard à la gravité de l'agression, pour éviter la confrontation et la reconnaissance de sa responsabilité.

Pour leur part, les réactions des victimes vont de la négation de la violence, au recours à la police *in extremis*, en passant par une incapacité à mettre un terme à une relation abusive. À l'instar de la violence entre partenaires hétérosexuels, les principales raisons invoquées pour ne pas quitter l'agresseure sont: la gentillesse de la partenaire une fois la crise passée, la crainte de sombrer dans la pauvreté et de perdre son réseau social, le blâme que l'on s'inflige en pensant être responsable de la violence (Watremez, 2002). Par ailleurs, il existe une violence spécifique à l'égard de la communauté lesbienne, à savoir la violence lesbophobe (O'Brien, 2009). Cette violence peut prendre la forme d'un harcèlement en ce qui touche le dévoilement (*coming out*) et viser les milieux dans lesquels évolue la victime, soit son milieu de travail, sa famille, ses amis-es, sa communauté religieuse ou culturelle. Prenons l'exemple d'une situation où l'agresseur appelle 20 à 30 fois par jour sa victime à son lieu de travail. Contrairement aux recours dont dispose une femme hétérosexuelle – qui peut demander à ses supérieurs que l'on filtre ses appels ou consulter un programme d'aide aux employés – pour une lesbienne vivant une situation analogue, les démarches pour obtenir de l'aide risquent d'être beaucoup plus stressantes et ardues. Dans ce cas-ci, la victime se retrouve face à un dilemme: doit-elle révéler son orientation sexuelle ou seulement se dire victime de violence conjugale, sans mentionner le sexe de l'agresseure?

Les enjeux liés à l'une et l'autre situation sont considérables. Nombreuses sont les victimes qui préfèrent quitter leur emploi, malgré les lourdes conséquences économiques. Or, les victimes ont parfois recours à cette stratégie à répétition et mettent ainsi en péril leur situation financière, car la probabilité de se trouver un nouvel emploi après de nombreuses démissions s'amenuise en général. L'agresseure peut également menacer de révéler le lesbianisme de sa partenaire à la famille, dans son réseau social et professionnel, ou encore, à l'école que fréquentent les enfants le cas échéant. La pression exercée sur les victimes est donc très forte. Par conséquent, plusieurs préfèrent endurer la situation de violence conjugale et en « gérer » les conséquences. En l'occurrence, en raison de cette menace latente de voir révélée leur orientation sexuelle, les lesbiennes font moins appel au système judiciaire que les hétérosexuelles. En effet, la perspective de devoir témoigner devant les policiers, les enquêteurs, le procureur et la cour, sans compter le risque de voir sa photographie publiée en première page des journaux dans certains cas, contribue au maintien du silence face à la violence vécue.

Comme nous le constatons, la lesbophobie, définie comme un ensemble d'attitudes négatives et de préjugés à l'égard des lesbiennes et du lesbianisme, et la lesbophobie intériorisée, soit l'intégration de ces mêmes préjugés, jouent un rôle non négligeable dans l'expression de la violence dans les couples lesbiens et dans la difficulté des victimes à s'extraire d'une relation violente. À ce titre, Watremez estime que la lesbophobie intériorisée « peut aller jusqu'à la haine de soi et peut devenir une façon de penser sa partenaire selon les cadres lesbophobes, hétéronormatifs et sexistes, cadres qui permettraient de développer, de légitimer et d'organiser la violence » (2005 : 90). Dans un tel contexte, outre les menaces de dévoiler l'orientation sexuelle de sa conjointe, la lesbophobie peut s'exprimer par le dénigrement des lesbiennes en général et la négation de la relation amoureuse dans son réseau social. Enfin, la lesbophobie intériorisée, doublée d'une crainte de susciter des réactions lesbophobes autour de soi, peut aussi expliquer pourquoi les victimes tardent à demander de l'aide auprès des services sociaux et juridiques (Chesley, MacAulay et Ristock, 1992).

Les ressources d'aide comme partie prenante du problème...

Selon certaines données, il faut en moyenne 35 agressions pour qu'une victime hétérosexuelle se décide à quitter son conjoint ; il en faut 55 dans le cas des lesbiennes. Également, la peur de ne pas être prise au sérieux lors d'une demande d'aide contribue à retarder le dévoilement d'une situation de violence au sein des couples lesbiens. Sous prétexte qu'il s'agit tout au plus d'une « chicane » entre filles, entre colocataires ou entre copines, la conjugalité sera rarement prise en compte. De plus, lorsque des policiers sont appelés sur les lieux, il leur est parfois difficile de distinguer la victime de l'agresseure, particulièrement lorsque les deux femmes portent des marques de violence sur le corps ou sur les vêtements[11]. Des gestes de défense

11. Selon l'expérience de certaines intervenantes dans le milieu, les lesbiennes se défendent davantage que les hétérosexuelles lorsqu'elles sont victimes de violence conjugale.

de la part de la victime peuvent ainsi devenir le signe d'une violence mutuelle ou partagée.

Depuis les années 1980, le réseau québécois des maisons d'hébergement pour femmes violentées offre une diversité de lieux d'accueil dotés de services adéquats et adaptés aux réalités vécues par les femmes et leurs enfants. Or, certaines maisons se révèlent moins sécuritaires pour les lesbiennes, car l'agresseure peut s'y introduire en se faisant passer pour une victime. Cette vulnérabilité du système de protection peut aussi être utilisée par l'agresseure pour empêcher la victime de recourir à ce réseau d'aide. D'autres obstacles liés aux milieux d'intervention peuvent décourager les lesbiennes de demander de l'aide. Il peut par exemple s'avérer difficile de se reconnaître dans une situation de violence et d'en discuter si dans les milieux de l'intervention on se réfère uniquement à un agresseur masculin ou à un «il» quelconque – mari, conjoint ou amant. À cet égard, l'hétéronormativité constitue un obstacle majeur pour les victimes et les survivantes qui désirent avoir recours à des ressources d'aide et de défense de droits (NCAVP, 2008 : 7). De plus, plutôt que d'affronter des comportements lesbophobes dans le cadre de leurs démarches auprès des services policiers, juridiques, sociaux et de santé, nombre de lesbiennes préfèrent taire leur orientation sexuelle. Cela confirme à quel point elles ne se sentent pas en sécurité pour parler librement de leur vie, de leurs fréquentations amoureuses, de leur orientation sexuelle. Le réseau des maisons d'hébergement pour femmes violentées n'échappe pas totalement à cette homophobie encore prégnante, tant au sein des milieux d'intervention[12] que dans la société.

Pour pallier ces difficultés, le Centre de solidarité lesbienne suggère différentes stratégies aux milieux d'intervention pour lutter contre l'invisibilité du phénomène et manifester leur ouverture à la réalité des lesbiennes : offrir aux intervenantes et intervenants des formations sur la violence entre lesbiennes, afficher le drapeau arc-en-ciel, disposer de la documentation appropriée dans les salles communes, modifier la perspective hétéronormative des entrevues d'évaluation, etc. Tout cela exige, de manière plus globale, de

12. Par exemple, on peut se demander si les intervenantes seront aussi promptes et vigilantes à dénoncer les comportements lesbophobes d'une autre participante ou cliente qu'elles les sont lorsque sont exprimés des commentaires racistes ou sexistes.

prendre conscience et de dépasser ses préjugés, de s'ouvrir à la différence et de revoir ses modèles d'analyse et d'intervention.

L'intervention auprès des couples lesbiens en contexte de violence conjugale

Malgré l'invisibilité presque totale de la problématique de la violence entre lesbiennes dans la société en général et au sein du mouvement féministe, l'expérience acquise au Centre de solidarité lesbienne depuis le milieu des années 1990, de même que les réflexions de chercheures et d'intervenantes impliquées dans le domaine[13], nous permet de tracer les paramètres d'une intervention féministe auprès des victimes et des agresseures :

Intervenir auprès des lesbiennes victimes de violence conjugale

Que ce soit dans le cadre d'une intervention auprès des lesbiennes ou auprès des hétérosexuelles victimes de violence conjugale, les principes et objectifs de l'intervention féministe se ressemblent (Chesley, MacAulay et Ristock, 1992 ; Côté, 2007 ; Watremez, 2008). Sans être exhaustives, voici quelques-unes des stratégies utilisées pour travailler auprès des lesbiennes :

- respecter la personne qui demande de l'aide ;
- ne pas la juger ;
- assurer la confidentialité et la sécurité ;
- croire ce qu'elle dit ;
- la considérer comme la spécialiste de sa vie ;
- l'encourager à reprendre du pouvoir dans sa vie ;
- examiner les conséquences de la violence conjugale sur sa vie, sur ses relations ;
- jeter un regard critique sur les conceptions dominantes du couple ;
- travailler en groupe pour briser son isolement ;

13. Nous pensons, entre autres, à Laurie C. Chesley, Donna MacAulay et Janice L. Ristock qui, au Canada, ont fait connaître cette problématique. À souligner également la contribution de la Française Vanessa Watremez qui a fondé, en 2005, l'Association d'Interventions, de Recherches et de Lutte contre la violence dans les relations lesbiennes et à l'égard des lesbiennes (AIR-Libre).

- partager son expérience personnelle, si l'intervenante le juge approprié, pour montrer que d'autres rapports de couple existent dans la communauté lesbienne ;
- prendre conscience de l'aspect social et politique de la violence ;
- lier changement individuel et changement social.

Précisons que le CSL privilégie le travail de groupe mais n'exclut pas pour autant le travail individuel lorsque des lesbiennes se présentent en situation de crise et peuvent difficilement attendre le démarrage d'un nouveau groupe.

Intervenir auprès des femmes agresseures

Conscient de l'absence de ressources dans le domaine, le CSL a fait le choix de venir en aide à la fois aux victimes de violence conjugale et aux agresseures. De toute évidence, travailler avec les agresseures nous oblige à revoir certains fondements de l'analyse féministe et, en cela, à mettre en perspective l'influence du système hétéronormatif, hétérosexiste, de la lesbophobie et de la lesbophobie intériorisée sur les rapports intimes (Watremez, 2005). Ainsi, en adoptant une analyse critique plus globale sur le phénomène de la violence parmi les couples lesbiens, nous visons à mieux identifier les mécanismes sociaux qui contribuent à façonner leur violence, sans pour autant justifier cette dernière. Toutefois, si l'analyse féministe reste à parachever pour mieux comprendre la violence entre lesbiennes, plusieurs objectifs tangibles en matière d'intervention féministe s'avèrent pertinents à mettre en œuvre dans le travail auprès des agresseures :

- se responsabiliser face à sa violence ;
- prendre conscience des conséquences de la lesbophobie sur sa violence ;
- reprendre du pouvoir dans sa vie mais sans exercer de pouvoir sur l'autre ;
- apprendre à gérer sa colère autrement que par des gestes de violence ou de contrôle ;
- prendre les mesures nécessaires pour modifier ses comportements violents ;
- travailler à changer l'environnement lesbophobe.

Présentement, les contacts avec les agresseures se font uniquement dans un cadre individuel, car le CSL ne dispose ni du personnel ni des ressources financières pour planifier et animer des groupes de soutien. Dans ces circonstances, le CSL continue de réclamer auprès des gouvernements fédéral et provincial, les subsides nécessaires pour développer des outils de sensibilisation, offrir des formations aux intervenantes et intervenants de divers milieux[14] et mettre sur pied des ressources d'aide aux lesbiennes, qu'elles soient victimes ou agresseures.

En guise de conclusion

La comparaison entre les acquis du mouvement des femmes québécois et ceux du mouvement des lesbiennes en matière de violence conjugale nous met devant l'évidence d'une grande disparité de ressources et d'analyses pour faire face à cette réalité. Les raisons sont multiples : absence de messages publics pour conscientiser la société, ses institutions et les intervenantes, intervenants à la violence conjugale chez les couples lesbiens, peu d'outils de sensibilisation pour rejoindre la population touchée, rareté des écrits et des projets de recherche sur le sujet, caractère embryonnaire des modèles d'intervention et invisibilité de la problématique dans les ressources d'aide[15]. Au-delà des cadres hétérosexistes et homophobes qui participent en filigrane au maintien de la problématique décrite, nous croyons que la pensée féministe doit « réinscrire l'analyse de la violence dans le système plus large qu'est le système hétérosocial » (Watremez, 2005 : 95). Le mouvement féministe et les lesbiennes ne peuvent plus occulter cette question de la violence des femmes, d'une part, pour empêcher sa récupération par les masculinistes et, d'autre part, pour assurer la mise en place de projets d'intervention novateurs et en cohérence avec une analyse féministe.

14. Un travail de sensibilisation auprès des policiers est déjà en cours pour changer les mentalités et adapter leur intervention à la réalité de la violence entre lesbiennes.

15. Certaines intervenantes affirment n'avoir jamais côtoyé de lesbiennes dans leur ressource ou organisme. Comment interpréter un tel message, considérant les statistiques de source américaines – même sous toutes réserves – selon lesquelles environ 10 % des femmes hébergées sont des lesbiennes ?

Bibliographie

Chamberland, Line, Émilie Jouvin et Danielle Julien (2003). « Les familles recomposées homoparentales et hétéroparentales », *Nouvelles pratiques sociales*, vol. 16, nº 1, p. 94-112.

Chesley, Laurie, Donna MacAulay et Janice Ristock (1991). *La violence dans les relations lesbiennes : guide d'information et de ressources*, brochure publiée par l'Agence de santé publique du Canada, http://www.phac-aspc.gc.ca/ncfv-cnivf/publications/femlesbi-fra.php.

Côté, Caroline (1997). *La violence dans les relations amoureuses chez les lesbiennes*, mémoire de maîtrise, École de service social, Université Laval.

Letellier, Patrick (1994). « Gay and bisexual male domestic violence victimisation : Challenges to feminist theory and responses to violence », *Violence and Victims*, vol. 9, nº 2, p. 95-106.

National Coalition of Anti-Violence Programs (2009). *Lesbian, Gay, Bisexual, Transgender and Queer Domestic Violence in the United States in 2008*, Rapport du National Coalition of Anti-Violence Program, http://www.avp.org/documents/2008NCAVPLGBTQDVReportFINAL.pdf.

Poulin, Andrée (2005). « Unisexe, la violence ? », *La Gazette des femmes*, nov.-déc., p. 15-21.

Poulin, Andrée (2005). « De victimes à folles. Déni, banalisation ou exagération, la perception de la violence des femmes ressemble à autant d'images reflétées par un miroir déformant », *La Gazette des femmes*, nov-déc., p. 22-30.

Ristock, Janice L. (2002). *No More Secrets : Violence in Lesbian Relationships*, New York, Routledge.

Watremez, Vanessa (2002). « Élargissement du cadre d'analyse féministe de la violence domestique masculine à travers l'étude de la violence dans les relations lesbiennes », *Labrys, Études féministes*, nº 1-2, www.unb.br/ih/his/gefem/labrys1_2vanessa.htm, novembre 2003.

Watremez, Vanessa (2005). « La violence des femmes et des lesbiennes : analyses et enjeux politiques contemporains ? », *Recherches féministes*, vol. 18, nº 1, p. 79-99.

Watremez, Vanessa (2006). « La réalité de la violence dans les relations lesbiennes », http://www.air-libre.org/article31.html.

Watremez, Vanessa (2008). « Présentation de réponses associatives féministes, et de leurs outils d'intervention, face aux phénomènes de la violence des femmes et des lesbiennes », communication présentée au colloque international *Violences faites aux femmes : réponses sociales plurielles* organisé par le CRI-VIFF et RESOVI en 2006 à Montréal, http://www.air-libre.org/article51.html.

La problématique de l'exposition des enfants à la violence conjugale et la marginalisation du discours féministe

Simon Lapierre

> *Pour les femmes qui ont été victimes de violence aux mains des hommes avec lesquels elles vivent, les deux dernière décennies ont été caractérisées à la fois par des changements radicaux et par l'absence de changement [...]. Cette période a été marquée par les changements sociaux et par la résistance aux changements, par l'innovation et par la réaffirmation des traditions* (Dobash et Dobash, 1992: 1, notre traduction[1]).

Introduction

La violence conjugale a longtemps été considérée comme un problème impliquant uniquement les adultes concernés, mais il est maintenant largement reconnu que les enfants sont souvent exposés à la violence exercée à l'endroit de leur mère et qu'il peut en découler des conséquences néfastes à court et à long terme. Par exemple, les données d'une enquête réalisée par Statistique Canada (2001) révèlent qu'environ un demi-million d'enfants seraient exposés à la violence conjugale. Pour leur part, Sudermann et Jaffe (1999) avancent que de 11 % à 23 % des enfants canadiens feraient face à cette réalité, ce qui représente en moyenne de 2 à 6 enfants dans chaque classe scolaire. Aux États-Unis, ce problème toucherait de 3,3 à 10 millions d'enfants par année (Lawrence, 2002).

1. Nous avons traduit tous les extraits de textes en anglais.

Au cours des deux dernières décennies, nous avons assisté à une «explosion» de la littérature sur la problématique de l'exposition des enfants à la violence conjugale, particulièrement en Amérique du Nord et au Royaume-Uni. Ces écrits ont contribué à une prise de conscience collective ainsi qu'au développement de politiques et de pratiques d'intervention, tant dans les ressources en violence conjugale (Mullender et coll., 1998; Hague et coll., 2000; Fortin et coll., 2007) que dans les services de protection de l'enfance (Humphreys et Stanley, 2006; Rivett et Kelly, 2006; Nixon et coll., 2007). Au Québec, les décideurs ont inclus cette notion dans la Politique d'intervention en matière de violence conjugale (Gouvernement du Québec, 1995), puis plus récemment dans la Loi sur la protection de la jeunesse (Gouvernement du Québec, 2008). La Politique d'intervention en matière de violence conjugale pose le problème de la façon suivante:

> Dans un contexte de violence conjugale, les enfants subissent les effets négatifs de la situation. Qu'ils assistent ou non aux actes de violence, ils sont toujours affectés par le climat de violence. Les enfants sont donc victimes de cette violence même lorsqu'elle n'est pas directement dirigée vers eux (Gouvernement du Québec, 1995: 23).

Il y a certes un consensus concernant la nécessité d'intervenir auprès de cette clientèle, mais les actions à privilégier ne font pas toujours l'unanimité.

Cet article propose une réflexion critique sur l'évolution des discours sur les enfants et la violence conjugale, ainsi que sur les pratiques qui accompagnent ces discours. Il ne s'agit pas ici d'exposer le point de vue individuel d'auteurs ou de présenter une recension systématique des écrits dans le domaine, mais bien d'identifier les différents discours et d'illustrer certains de leurs éléments constitutifs à partir d'exemples tirés de la littérature. Dans cet article, nous suggérons que les militantes et chercheures féministes ont joué un rôle d'avant-plan dans le développement d'une préoccupation sociétale concernant la situation des enfants qui vivent dans un contexte de violence conjugale, mais que le discours féministe a plutôt été instrumentalisé et marginalisé dans les écrits contemporains de même que dans les politiques et les pratiques, particulièrement dans le champ de la protection de l'enfance. Cette distanciation par rapport au discours féministe a des implications importantes pour les femmes victimes de violence, notamment en ce qui a trait à la construction et à l'exercice de la maternité, et pour leurs enfants.

Le texte est divisé en deux grandes parties. La première partie se concentre sur le mouvement féministe et sur la contribution des militantes et des chercheures féministes à la reconnaissance sociale de la situation des femmes et des enfants qui vivent dans un contexte de violence conjugale. Sur le plan des pratiques, le discours féministe s'est principalement actualisé dans les maisons d'hébergement pour femmes victimes de violence conjugale. La deuxième partie se penche sur ce que nous décrivons comme étant le «nouveau» discours dominant, qui place l'enfant et le problème de l'exposition à la violence conjugale au cœur de ses préoccupations. Ce discours, largement influencé par les approches psychodéveloppementales et systémiques, a trouvé une résonance particulière chez les décideurs et les intervenants sociaux, particulièrement dans le champ de la protection de l'enfance.

Le mouvement féministe et la reconnaissance sociale de la violence conjugale

Même s'il ne partage pas une vision monolithique, on peut dire qu'il existe un mouvement féministe pour la reconnaissance sociale de la violence conjugale, qui a été caractérisé par la mise en place de ressources d'aide et d'hébergement pour les femmes qui en sont victimes (Dobash et Dobash, 1992). L'approche privilégiée par les militantes et les chercheures a souvent été qualifiée de «radicale» (Featherstone et Trinder, 1997; Damant et coll., 2008), même si toutes les femmes qui ont été impliquées au sein de ce mouvement ne se perçoivent pas nécessairement comme étant des féministes radicales. Au Québec, le Regroupement des maisons pour femmes victimes de violence conjugale se réclame plutôt d'une approche «globale», qui vise à écouter les femmes et à répondre à l'ensemble de leurs besoins (Bilodeau, 1990; Prud'homme, 1994). À cet égard, Dominique Bilodeau note:

> C'est au fil des ans que l'ensemble des intervenantes des maisons d'hébergement ont endossé et développé une analyse féministe de la violence conjugale. Elles ont toutefois toujours reconnu l'importance d'offrir aux femmes violentées une approche globale et de qualité [...]. Les maisons naissent de l'identification d'un besoin par une communauté de femmes dans un milieu particulier; elles sont donc gérées par le

> milieu respectif reflétant ainsi les particularités régionales et le contexte socio-économique d'où elles émergent (1990: 49).

De manière générale, cette approche dite «radicale» ou «globale» met l'accent sur les expériences individuelles et collectives des femmes victimes de la violence exercée par leur conjoint, dans un contexte social où la domination masculine a tendance à banaliser et à légitimer la violence exercée par les hommes (Dobash et Dobash, 1979; Kelly, 1988; Dobash et Dobash, 1992; Rinfret-Raynor et Cantin, 1994; Mullender, 1996). À cela s'ajoute une critique de la famille en tant qu'institution patriarcale contribuant à la domination masculine et à l'oppression des femmes (Bograd, 1988; Bowker et coll., 1988; Stark et Flitcraft, 1988). Par exemple, Michele Bograd (1988) affirme que la violence exercée par les hommes à l'endroit de leur conjointe n'est pas causée par une déviance ou une dysfonction, mais est plutôt un phénomène prévisible étant donné l'organisation de la famille dans nos sociétés contemporaines.

Une préoccupation pour la situation des enfants?

Cet accent sur le vécu des femmes a amené certains commentateurs à accuser les féministes «radicales» de ne pas considérer le fait qu'une proportion importante de femmes victimes de violence ont des enfants, de ne pas se préoccuper de la situation des enfants exposés à la violence conjugale et de ne pas considérer le fait que les intérêts des femmes et des enfants peuvent être conflictuels ou contradictoires (Featherstone, 1996; Featherstone et Trinder, 1997; Krane et Davies, 2002; Davies et Krane, 2003). Ces critiques ont différentes origines, mais elles sont particulièrement présentes dans les écrits qui s'inscrivent dans un courant féministe poststructuraliste ou postmoderne[2]. Ainsi, dans un article au titre évocateur, Julia Krane et Linda

2. Le féminisme poststructuraliste ou postmoderne (les termes sont souvent utilisés de manière interchangeable) est un courant qui a connu une popularité croissante au cours de la dernière décennie, particulièrement dans la sphère académique. Il s'est développé sur la base d'une critique des travaux des féministes radicales et autres féministes de la deuxième vague, les accusant de tenir un discours universaliste et essentialiste. Ce nouveau courant met donc l'accent sur la diversité des expériences et des contextes, ainsi que sur la fluidité des identités individuelles et des relations de pouvoir entre les individus (Fawcett et Featherstone, 2000; Damant et coll., 2008).

Davies (2002) avancent que « la sororité n'est pas suffisante » et qu'il est nécessaire de remettre en question l'approche féministe qui guide l'intervention en maisons d'hébergement, de façon à reconnaître que les femmes qui sont mères ont des expériences et des besoins particuliers. En se basant sur des observations réalisées dans une maison d'hébergement, ces auteures concluent :

> L'intervention féministe en maison d'hébergement met l'accent sur l'émancipation des femmes, les encourageant à mettre un terme à leurs relations violentes et oppressives. Même si cet objectif est justifiable et admirable, le fait de ne pas développer des pratiques qui répondent aux besoins des femmes en tant que mères risque de miner le succès de l'intervention. Cela soulève la question de la place de la maternité dans notre façon de penser l'intervention féministe dans ce domaine (2002 : 186).

S'il est vrai que les recherches ont porté une attention limitée à l'expérience de la maternité chez les femmes victimes de violence conjugale, les militantes féministes ont démontré une constante préoccupation pour les enfants qui vivent dans ces circonstances et pour la relation que ces derniers entretiennent avec leur mère, et ce, dès les débuts du mouvement durant les années 1970. Dans un ouvrage relatant la fondation de la première maison d'hébergement pour femmes victimes de violence en Angleterre, Erin Pizzey (1974) explique que cette organisation a d'abord été mise en place dans le but de briser l'isolement que vivaient les femmes et leurs enfants au sein de leur communauté, mais il devint rapidement évident qu'un grand nombre d'entre eux étaient victimes de violence aux mains des hommes avec lesquels ils habitaient. Les militantes et chercheures féministes se sont donc intéressées à la violence exercée directement à l'endroit des enfants, ce qui s'est avéré être un problème fréquent dans les familles où les femmes sont violentées par leur conjoint (Martin, 1976 ; Dobash et Dobash, 1979 ; Bowker et coll., 1988 ; Stark et Flitcraft, 1988) – ce phénomène a d'ailleurs été « redécouvert » récemment par les chercheurs s'intéressant à la concomitance de la violence conjugale et des mauvais traitements à l'endroit des enfants (Appel et Holden, 1998 ; Edleson, 1999 ; Lavergne et coll., 2006).

Les intervenantes en maisons d'hébergement ont également été les premières à documenter les conséquences de l'exposition à la violence conjugale, même chez les enfants qui n'ont pas été des victimes « directes » de la violence (Jaffe et coll., 1990). Plus récemment, quelques chercheures féministes se sont aussi intéressées à l'expérience et au point de vue des enfants qui vivent dans un contexte de violence conjugale (McGee, 2000 ; Mullender et coll., 2002 ; Mullender, 2006), mais cette question demeure un domaine de recherche en émergence.

Il est nécessaire, dans une perspective féministe, de considérer simultanément la situation des femmes et des enfants, puisque ceux-ci sont perçus comme « partageant » une position de victimes face à la violence exercée par l'homme avec lequel ils vivent (Dobash et Dobash, 1979 ; Bowker et coll., 1988 ; Stark et Flitcraft, 1988 ; Kelly, 1994). Contrairement à ce qui a été avancé par certaines critiques citées ci-dessus, cela ne suppose pas que les intérêts des femmes et des enfants coïncident toujours, mais souligne plutôt le fait que la meilleure façon d'assurer la sécurité et le bien-être de ces enfants est généralement de protéger et de soutenir leur mère. À cet égard, Audrey Mullender et Rebecca Morley notent que « mis à part quelques situations exceptionnelles, la façon la plus efficace et la plus efficiente d'aider les enfants exposés à la violence conjugale est de comprendre la réalité à laquelle leur mère est confrontée et d'intervenir en étroite collaboration avec celle-ci » (1994 : 10).

Au cours des années, les intervenantes en maisons d'hébergement ont développé une expertise en matière d'intervention auprès des enfants qui vivent dans un contexte de violence conjugale (Prud'homme, 1994 ; Debbonaire, 1994 ; Mullender et coll., 1998 ; Hague et coll., 2000 ; Carbonneau, 2005) et elles ont pressé l'ensemble des acteurs communautaires et institutionnels d'être plus sensibles au problème de la violence conjugale et à ses conséquences pour les enfants. L'intervention de groupe a été l'approche la plus fréquemment privilégiée (Campeau et Berteau, 2007 ; Côté et coll., 2009), mais Daniel Turcotte et ses collègues notent que les actions spontanées constituent un mode d'intervention bien présent en maisons d'hébergement, même si cela est peu documenté dans la littérature :

> Ce type d'action peut se définir comme étant des interventions qui saisissent des situations au quotidien pour mettre en pratique les plans d'intervention ou les objectifs de l'organisme. Ces interventions peuvent couvrir des formes multiples (individuelle, de groupe, en dyade) et ont un caractère spontané, informel dans un milieu de vie (Turcotte et coll., 1999 : 93).

Nous avons assisté, ces dernières années, à la création et à la mise en place d'une panoplie de programmes d'intervention de plus en plus ciblés, qui visent notamment à favoriser les capacités parentales des femmes et la relation qu'elles entretiennent avec leurs enfants (Humphreys et coll., 2006 ; Fortin et coll., 2007). À cet égard, Andrée Fortin et ses collègues soulignent que « les connaissances scientifiques récentes touchant l'impact de la violence conjugale sur l'enfant appellent à des actions plus ciblées sur l'enfant et la relation mère-enfant et suscitent des démarches de formations chez les intervenantes » (2007 : 9). Ces développements, qui s'inscrivent aussi dans une logique de professionnalisation de l'intervention en maisons d'hébergement, peuvent avoir des retombées positives, mais il faut toutefois veiller à ne pas s'éloigner des principes qui sont à la base de l'intervention féministe – ce sont ces principes qui ont permis aux militantes et aux chercheures de proposer des façons novatrices d'assister les femmes et qui ont donné leur raison d'être aux maisons d'hébergement.

La problématique de l'exposition à la violence conjugale : une approche centrée sur l'enfant

Les inquiétudes exprimées par les militantes et chercheures féministes en ce qui a trait à la situation des enfants qui vivent dans un contexte de violence conjugale semblent avoir été entendues, puisque nous constatons qu'il y a maintenant une large reconnaissance sociale de la problématique de l'exposition à la violence conjugale (Hester et coll., 2007 ; Lessard et coll., 2009). S'il est indéniable que le travail réalisé par les féministes au cours des trente dernières années a contribué à cette reconnaissance sociale, il est néanmoins légitime de se questionner sur l'influence réelle de leur travail – et de la vision qui sous-tend ce travail – sur la façon dont la problématique de l'exposition à la violence conjugale a été articulée dans les écrits contemporains, ainsi que dans les politiques et les pratiques. En effet, nous faisons l'hypothèse ici qu'un « nouveau » discours s'est développé en parallèle au discours féministe et qu'il a eu une influence plus importante sur la façon dont ces changements ont été opérés, particulièrement dans le champ de la protection de l'enfance.

Bien que certains auteurs qui s'inscrivent dans cette mouvance aient reconnu les apports du mouvement féministe dans ce domaine, nous observons une nette distanciation par rapport au discours féministe présenté ci-dessus – voire même une critique de l'approche développée par les féministes de la deuxième vague. À cet égard, Claire Chamberland avance qu'il est nécessaire de remettre en question « la vision parfois monolithique des visions féministes précédentes du patriarcat » (2003 : 17) et affirme qu'un « projet féministe qui ne remet pas en cause toutes les formes de sujétion devient un projet corporatiste » (p. 18). La légitimité et la popularité de ce « nouveau » discours s'appuient sur les nombreuses études réalisées, mais aussi sur le fait que ces écrits et la perspective théorique qui les sous-tend – psychodéveloppementale et systémique – trouvent un large écho chez les décideurs et les intervenants dans le champ de la protection de l'enfance. Comparativement au discours féministe, il présente une vision plus individualiste et moins critique des institutions et des structures sociales existantes.

Notons d'abord que, dans ce discours, le problème sur lequel il est recommandé de se pencher est celui de l'exposition des enfants à la violence conjugale – et non celui de la violence conjugale en tant que violence à l'endroit des femmes. Les écrits mettent donc l'accent sur les conséquences négatives qui découlent de l'exposition à la violence, particulièrement sur le plan du développement des enfants (Holden, 1998 ; Edleson, 1999 ; Rossman, 2001 ; Wolfe et coll., 2003 ; Gewirtz et Edleson, 2007 ; Carpenter et Stacks, 2009 ; Holt et coll., 2008). À cet égard, Sophie Léveillé et ses collègues notent :

> L'analyse des résultats de recherche sur les enfants témoins de la violence conjugale indique que plusieurs domaines du développement de ces derniers sont atteints : leur santé, leur capacité d'apprentissage, leur comportement socioaffectif et leurs relations sociales (2008 : 46).

En effet, les résultats de nombreuses études quantitatives suggèrent que les enfants qui ont été exposés à la violence conjugale présentent significativement plus de problèmes d'adaptation et de fonctionnement, à court et à long terme, que les enfants ayant grandi dans un environnement familial exempt de violence (Edleson, 1999 ; Fantuzzo et Mohr, 1999 ; Kitzmann et coll., 2003 ; Wolfe et coll., 2003 ; Sternberg et coll., 2006 ; Ybarra et coll., 2007 ; Holt et coll., 2008). Ces observations ont amené plusieurs auteurs à adhérer à la théorie de la « transmission intergénérationnelle de la violence », qui stipule que le phénomène de la violence conjugale se transmet d'une génération à l'autre par l'entremise de la famille, puisque les enfants qui ont été exposés à la violence conjugale seraient plus susceptibles de développer des comportements de violence ou de victimisation à l'âge adulte (Jaffe et coll., 1990; Peled et coll., 1995; Smith et coll., 2000; Holt et coll., 2008). Même si les fondements empiriques de cette théorie sont remis en question par un certain nombre de chercheurs (Morley et Mullender, 1994), elle continue d'exercer une influence notoire, tant dans la sphère académique que dans les différents milieux d'intervention.

Ces observations concernant les conséquences de l'exposition à la violence conjugale ont amené plusieurs auteurs à définir ce phénomène comme une forme de mauvais traitement à l'endroit des enfants (Carroll, 1994; Somer et Braunstein, 1999; Holden, 2003; Dufour, 2009). Cette conceptualisation de la problématique a eu un effet mobilisateur chez les décideurs et les intervenants en protection de l'enfance, qui ont souvent été accusés de ne pas avoir porté une attention suffisante à ces situations (Maynard, 1985; Mullender, 1996; Humphreys, 1999, 2000). Ainsi, plusieurs législateurs nord-américains et britanniques reconnaissent maintenant l'exposition à la violence conjugale comme une problématique de protection (Humphreys et Stanley, 2006; Rivett et Kelly, 2006; Nixon et coll., 2007) et les modifications récentes à la loi québécoise sur la protection de la jeunesse l'incluent dans la définition des mauvais traitements psychologiques (Gouvernement du Québec, 2008). De nombreuses études démontrent également que les intervenants reconnaissent les impacts de l'exposition à la violence conjugale dans leurs pratiques quotidiennes (Lavergne et coll., 2006; Bourassa et coll., 2008).

Il est certes encourageant de constater qu'une grande partie des acteurs communautaires et institutionnels sont davantage sensibilisés à la situation des enfants qui vivent dans un contexte de violence conjugale. Cependant, le fait de mettre l'accent sur les conséquences néfastes de l'exposition sur la sécurité et le développement des enfants – et plus particulièrement le recours à la théorie de la « transmission intergénérationnelle de la violence » – et de la définir comme une forme de mauvais traitements occulte la complexité et la diversité dans l'expérience des enfants (Morley et Mullender, 1994; Edleson, 2004). Notons, à titre d'exemple, que très peu d'études ont documenté l'expérience et le point de vue de ces enfants, ainsi que les diverses stratégies qu'ils développent afin de faire face à la violence. Ils sont d'abord perçus comme étant des êtres « vulnérables », ayant besoin de protection.

La violence conjugale comme manifestation de la violence faite aux femmes ?

Tel que mentionné ci-dessus, ce « nouveau » discours centré sur l'enfant présente une vision plus individualiste et moins critique des institutions et des structures sociales existantes, notamment en ce qui a trait aux inégalités entre les hommes et les femmes. Ainsi, la violence conjugale est souvent conceptualisée dans une perspective systémique, ce qui signifie qu'elle ne constitue pas nécessairement un exercice de pouvoir ou de domination, mais peut résulter de l'exacerbation des conflits entre les conjoints :

> Dans les familles où les rapports sociaux ne s'inscrivent pas dans une logique de dominant-dominé, et où la distribution du pouvoir est moins asymétrique, comme dans les couples plus égalitaires ou chez les parents permissifs ou autocratiques, la répartition des droits et des obligations et les luttes de pouvoir feraient plus l'objet de controverses. Ces divergences seraient à l'origine de conflits et éventuellement d'agressions entre conjoints comme entre parents et enfants [...]. Chez ces couples, les détonateurs seraient des conflits touchant le contrôle, les tâches domestiques, la jalousie, la sexualité ou l'argent (Chamberland, 2003 : 107).

Cette perspective est justifiée par l'idée que les différentes dynamiques familiales conflictuelles ou violentes ont des effets néfastes pour les enfants, et que la violence exercée par les femmes à l'endroit de leur conjoint peut avoir des conséquences aussi importantes que la violence exercée par les hommes à l'endroit de leur conjointe (Cummings, 1998 ; Jouriles et coll., 2001 ; Chamberland, 2003 ; Harold et Howarth, 2004). Cependant, un tel point de vue occulte le fait que la violence affecte davantage les femmes que les hommes, et le choix de situer la source de la violence dans l'interaction entre les deux conjoints risque de blâmer les victimes pour leur propre victimisation. Il est donc moins question des « agresseurs » et des « victimes », puisque les deux conjoints auraient une part de responsabilité dans la violence :

> Il existe une alternance régulière entre la position de pouvoir et la position de soumission, dans une relation globalement complémentaire (Sylvestre, Heim et Christen, 1999). Celle-ci met en scène deux individus généralement coresponsables du déséquilibre relationnel. Ainsi, les violences sont envisagées

comme étant endémiques et structurées, organisées en systèmes cycliques ou répétitifs qui se répondent et s'auto-alimentent à partir de signaux envoyés par le violent au violenté et réciproquement (Salomé, 2003) (Léveillé et coll., 2008 : 34).

Cette conceptualisation de la violence conjugale trouve aussi écho chez les intervenants en protection de l'enfance, puisque des études démontrent que plusieurs d'entre eux ne privilégient pas une analyse féministe de la violence conjugale (Mullender, 1996 ; Humphreys, 1999, 2000). Au Québec, les résultats d'une recherche réalisée par Chantal Lavergne et ses collègues (Lavergne et coll., 2006) révèlent que les intervenants ont tendance à attribuer le rôle d'agresseur aux hommes et celui de victime aux femmes, mais des intervenants avancent toutefois que la violence exercée par les femmes est sous-estimée, particulièrement en ce qui a trait au contrôle et aux abus psychologiques. Ces auteurs notent également que « dans une approche plus systémique, quelques intervenants pensent néanmoins que certaines femmes victimes de violence conjugale qu'ils ont rencontrées tirent un certain pouvoir de leur propre victimisation » et que « d'autres estiment que les femmes contribuent d'une certaine façon à maintenir la violence dans leur relation de couple parce qu'elles demeurent toujours dans la même dynamique de couple » (Lavergne et coll., 2006 : 25).

La place accordée aux femmes et à leur maternité

Dans ce discours centré sur l'enfant, les femmes ne sont donc pas nécessairement perçues comme étant les victimes de la violence – les enfants en sont les principales victimes et les femmes ont souvent une part de responsabilité dans la violence – et leurs expériences sont ainsi reléguées à la marge. En effet, la préoccupation pour la situation des enfants qui sont exposés à la violence conjugale ne s'accompagne pas toujours d'un intérêt pour la réalité complexe à laquelle leurs mères sont confrontées. Paradoxalement, les femmes sont aussi au centre des préoccupations, dans la mesure où elles sont vues comme étant responsables d'assurer la sécurité et le sain développement de leurs enfants. Cela reflète une tendance sociale qui attribue aux femmes la responsabilité de répondre aux besoins des enfants, mais est aussi renforcé par les résultats de recherches démontrant que la relation que les enfants entretiennent avec leur mère influence significativement la façon dont ils sont affectés par leur exposition à la violence (Holden, 1998; Holden et coll., 1998; Edleson, 1999; Fortin et coll., 2000; Levendosky et Graham-Bermann, 2000, 2001; Jaffe et Crooks, 2004; Letourneau, Fedick et Willims, 2007). Sophie Léveillé et ses collègues résument ce phénomène dans les termes suivants: «l'habileté d'une mère à être affectueuse envers son enfant et à l'encadrer réduirait le tort que peut lui causer le fait de voir sa mère se faire brutaliser» (2008: 47).

De même, des études révèlent que, de manière plus générale, les services de protection de l'enfance s'intéressent aussi aux femmes dans la mesure où elles sont perçues comme étant responsables d'assurer la sécurité et le sain développement des enfants (Swift, 1995, 1998; Featherstone, 1999; Krane, 2003; Scourfield, 2003) et cette tendance serait marquée dans les cas de violence conjugale (Scourfield, 2003; Lapierre, 2008a; Strega et coll., 2008). Par exemple, les résultats d'une étude réalisée par Chantal Bourassa et ses collègues (Bourassa et coll., 2008) démontrent que, dans ces situations, les interventions sont centrées sur les femmes et sur leur capacité à protéger les enfants, mais ignorent leurs propres besoins en tant que femmes.

Considérant que, dans ce discours, les femmes sont perçues comme étant responsables d'assurer la sécurité et le sain développement des enfants et que l'accent est placé sur les conséquences néfastes de l'exposition à la violence conjugale, il n'est pas étonnant de constater que ce sont surtout les «incapacités» des femmes à protéger ou à prendre soin de leurs enfants qui sont mises en évidence. Ce discours repose donc sur ce que nous avons nommé ailleurs une vision «déficitaire» de la maternité (Lapierre, 2008b). Cette vision semble être présente à la fois dans le discours et dans la pratique des services de protection de l'enfance. Par exemple, Léveillé et ses collègues avancent:

> La chronicité d'une telle dynamique, d'un quotidien vécu dans un climat de préoccupation, de peur, de détresse et de danger, occasionne une recherche de l'équilibre relationnel tellement exigeante que les adultes concernés ne parviennent pas à répondre à leurs propres besoins et peinent à répondre adéquatement à ceux de leurs enfants. Ils ne sont plus dans le libre choix de produire ou de ne pas produire un comportement. La relation de dépendance envers cette situation les amène à orienter leur vie en fonction de celle-ci [...]. Il est raisonnable de croire que la victime adopterait davantage un style parental désengagé, tolérant ou inquiet (2008: 35).

Ces mêmes auteurs résument la situation de la façon suivante: «la violence conjugale que vivent des parents les rendrait moins aptes à assurer une sécurité et une stabilité à leurs enfants, tant physique qu'affective» (2008: 47).

Cette tendance à mettre l'accent sur les «incapacités» des femmes victimes de violence conjugale est particulièrement évidente lorsque ces femmes sont perçues comme étant des mères négligentes, parce qu'elles n'arrivent pas à protéger leurs enfants ou parce qu'elles ne quittent pas leur conjoint violent. À cet égard, Claire Chamberland souligne que la notion de «défaut de protéger» peut être problématique dans l'intervention en violence conjugale, puisque le recours à celle-ci peut être perçu comme une revictimisation des femmes, mais s'interroge à savoir si le fait de ne pas protéger un enfant d'une agression peut constituer une forme de négligence, voire comme de la violence:

> C'est un peu se demander si les pays dits développés qui ne portent pas assistance à des pays en proie à des guerres civiles sont des acteurs, des agents de cette violence ou s'ils sont seulement coupables de négligence. Trop souvent, les définitions de la violence mettent l'accent sur l'agression commise, mais pas suffisamment sur l'enchaînement d'une suite d'événements ou de non-événements qui ont des effets délétères sur la victime (2003: 29).

Les résultats de nombreuses études démontrent d'ailleurs que les situations de violence conjugale sont souvent appréhendées par les services de protection de l'enfance comme étant des situations de négligence de la part de la mère (Humphreys, 1999, 2000; Kantor et Little, 2003; Lavergne et coll., 2001). Par exemple, les résultats d'une étude réalisée avant l'introduction de la notion d'exposition à la violence conjugale dans la loi québécoise sur la protection de la jeunesse révèlent que la négligence était la catégorie de mauvais traitements la plus fréquemment identifiée dans les situations de violence conjugale, souvent définie comme un défaut de protéger les enfants (Lavergne et coll., 2001). De plus, même lorsque les situations ne sont pas définies explicitement comme des cas de négligence, les femmes impliquées peuvent néanmoins être perçues comme étant des mères négligentes ou de «mauvaises» mères.

Cette tendance reflète une compréhension erronée des difficultés auxquelles ces femmes sont confrontées et des multiples stratégies qu'elles développent afin de protéger et prendre soin de leurs enfants dans un contexte de violence conjugale (Lapierre, 2010). De plus, considérant la pression exercée sur les femmes en lien avec l'exercice de la maternité, le fait de mettre l'accent sur leurs incapacités – particulièrement lorsqu'elles sont perçues comme étant négligentes – risque d'avoir un effet dévastateur sur elles (Lapierre, 2008a, 2010). Dans ces circonstances, les interventions mises en place par les services de protection de l'enfance sont susceptibles d'être perçues comme punitives et de susciter chez elles des sentiments d'échec et de culpabilité. Il y a donc des implications directes pour les femmes, mais aussi des implications indirectes pour leurs enfants.

Notons finalement que, dans l'ensemble, ce discours détourne l'attention du problème à l'origine des difficultés vécues par les femmes et les enfants, à savoir les comportements violents exercés par les hommes à l'endroit de leur conjointe.

Conclusion

Il est maintenant largement reconnu que la violence conjugale n'affecte pas seulement les femmes, mais aussi les enfants qui sont exposés à la violence exercée à l'endroit de leur mère. Les militantes et les chercheures féministes ont joué un rôle de premier plan dans le développement d'une préoccupation sociale concernant la situation de ces enfants, mais leurs travaux ont été critiqués, particulièrement par les auteures s'inscrivant dans un courant féministe poststructuraliste ou postmoderne, et ont été largement ignorés par les auteurs non féministes préoccupés d'abord par le développement des enfants. Il semble donc que leur discours ait plutôt été instrumentalisé et marginalisé dans les discours, les politiques et les pratiques d'intervention, particulièrement dans le champ de la protection de l'enfance.

Comme le soulignaient Brid Featherstone et Liz Trinder (1997) dans un article où elles notaient l'influence de l'analyse féministe « radicale » de la violence conjugale dans le champ de la protection de l'enfance, les intervenants étaient peu susceptibles d'embrasser cette perspective à plus long terme, puisque cela aurait exigé une remise en question en profondeur des services de protection de l'enfance. En effet, nous avons fait l'hypothèse dans cet article qu'un nouveau discours s'est développé en parallèle au discours féministe et qu'il a eu une influence plus importante sur la façon dont la problématique de l'exposition à la violence conjugale a été articulée dans les politiques et les pratiques en protection de l'enfance. Ce discours met l'accent sur les conséquences néfastes de l'exposition des enfants à la violence conjugale, et les femmes ne sont seulement considérées que dans la mesure où elles sont vues comme étant responsables d'assurer la sécurité et le sain développement de leurs enfants.

Une des conséquences importantes de cette distanciation par rapport au discours féministe réside dans la tendance à mettre l'accent sur les « incapacités » des femmes victimes de violence conjugale dans l'exercice de leur maternité, sans que cela s'accompagne d'une compréhension de leurs réalités et de leurs expériences. Le fait de qualifier ces femmes de mères négligentes illustre bien ce phénomène.

Les militantes et les chercheures féministes, qui ont pressé l'ensemble des acteurs communautaires et institutionnels à reconnaître la situation des enfants exposés à la violence conjugale, sont donc confrontées au constat que leur discours n'a été que partiellement entendu. Leur préoccupation pour la situation de ces enfants est maintenant partagée, mais la reconceptualisation du problème, à travers un discours centré sur l'enfant qui s'appuie sur les théories psychodéveloppementales et systémiques, a des implications importantes pour les femmes et pour les enfants. Il est donc possible de constater que, comme l'affirment Dobash et Dobash (1992), cités au début de cet article, les deux dernières décennies ont été caractérisées à la fois par des changements sociaux et par la résistance à ces changements, par l'innovation et par la réaffirmation des traditions.

Ce constat s'avère particulièrement inquiétant dans un contexte où plusieurs commentateurs préconisent une plus grande collaboration entre l'ensemble des acteurs communautaires et institutionnels et une vision intégrée de la situation des enfants exposés à la violence conjugale. Par exemple, Geneviève Lessard affirme que « les conflits qui ont longtemps opposés les défenseurs des droits des enfants aux défenseurs des droits des femmes pourraient se résoudre, du moins en partie, par l'analyse du problème de l'enfant exposé à la violence conjugale » (2003: 314). Ces intentions sont certes louables, mais il est néanmoins légitime de se demander jusqu'à quel point il est possible d'intégrer ces deux discours: est-ce que le discours centré sur l'enfant ne risque pas d'être privilégié par l'ensemble des acteurs impliqués, au détriment du discours féministe qui serait de plus en plus marginalisé et instrumentalisé ?

Dans le même sens, la création et la mise en place d'une panoplie de programmes d'intervention de plus en plus ciblés, qui visent notamment à améliorer les capacités parentales des femmes victimes de violence conjugale et la relation qu'elles entretiennent avec leurs enfants, peut avoir des retombées positives sur l'intervention en maisons d'hébergement. Il faut néanmoins s'assurer que ces programmes s'inscrivent dans une perspective féministe et n'adhèrent pas aveuglément au discours centré sur l'enfant, qui est davantage influencé par les théories psychodéveloppementales et systémiques.

Les militantes et les chercheures féministes ont donc tout avantage à défendre, avec fermeté et sur tous les fronts, leur vision de la violence conjugale et de l'exposition des enfants à cette violence : le principal problème ici est la violence des hommes à l'endroit de leur conjointe, qui a des conséquences néfastes pour les femmes et pour leurs enfants, et la meilleure façon d'assurer la sécurité et le bien-être de ces enfants est généralement de protéger et de soutenir leur mère. De plus, il semble nécessaire que la réaffirmation de ce discours féministe « radical » ou « global » s'appuie également sur une perspective critique de la maternité, sans quoi les femmes se verront toujours attribuer la responsabilité de tous les problèmes auxquels leurs enfants sont confrontés.

Bibliographie

Appel, Anne E. et George W. Holden (1998). « The co-occurrence of spouse and physical child abuse : A review and appraisal », *Journal of Family Psychology*, vol. 12, nº 4, p. 578-599.

Bilodeau, Dominique (1990). « L'approche féministe en maison d'hébergement : quand la pratique enrichit la théorie », *Nouvelles pratiques sociales*, nº 3, p. 45-55.

Bograd, Michele (1988). « Feminist perspectives on wife abuse : An introduction », dans Kersti Yllö et Michele Bograd (dir.), *Feminist Perspectives on Wife Abuse*, Newbury Park, Sage, p. 11-27.

Bourassa, Chantal, Chantal Lavergne, Dominique Damant, Geneviève Lessard et Pierre Turcotte (2008). « Child welfare workers' practice in cases involving domestic violence », *Child Abuse Review*, nº 17, p. 174-190.

Bowker, Lee H., Michelle Arbitell et J. Richard McFerron (1988). « On the relationship between wife beating and child abuse », dans Kersti Yllö et Michele Bograd (dir.), *Feminist Perspectives on Wife Abuse*, Newbury Park, Sage, p. 158-175.

Campeau, Paule et Ginette Berteau (2007). *Points de vue de gestionnaires sur l'insertion, la réalisation et le maintien d'un programme d'intervention de groupe auprès d'enfants exposés à la violence conjugale*, Montréal, Centre de recherche interdisciplinaire sur la violence familiale et la violence faite aux femmes.

Carbonneau, Johanne (2005). *Violence conjugale : des spécialistes se prononcent*, Montréal, Éditions du remue-ménage.

Carpenter, Georgia et Ann M. Stacks (2009). « Developmental effects of exposure to intimate partner violence in early childhood : A review of the literature », *Children and Youth Services Review*, n° 31, p. 831-839.

Carroll, Jo (1994). « The protection of children exposed to marital violence », *Child Abuse Review*, n° 3, p. 6-14.

Chamberland, Claire (2003). *Violence parentale et violence conjugale : des réalités plurielles, multidimentionnelles et interreliées*, Québec, Presses de l'Université du Québec.

Côté, Isabelle, Jean-François Vézina, Maude Cantin-Drouin et Anne Chamberland (2009). « Prévention et traitement en matière d'exposition à la violence conjugale », dans Marie-Ève Clément et Sarah Dufour (dir.), *La violence à l'égard des enfants en milieu familial*, Anjou, Éditions CEC, p. 93-112.

Cummings, E. Mark (1998). « Children exposed to marital conflict and violence : Conceptual and theoretical directions », dans George W. Holden, Robert Geffner et Ernest N. Jouriles (dir.), *Children Exposed to Marital Violence : Theory, Research, and Applied Issues*, Washington, American Psychological Association, p. 55-94.

Damant, Dominique, Simon Lapierre, Anne Kouraga, Andrée Fortin, Louise Hamelin-Brabant, Chantal Lavergne et Geneviève Lessard (2008). « Taking child abuse and mothering into account : Intersectional feminism as an alternative for the study of domestic violence », *Affilia*, n° 23, p. 123-133.

Debbonaire, Thangam (1994). « Work with children in women's refuges and after », dans Audrey Mullender et Rebecca Morley (dir.), *Children Living with Domestic Violence*, Londres, Whiting and Birch, p. 142-169.

Davies, Linda et Julia Krane (2003). « Critical reflections on practice with battered women : Insights from Maya's story », *Atlantis : A Women's Studies Journal*, n° 28, p. 63-71.

Dobash, R. Emerson et Russell Dobash (1979). *Violence Against Wives : A Case Against the Patriarchy*, New York, Free Press.

Dobash, R. Emerson et Russell P. Dobash (1992). *Women, Violence and Social Change*, Londres, Routledge.

Dufour, Sarah (2009). « Les enjeux liés à l'étude de la violence en milieu familial », dans Marie-Ève Clément et Sarah Dufour (dir.), *La violence à l'égard des enfants en milieu familial*, Anjou, Les Éditions CEC, p. 1-14.

Edleson, Jeffrey L. (1999). « Children's witnessing of adult domestic violence », *Journal of Interpersonal Violence*, n° 14, p. 839-870.

Edleson, Jeffrey L. (2004). « Should childhood exposure to adult domestic violence be defined as child maltreatment under the law ? », dans Peter G. Jaffe, Linda L. Baker et Alison J. Cunningham (dir.), *Protecting Children from Domestic Violence : Strategies for Community Intervention*, New York, Guilford Press, p. 8-29.

Fantuzzo, John W. et Wanda K. Mohr (1999). « Prevalence and effects of child exposure to domestic violence », *The Future of Children : Domestic Violence and Children*, n° 9, p. 21-32.

Fawcett, Barbara et Brid Featherstone (2000). « Setting the scene : An appraisal of notions of postmodernism, postmodernity and postmodern feminism », dans Barbara Fawcett, Brid Featherstone, Jane Fook et Amy Rossiter (dir.), *Practice and Research in Social Work : Postmodern Feminist Perspectives*, Londres, Routledge, p. 5-23.

Featherstone, Brid (1996). « Victims or villains ? Women who physically abuse their children », dans Barbara Fawcett, Brid Featherstone, Jeff Hearn et Christine Toft (dir.), *Violence and Gender Relations. Theories and Interventions*, Londres, Sage, p. 178-190.

Featherstone, Brid (1999). « Taking mothering seriously : The implications for child protection », *Child and Family Social Work*, n° 4, p. 43-53.

Featherstone, Brid et Liz Trinder (1997). « Familiar subjects ? Domestic violence and child welfare », *Child and Family Social Work*, n° 7, p. 147-159.

Fortin, Andrée, Isabelle Côté, Sylvie Rousseau et Myriam Dubé (2007). *Soutenir les mères pour prévenir les effets néfastes de la violence conjugale chez les enfants : guide pour les intervenantes des maisons d'aide et d'hébergement*, Québec, Centre de recherche interdisciplinaire sur la violence familiale et la violence faite aux femmes.

Fortin, Andrée, Myriam Trobelsi et France Dupuis (2000). *Les enfants témoins de violence conjugale : analyse des facteurs de protection*, Montréal, Centre de recherche interdisciplinaire sur la violence familiale et la violence faite aux femmes.

Gewirtz, Abigail H. et Jeffrey L. Edleson (2007). « Young children's exposure to intimate partner violence : Towards a developmental risk and resilience framework for research and intervention », *Journal of Family Violence*, n° 22, p. 151-163.

Gouvernement du Québec (1995). *Politique d'intervention en matière de violence conjugale. Prévenir, dépister, contrer*, Québec, Gouvernement du Québec.

Gouvernement du Québec (2008). *Loi sur la protection de la jeunesse*, Québec, Gouvernement du Québec.

Hague, Gill, Audrey Mullender, Liz Kelly et Ellen Malos (2000). « Unsung innovation : The history of work with children in UK domestic violence refuges », dans Jalna Hanmer et Catherine Itzin (dir.), *Home Truths About*

Domestic Violence: Feminist Influences on Policy and Practice. A Reader, Londres, Routledge, p. 113-130.

Harold, Gordon T. et Emma L. Howarth (2004). « How marital conflict and violence affect children: Theory, research and future directions », dans Martin Calder (dir.), *Children Living with Domestic Violence: Towards a Framework for Assessment and Intervention*, Lynne Regis, Russell House Publishing, p. 56-73.

Hester, Marianne, Chris Pearson et Nicola Harwin (2007). *Making an Impact: Children and Domestic Violence. A Reader*, 2e éd., Londres, Jessica Kingsley.

Holden, George W. (1998). « Introduction: The development of research into another consequence of family violence », dans George W. Holden, Robert Geffner et Ernest N. Jouriles (dir.), *Children Exposed to Marital Violence: Theory, Research, and Applied Issues*, Washington, American Psychological Association, p. 1-20.

Holden, George W. (2003). « Children exposed to domestic violence and child abuse: Terminology and taxonomy », *Clinical Child and Family Psychology Review*, nº 6, p. 151-160.

Holden, George W., Joshua D. Stein, Kathy L. Ritchie, Susan D. Harris et Ernest N. Jouriles (1998). « Parenting behaviors and beliefs of battered women », dans George W. Holden, Robert Geffner et Ernest N. Jouriles (dir.), *Children Exposed to Marital Violence: Theory, Research, and Applied Issues*, Washington, American Psychological Association, p. 289-336.

Holt, Stephanie, Helen Buckley et Sadhbh Whelan (2008). « The impact of exposure to domestic violence on children and young people: A review of the literature », *Child Abuse and Neglect*, nº 32, p. 797-810.

Humphreys, Catherine (1999). « Walking on eggshells: Child sexual abuse allegations in the context of divorce », dans Jan Breckenridge et Lesley Laing (dir.), *Challenging Silence: Innovative Responses to Sexual and Domestic Violence*, St. Leonards, Allen et Unwin, p. 33-46.

Humphreys, Catherine (2000). *Social Work, Domestic Violence and Child Protection. Challenging Practice*, Bristol, Policy Press.

Humphreys, Cathy, Audrey Mullender, Ravi K. Thiara et Agnes Skamballis (2006). « Talking to my mum: Developing communication between women and children in the aftermath of domestic violence », *Journal of Social Work*, vol. 6, nº 1, p. 53-65.

Humphreys, Cathy et Nicky Stanley (2006). « Introduction », dans Cathy Humphreys et Nicky Stanley (dir.), *Domestic Violence and Child Protection: Directions for Good Practice*, Londres, Jessica Kingsley, p. 9-16.

Jaffe, Peter G. et Claire V. Crooks (2004). « Partner violence and child custody cases: A cross-national comparison of legal reforms and issues », *Violence Against Women*, nº 10, p. 917-934.

Jaffe, Peter G., David A. Wolfe et Susan Kaye Wilson (1990). *Children of Battered Women*, Newbury Park, Sage.

Jouriles, Ernest N., Renee McDonald, William D. Norwood et Elizabeth Ezell (2001). « Issues and controversies in documenting the prevalence of children's exposure to domestic violence », dans Sandra A. Graham-Bermann et Jeffrey L. Edleson (dir.), *Domestic Violence in the Lives of Children: The Future of Research, Intervention, and Social Policy*, Washington, American Psychology Association, p. 13-34.

Kantor, Glenda Kaufman et Liza Little (2003). « Defining the boundaries of child neglect. When does domestic violence equate with parental failure to protect ? », *Journal of Interpersonal Violence*, vol. 18, nº 4, p. 338-355.

Kelly, Liz (1988). *Surviving Sexual Violence*, Minneapolis, University of Minnesota Press.

Kelly, Liz (1994). « The interconnectedness of domestic violence and child abuse: Challenges for research, policy and practice », dans Audrey Mullender et Rebecca Morley (dir.), *Children Living with Domestic Violence*, Londres, Whiting and Birch, p. 43-56.

Kitzmann, Katherine M., Noni K. Gaylord, Aimee R. Holt et Erin D. Kenny (2003). « Child witnesses to domestic violence : A meta-analysis review », *Journal of Counselling and Clinical Psychology*, nº 71, p. 339-352.

Krane, Julia (2003). *What's Mother Got to Do with It ? Protecting Children from Sexual Abuse*, Toronto, University of Toronto Press.

Krane, Julia et Linda Davies (2002). « Sisterhood is not enough: The invisibility of mothering in shelter practice with battered women », *Affilia*, vol. 17, nº 2, p. 167-190.

Lapierre, Simon (2008a). « La persistance du blâme envers les mères chez les femmes victimes de violence conjugale », dans Suzanne Arcand, Dominique Damant, Sylvie Gravel et Elizabeth Harper (dir.), *Violences faites aux femmes*, Québec, Les Presses de l'Université du Québec.

Lapierre, Simon (2008b). « Mothering in the context of domestic violence: The pervasiveness of a deficit model of mothering », *Child and Family Social Work*, nº 13, p. 454-463.

Lapierre, Simon (2010). « Are abused women "neglectful" mothers ? A critical reflection based on women's experiences », dans Brid Featherstone, Carol-Ann Hooper, Jonathan Scourfield et Julie Taylor (dir.), *Gender and Child Welfare in Society*, Oxford, Blackwell, p. 121-148.

Lavergne, Chantal, Claire Chamberland et Lise Laporte (2001). « Violence conjugale et mauvais traitements envers les enfants: étude des cas signalés à la Direction de la protection de la jeunesse au Québec », conférence présentée au congrès de l'Association canadienne-française pour l'avancement des sciences, Sherbrooke.

Lavergne, Chantal, Daniel Turcotte, Dominique Damant, Claire Chamberland, Marie Jacob et Suzanne Ménard (2006). *Concomitance de violence conjugale et de mauvais traitements envers les enfants : points de vue des intervenants et intervenantes de la protection de la jeunesse sur le phénomène et l'intervention auprès des familles*, Montréal, Institut de recherche pour le développement social des jeunes.

Lawrence, Sharmila (2002). *Domestic Violence and Welfare Policy : Research Findings that Can Inform Policies on Marriage and Child Well-being*, New York, National Center for Children in Poverty.

Lessard, Geneviève (2003). « Agir auprès des familles où il y a de la violence conjugale et de la violence parentale », dans Claire Chamberland (dir.), *Violence parentale et violence conjugale : des réalités plurielles, multidimensionnelles et interreliées*, Québec, Presses de l'Université du Québec.

Lessard, Geneviève, Dominique Damant, Louise Hamelin-Brabant, Joannie Pépin-Gagné et Anne Chamberland (2009). « L'exposition à la violence conjugale », dans Marie-Ève Clément et Sarah Dufour (dir.), *La violence à l'égard des enfants en milieu familial*, Anjou, CEC, p. 79-92.

Letourneau, Nicole L., Cara B. Fedick et J. Douglas Willims (2007). « Mothering and domestic violence : A longitudinal analysis », *Journal of Family Violence*, n° 22, p. 649-659.

Léveillé, Sophie, Claire Chamberland et Amélie Tremblay-Renaud (2008). « Quand le développement personnel des parents compromet aussi celui de leurs enfants : état de la situation », dans Claire Chamberland, Sophie Léveillé et Nico Trocmé (dir.), *Enfants à protéger, parents à aider : des univers à rapprocher*, Québec, Presses de l'Université du Québec, p. vii-xvii.

Levendosky, Alytia A. et Sandra A. Graham-Bermann (2000). « Trauma and parenting in battered women : An addition to an ecological model of parenting », *Journal of Aggression, Maltreatment, and Trauma*, n° 3, p. 25-35.

Levendosky, Alytia A. et Sandra A. Graham-Bermann (2001). « Parenting in battered women : The effects of domestic violence on women and their children », *Journal of Family Violence*, n° 16, p. 171-192.

Martin, Del (1976). *Battered Wives*, San Francisco, Volcano Press.

Maynard, Mary (1985). « The response of social workers to domestic violence », dans Jan Pahl (dir.), *Private Violence and Public Policy*, Londres, Routledge, p. 125-141.

McGee, Caroline (2000). *Childhood Experiences of Domestic Violence*, Londres, Jessica Kingsley.

Morley, Rebecca et Audrey Mullender (1994). « Domestic violence and children : What do we know from research ? », dans Audrey Mullender et Rebecca Morley (dir.), *Children Living with Domestic Violence*, Londres, Whiting and Birch, p. 24-42.

Mullender, Audrey (1996). *Rethinking Domestic Violence. The Social Work and Probation Response*, Londres, Routledge.

Mullender, Audrey (2006). « What children tell us : He said he was going to kill our mum », dans Cathy Humphreys et Nicky Stanley (dir.), *Domestic Violence and Child Protection : Directions for Good Practice*, Londres, Jessica Kingsley, p. 53-68.

Mullender, Audrey, Thangam Debbonaire, Gill Hague, Liz Kelly et Ellen Malos (1998). « Working with children in women's refuges », *Child and Family Social Work*, nº 3, p. 87-98.

Mullender, Audrey, Gill Hague, Umme Imam, Liz Kelly, Ellen Malos et Linda Regan (2002). *Children's Perspectives on Domestic Violence*, Londres, Sage.

Mullender, Audrey et Rebecca Morley (1994). « Context and content of a new agenda », dans Audrey Mullender et Rebecca Morley (dir.), *Children Living with Domestic Violence*, Londres, Whiting and Birch, p. 2-16.

Nixon, Kendra L., Leslie M. Tutty, Gillian Weaver-Dunlop et Christine A. Walsh (2007). « Do good intentions beget good policy ? A review of child protection policies to address intimate partner violence », *Children and Youth Services Review*, nº 29, p. 1469-1486.

Peled, Einat, Peter G. Jaffe et Jeffrey L. Edleson (1995). « Introduction », dans Einat Peled, Peter G. Jaffe et Jeffrey L. Edleson (dir.), *Ending the Cycle of Violence : Community Responses to Children of Battered Women*, Thousand Oaks, Sage, p. 3-9.

Pizzey, Erin (1974). *Scream Quietly or the Neighbours will Hear*, Harmondworth, Penguin Books.

Prud'homme, Diane (1994). « Impact des maisons d'hébergement sur les femmes violentées et leurs enfants », dans Maryse Rinfret-Raynor et Solange Cantin (dir.), *Violence conjugale. Recherches sur la violence faite aux femmes en milieu conjugal*, Boucherville, Gaëtan Morin, p. 231-250.

Rinfret-Raynor, Maryse et Solange Cantin (1994). *Violence conjugale : recherches sur la violence faite aux femmes en milieu conjugal*, Boucherville, Gaëtan Morin.

Rivett, Mark et Shaun Kelly (2006). « From awareness to practice : Children, domestic violence and child welfare », *Child Abuse Review*, nº 15, p. 224-242.

Rossman, B. B. Robbie (2001). « Longer term effects of children's exposure to domestic violence », dans Sandra A. Graham-Bermann et Jeffrey L. Edleson (dir.), *Domestic Violence in the Lives of Children : The Future of Research, Intervention, and Social Policy*, Washington, American Psychology Association, p. 35-65.

Scourfield, Jonathan (2003). *Gender and Child Protection*, New York, Palgrave Macmillan.

Smith, Sandra M., Karen H. Rosen, Kimberly A. Middleton, Amy L. Busch, Kirsten Lundeberg et Russell P. Carlton (2000). « The intergenerational transmission of spouse abuse : A meta analysis », *Journal of Marriage and the Family*, nº 62, p. 640-654.

Somer, Eli et Anat Braunstein (1999). « Are children exposed to interparental violence being psychologically maltreated ? », *Aggression and Behavior : A Review Journal*, n° 4, 449-456.

Stark, Evan et Anne Flitcraft (1988). « Women and children at risk : A feminist perspective on child abuse », *International Journal of Health Services*, n° 18, p. 97-118.

Statistique Canada (2001). *La violence familiale au Canada : un profil statistique 2001*, Ottawa, Centre canadien de la statistique juridique.

Sternberg, Kathleen J., Laila P. Baradaran, Craig B. Abbott, Michael E. Lamb et Eva Guterman (2006). « Type of violence, age, and gender differences in the effects of family violence on children's behavior problems : A meta-analysis », *Developmental Review*, n° 26, p. 89-112.

Strega, Susan, Claire Fleet, Leslie Brown, Lena Dominelli, Marilyn Callahan et Christopher Wamsley (2008). « Connecting father absence and mother blame in child welfare policies and practice », *Children and Youth Services Review*, n° 30, p. 705-716.

Sudermann, Marlies et Peter G. Jaffe (1999). *Les enfants exposés à la violence conjugale et familiale : guide à l'intention des éducateurs et des intervenants en santé et en services sociaux*, Ottawa, Santé Canada.

Swift, Karen J. (1995). *Manufacturing "Bad Mothers". A Critical Perspective on Child Neglect*, Toronto, University of Toronto Press.

Swift, Karen (1998). « Contradictions in child welfare : Neglect and responsibility », dans Carol T. Barnes, Patricia Evans et Sheila Neysmith (dir.), *Women's Caring : Feminist Perspectives on Social Welfare*, Toronto, Oxford University Press, p. 160-187.

Turcotte, Daniel, Ginette Beaudoin et Ann Pâquet-Deehy (1999). *Les pratiques d'intervention auprès des enfants et des adolescents exposés à la violence conjugale*, Montréal, Centre de recherche interdisciplinaire sur la violence familiale et la violence faite aux femmes.

Wolfe, David A., Claire V. Crooks, Vivien Lee, Alexandra McIntyre-Smith et Peter G. Jaffe (2003). « The effects of children's exposure to domestic violence : A meta-analysis and critique », *Clinical Child and Family Psychology Review*, n° 6, p. 171-187.

Ybarra, Gabriel, Susan Wilkens et Alicia Lieberman (2007). « The influence of domestic violence on preschooler behavior and functioning », *Journal of Family Violence*, n° 22, p. 33-42.

MARGINALITÉ ET PAUVRETÉ : L'INTERVENTION FÉMINISTE COMME OUTIL DE CONSCIENTISATION

L'intervention féministe dans les centres de femmes : en action pour un monde plus juste !

Odile Boisclair, France Bourgault, Josette Catellier et Fannie Valois-Nadeau[1]

Les centres de femmes sont résolument féministes par leur orientation, leur gestion, leur approche et leur intervention. Depuis maintenant 25 ans, les centres de femmes, regroupés sous la bannière de L'R des centres de femmes, agissent directement auprès des femmes du Québec, en préconisant une intervention féministe fondée sur l'action collective, elle-même inspirée des mouvements d'éducation populaire et guidée par les notions d'*empowerment* et d'intelligence citoyenne[2]. Ces principes sont jugés pertinents parce qu'ils visent à transformer les rapports de pouvoir et d'inégalité, qu'ils permettent aux femmes de (re)prendre du contrôle sur leur vie et de revendiquer des changements sociopolitiques.

Dans le cadre de cet article, nous voulons présenter la façon dont se pratique au quotidien l'intervention féministe dans les centres de femmes. Cette intervention est influencée par la conjoncture sociopolitique puisque celle-ci affecte la vie des femmes. Par exemple, en ces temps de crise, le système économique exacerbe toutes leurs difficultés puisqu'il reproduit et tire profit des multiples discrimina-

---

1. Appuyées par les membres du comité d'orientation et d'encadrement: Solange Désilets, Regroupement des femmes de la Côte-de-Gaspé; Geneviève Laflamme, Centre de femmes de la MRC du Granit; Catherine Francoeur, Centre de femmes l'Autonomie en soie; Nesrine Bessaïh de l'équipe de travail de L'R. Nous tenons aussi à remercier Isabelle Boisclair, de l'Université de Sherbrooke, pour ses commentaires et son soutien dans la rédaction de cet article.
2. Nous définirons plus loin ces approches.

tions à l'égard des femmes, que celles-ci soient présentes ou non sur le marché du travail, surtout chez celles qui vivent des situations de pauvreté et d'exclusion.

Souvent, les femmes qui viennent dans les centres sont en mode survie ; les travailleuses doivent donc adapter leurs interventions en conséquence. Les animatrices parviennent à mobiliser les femmes pour nommer les injustices qu'elles subissent et entreprendre une démarche qui leur redonnera du pouvoir sur leur vie et contribuera à améliorer la situation de toutes. Parce que les femmes arrivent en pensant qu'elles n'ont pas de contrôle sur leur vie, la notion d'*empowerment* visant l'action collective prend tout son sens et s'articule dans l'intervention.

Pour présenter le cadre d'intervention féministe en usage dans les centres, nous dresserons d'abord un court portrait des centres et de L 'R, puis nous préciserons l'orientation féministe que nous privilégions, les autres approches qui nous influencent ainsi que l'intervention que nous pratiquons. Cela nous amènera à souligner l'importance du travail de groupe, outil privilégié par le réseau des centres pour favoriser le passage de la prise de conscience individuelle à l'action collective.

Présentation des centres de femmes et de L'R[3]

Les centres de femmes du Québec forment un réseau important et significatif pour des milliers de femmes. Ouverts à la diversité des femmes – peu importe leur situation socio-économique, leur âge, leur origine ethnique, leur orientation sexuelle –, les centres visent à être accessibles à toutes les femmes. Ils sont mis sur pied et gérés par et pour des femmes exclusivement. Les femmes qui les fréquentent sont considérées comme des participantes à part entière plutôt que comme de simples usagères.

Les centres de femmes sont avant tout des ressources locales intégrées dans leur milieu. Ils offrent aux femmes un lieu d'appartenance et de transition, une alternative à leur isolement, un réseau d'éducation et d'action. Les centres sont polyvalents. Ils interviennent non pas sur une problématique en particulier mais sur l'ensemble des

3. Cette section s'inspire largement de la *Base d'unité politique* de L'R des centres de femmes du Québec (1998) et du *Cadre de référence pour le financement des centres de femmes* (1996).

conditions de vie des femmes. Lorsqu'on nous demande en quoi les centres et leur regroupement se distinguent ou se spécialisent, nous nous plaisons à répondre que nous sommes des généralistes spécialisées en condition féminine. Toutefois, nous avons constaté, lors d'une récente enquête dans les centres de femmes, que les problématiques les plus souvent abordées sont en lien avec la pauvreté ou l'appauvrissement, la violence, la santé mentale et l'isolement. Parce que les centres sont ouverts à toutes les femmes et qu'ils sont enracinés dans des communautés rurales ou urbaines, les travailleuses sont en mesure de connaître et de comprendre les besoins, problèmes et revendications des femmes de leur milieu.

Les centres de femmes se sont donné trois mandats : offrir des services, organiser des activités éducatives et poursuivre des actions collectives. Ils cherchent à garder un équilibre entre ces trois mandats en misant sur une vie associative dynamique et démocratique impliquant les femmes qui les fréquentent ou qui y militent.

Les différents services que peuvent offrir les centres (l'écoute, le soutien, l'accueil, le centre de documentation, la friperie, la halte-garderie, les références, l'accompagnement, etc.) constituent souvent la porte d'entrée pour les femmes qui viennent ensuite participer à des activités éducatives, des activités de sensibilisation, d'information et des formations sur différentes thématiques. Plusieurs centres utilisent et privilégient l'animation culturelle[4], la formation par l'action, l'expérimentation ainsi que la participation à la vie associative. Ils permettent également aux femmes de participer à des luttes, à des actions collectives à travers lesquelles elles trouvent ensemble des stratégies d'action visant à défendre et à promouvoir leurs droits et intérêts, et ce, dans une perspective de changement social. Ces actions peuvent se situer autant sur le plan local, régional, national que mondial.

Plus d'une centaine de centres sont regroupés au sein de L'R des centres de femmes du Québec, ce qui en fait l'un des plus importants réseaux féministes d'action communautaire autonome au Québec.

4. L'animation culturelle facilite le processus de conscientisation par l'utilisation d'outils tels l'écriture, la publication d'un journal, des ateliers de création collective, la production d'une vidéo, la participation à une chorale. Ces moyens permettent aux femmes de prendre la parole. En articulant collectivement leur vécu, elles prennent une distance critique face à leur situation, ce qui leur permet de voir les possibilités de changement.

L'R a entre autres pour mission d'assurer la cohésion et le renouvellement des pratiques des centres de femmes en lien avec la *Base d'unité politique* (1998), à laquelle chacun des centres doit adhérer pour devenir membre de L'R. L'adhésion à la *Base d'unité politique* des centres de femmes constitue l'engagement de chacun des centres envers le projet féministe que nous portons collectivement. Cette plateforme a été adoptée en assemblée générale au début des années 1990, après un long processus démocratique de consultation auquel ont participé l'ensemble des membres. Elle est donc le fruit d'une réflexion collective qui oriente le travail des centres pour réaliser leur mission, tant sur le plan de la pratique féministe que de la vie associative.

Les principes d'intervention des centres de femmes

L'orientation féministe des centres est fondamentale. Elle est également colorée par d'autres approches qui apportent des éclairages différents ou plus précis sur certains aspects, qu'il s'agisse de l'éducation populaire, de l'*empowerment*, des intelligences citoyennes ou de l'approche intersectionnelle.

L'orientation féministe des centres : une approche globale

La socialisation qui détermine les rôles selon le sexe a amené les femmes à « endurer » et à s'adapter à des conditions ou des situations qui les mettaient en position d'infériorité et de dépendance envers les hommes, les institutions, les lois, etc. Maintenir les femmes dans leurs rôles traditionnels ne les aide en rien à (re)prendre du pouvoir et du contrôle sur leur vie et à changer des situations difficiles. C'est pourquoi les centres croient toujours qu'agir pour améliorer les conditions de vie des femmes dans la sphère privée demeure pertinent. « Le privé est politique », clamions-nous à une certaine époque… Même si des gains ont été faits, même si les rôles sexuels apparaissent moins rigides, cette affirmation nous semble toujours valable, à l'heure où l'hypersexualisation est en voie de devenir une norme sociale (phénomène qui contribue à réactiver les stéréotypes sexuels) et où la violence envers les femmes est plus visible que jamais.

La *Base d'unité politique* que nous endossons précise l'orientation féministe adoptée par les centres et dont les objectifs sont de :

- favoriser une prise de conscience des stéréotypes sexistes et une prise de conscience des causes sociopolitiques des problèmes rencontrés individuellement, ce qui a pour effet de déculpabiliser les femmes ;
- augmenter l'estime de soi et valoriser les connaissances, les expériences des femmes ;
- permettre aux femmes d'exprimer leurs besoins et leurs désirs ;
- permettre aux femmes de prendre conscience de leur corps, de leur sexualité et de leur plaisir ;
- soutenir les femmes dans leurs démarches visant davantage d'autonomie afin d'acquérir plus de pouvoir sur leur vie ;
- respecter les cheminements et les choix des femmes ;
- stimuler l'entraide, le soutien et la solidarité entre les femmes ;
- rechercher des solutions collectives aux besoins et intérêts des femmes ;
- susciter la participation des femmes à la vie démocratique et sociale.

Cette orientation s'appuie sur une approche globale et non compartimentée des problèmes des femmes. En d'autres termes, les centres refusent de découper la réalité des femmes en mille et une problématiques isolées les unes des autres. Cette approche globale demeure ainsi très différente des approches plus traditionnelles qui proposent des objectifs de changements personnels dès le début de l'intervention pour les évaluer à la fin du processus. Or, nous favorisons plutôt une intervention holiste qui tient compte de toutes les facettes de la vie des femmes ; elle mise sur ce qu'elles perçoivent individuellement et collectivement de leur situation personnelle et de leurs expériences.

L'éducation populaire

De façon concomitante à cette approche, les centres travaillent également dans une perspective d'éducation populaire car, pour nous, « travailler avec une approche féministe suppose que nous ayons la préoccupation du cheminement politique réalisé à l'intérieur de nos groupes » (Gingras, 1986). Par conséquent, l'approche d'éducation populaire préconisée par les centres se traduit par le biais des services offerts, des activités éducatives, de l'action collective et de la vie associative qui favorisent d'abord les démarches d'apprentissage et de réflexion critique, lesquelles amènent ensuite les femmes à une prise de conscience individuelle et collective de leurs conditions de vie. Ces démarches multiples et variées leur donnent les moyens d'avoir plus de pouvoir dans leurs actions quotidiennes, d'améliorer et de transformer leurs conditions de vie, que ce soit sur les plans affectif, social, économique, politique et culturel. En outre, les centres permettent aux femmes de se percevoir elles-mêmes comme étant des agentes de changement et des citoyennes actives qui non seulement participent à la vie démocratique et sociale de leur milieu, mais ont le droit et la légitimité pour le faire. L'approche conscientisante et d'éducation populaire préconisée par les centres est transversale à l'ensemble des mandats et se pratique tant dans l'intervention informelle que formelle.

L'empowerment

L'un des principes fondamentaux qui sous-tend l'action des centres de femmes est de faire confiance aux femmes. Les animatrices croient que toutes, malgré leurs difficultés, portent en elles un potentiel de changement qui peut s'accroître avec le soutien nécessaire. Ensemble, elles peuvent trouver les moyens de s'exprimer et d'agir, de reprendre le contrôle de leur santé, de leur bien-être, de leur indépendance financière, de leurs relations sociales ou de leur maternité.

Sylvie Pharand estime que la vision féministe des centres de femmes les mène à accorder une place centrale au processus d'*empowerment* des participantes. Citant les propos de Ninacs, elle considère avec lui que « S'approprier le pouvoir d'être et d'agir (l'*empowerment*) constitue un antidote à la stigmatisation, à la culpabilisation et à la dévalorisation intériorisées par les femmes et amplifiées par leurs conditions de vie marginalisantes (pauvreté, violence, isolement, etc.) » (Pharand, 1998 : 27). Le processus d'*empowerment* comporte plusieurs dimensions : participation, acquisition ou réacquisition de compétences techniques, développement de l'estime de soi et de la conscience critique. Pour les centres de femmes, chacune de ces dimensions renvoie à un cheminement s'échelonnant dans le temps au fur et à mesure que les participantes s'approprient ou se réapproprient leur pouvoir d'agir. Ainsi, pour Pharand, « un travail d'*empowerment* est indissociable de l'action pour enrayer l'oppression » (*ibid.*).

Des mères réagissent au Club des petits déjeuners pour retrouver leur dignité

Véronique, mère de deux enfants, arrive au centre de femmes en pleurant. Elle a honte parce que ses enfants ont été choisis à l'école pour le Club des petits déjeuners. Elle vit cette situation comme un reproche et estime qu'on remet en question sa capacité d'être une bonne mère. L'animatrice l'écoute, lui parle de cette organisation et dénonce les pouvoirs publics qui, sous couvert d'encourager la charité et la compassion, prétendent vouloir vaincre la pauvreté des enfants mais laissent toutefois les mères vivre sous le seuil de la pauvreté. Accompagnée de l'animatrice, Véronique prend conscience de la portée politique du Club des petits déjeuners et se demande ce qu'elle peut faire. Le lendemain, elle approche d'autres femmes au centre et leur propose de faire des «collations collectives» pour le déjeuner sur le modèle des cuisines collectives. Les autres femmes trouvent l'idée excellente. Ensemble, elles soumettent leur projet aux animatrices et au conseil d'administration.

C'est ainsi que les «collations collectives» voient le jour au centre dès la semaine suivante. Les femmes ont ainsi retrouvé leur dignité, leur pouvoir et leur fierté d'être de «bonnes mères». Elles ont dû malgré tout faire face à certaines embûches, dont l'opposition de l'école qui ne voulait pas retirer leurs enfants de la liste des bénéficiaires du Club des petits déjeuners et qui tentait de convaincre les mères des bienfaits de ce club. Les femmes ont résisté. Elles ont gardé leur pouvoir de parents.

Les intelligences citoyennes

Depuis quelques années, les centres s'intéressent à la démarche des «intelligences citoyennes» mise de l'avant par Majo Hansotte, approche qui permet aux femmes d'exprimer «le juste et l'injuste» afin de faire place à l'innovation ainsi qu'à leur créativité à travers leurs revendications. Par exemple, à partir du récit d'une situation d'injustice subie par chacune des participantes, le groupe choisit celle qui lui semble la plus significative, la déconstruit et l'analyse pour ensuite construire une parole collective et une revendication. Ce message sera véhiculé par l'ensemble du groupe dans l'espace public dans le but de susciter des changements porteurs de justice sociale. Majo Hansotte précise que «cela implique donc un travail interactif et collectif de production de sens: dégager des espérances de changements pour "Je" qui raconte, pour "Nous" qui accueille son récit, en se soumettant à l'épreuve du "Nous Toutes": revendiquer ce qui

Pour que l'histoire de Lucie ne se perde pas

Lucie vit à Québec. Elle a été battue sauvagement par son mari pendant 15 ans. Il l'attirait dans des terrains vagues et la frappait avec un madrier. Pour survivre, Lucie se déconnectait de son corps. N'en pouvant plus, elle retourne auprès de sa famille en région. Elle entame alors un processus de reconstruction dans lequel les participantes et les animatrices du centre de femmes la soutiennent. Complètement anéantie, ayant une santé mentale très fragile, elle parvient néanmoins, jour après jour, à se défaire de ce passé et à se créer un avenir. Elle réussit même un retour aux études et devient hygiéniste dentaire tout en continuant de fréquenter le centre. Quelques années plus tard, Lucie meurt d'un cancer. Pour que son histoire demeure vivante et pour lui rendre hommage, des femmes du centre montent une création théâtrale collective portant sur la violence faite aux femmes : 100 femmes ont été mobilisées et se sont investies dans cette mission ! Elles donneront plusieurs représentations et sensibiliseront ainsi la population à cette problématique.

serait le plus juste possible pour l'ensemble des femmes concernées par une situation injuste » (2009 : 10). Cette démarche s'avère avantageuse à plusieurs niveaux : le groupe en ressort avec plus de cohésion et les femmes démontrent plus de confiance en elles-mêmes ; elles deviennent les véritables actrices de leur vie ; cette expérience solidaire au sein du groupe permet le dévoilement de leurs capacités citoyennes.

En s'intéressant à cette approche, les centres réitèrent leur désir de maintenir la dimension politique de l'intervention féministe au cœur de leur pratique et à la garder vivante. Ainsi, les animatrices saisissent toutes les occasions dans l'actualité pour les mettre en perspective et démontrer les impacts de la dimension politique dans la vie des femmes. Pour nous, c'est à travers cette dimension que réside l'espoir de transformation sociale.

L'approche intersectionnelle[5]

L'approche intersectionnelle promeut la recherche d'outils théoriques, méthodologiques et pratiques pour comprendre comment des catégories socialement construites interagissent pour produire

5. D'après Nicole Lacelle, *Intersectionnalité : Pour qui ? Pourquoi ? Comment ?*, formation réalisée pour Relais-femmes (sera disponible en 2010).

l'inégalité sociale. Les modèles d'oppression n'agissent pas indépendamment l'un de l'autre, mais forment un système d'oppression où de multiples ensembles de discrimination se chevauchent et s'influencent. Un des enjeux pour les centres sera de réfléchir à l'articulation de l'intervention féministe et de l'approche intersectionnelle. Les centres se sont déjà penchés sur la double, et même la triple discrimination subie par les femmes, la Base d'unité politique témoigne de leurs préoccupations :

> L'extrême difficulté pour de nombreuses femmes de participer à la vie politique et sociale et la précarité de leur situation économique se doublent pour certaines d'entre elles d'autres facteurs de discrimination systémique. Les femmes de communautés ethniques et autochtones, les lesbiennes et les femmes vivant avec un handicap voient leurs besoins et leurs droits non reconnus, sont victimes de préjugés et subissent diverses formes de discrimination.

Au-delà de cette reconnaissance de principe dans la *Base d'unité*, des démarches et projets concrets ont été réalisés par L'R et les centres pour favoriser l'intégration et la participation des femmes doublement discriminées dès le début des années 1990.

Entre autres réalisations, on compte :

- la production d'un bulletin spécial sur les femmes "différentes et semblables" ;
- l'organisation d'un colloque interculturel en 1993 et la publication des actes de ce colloque ;
- l'élaboration d'un outil de sensibilisation sur les préjugés à l'égard des lesbiennes qui a servi à l'animation de plusieurs débats aux tables régionales et dans les centres ;
- la tenue d'ateliers de sensibilisation à la réalité des femmes vivant avec un handicap dans le cadre des congrès de L'R ;
- l'élaboration d'une session de sensibilisation sur les préjugés racistes,
- la formation de comités qui ont soutenu ces réalisations ;
- une enquête sur la présence des femmes handicapées, de communautés autochtones, de communautés culturelles et des lesbiennes dans les centres de femmes en 1997.

En 2010, il serait opportun de se demander si ces diverses réalisations ont fait des petits dans les centres de femmes, s'ils demeurent préoccupés par ces sujets.

Il nous semble que oui, puisque plusieurs d'entre eux ont participé à une formation sur le sujet offerte depuis deux ans au congrès de L'R. Il demeure cependant qu'une partie des centres ne se sont pas penchés sur l'analyse intersectionnelle qui permet d'identifier que le racisme, le colonialisme, le classisme, etc. forment des systèmes d'oppression spécifiques. L'analyse intersectionnelle apporte de nouveaux questionnements sur lesquels les centres de femmes n'ont pas encore réfléchi collectivement. Comment pourront-ils l'intégrer dans leur pratique tout en poursuivant la lutte contre le patriarcat et le néolibéralisme ? Le défi est à relever pour les centres, majoritairement peu familiers avec cette approche.

Les pratiques d'intervention des centres de femmes

L'objectif principal de l'intervention féministe dans les centres est de faire prendre conscience aux femmes que les problèmes vécus trouvent leur origine dans les conditions économiques, politiques et sociales. Elle vise également à aider les femmes à développer une autonomie psychologique, économique, affective et à leur permettre de (re)prendre du pouvoir et du contrôle sur leur vie. Les centres interviennent autant sur les attitudes personnelles, la vie privée qu'au plan politique.

Pour favoriser des rapports égalitaires entre femmes : l'importance des mots et des rôles

Les centres choisissent délibérément d'utiliser le terme « participante » plutôt qu'« usagère » ou « cliente ».

> Les femmes qui fréquentent les centres ont un bagage d'expériences et de connaissances, il importe donc de ne pas l'oublier. En d'autres mots, elles détiennent des qualités, des aptitudes, des goûts, des aspirations et ont parfois un présent difficile mais aussi un passé qui n'est pas exempt de réussites, de luttes gagnées, de responsabilités assumées (Picard, 2008 : 29).

Nous postulons en l'occurrence qu'elles sont les expertes de leur vie et qu'elles peuvent mieux que quiconque décider pour elles ce qui est le mieux.

Pour renforcer les rapports égalitaires et démystifier le rôle des travailleuses, les centres utilisent le terme d'« animatrice » plutôt qu'« intervenante ». Car, selon nous, animer implique des notions de mise en mouvement, de stimulation, d'inspiration et de changement ; animer fait moins référence au rôle d'experte. Nous voulons éviter tout ce qui peut créer une distance inappropriée dans la relation égalitaire que nous désirons instaurer.

> L'animatrice est un des outils importants de l'intervention féministe, car c'est avec ses valeurs, son idéologie, son vécu, ses croyances, ses attitudes, ses habiletés, ses faiblesses, ses contradictions, son expérience en animation et ses origines de classe qu'elle intervient (Gingras, 1986).

L'animatrice ne se situe pas en dehors du système patriarcal : en tant que femme, elle a aussi été socialisée et opprimée par ce système. Pauline Gingras affirmait en ce sens que l'intervenante féministe a fait un cheminement lui permettant d'identifier les causes sociopolitiques de l'oppression vécue par toutes les femmes et peut partager son expérience personnelle lors d'une intervention individuelle ou de groupe.

L'animatrice utilise un langage accessible qui favorise la compréhension de toutes, elle explique les termes (sigles, termes juridiques, médicaux, etc.) qu'elle emploie, plutôt que d'avoir recours à un langage hermétique qui crée une distance entre elle et les femmes. En fait, les travailleuses des centres espèrent surmonter tous les obstacles qui contribuent à installer des rapports hiérarchiques.

De l'accueil individuel au groupe

Les femmes en difficulté qui se présentent dans les centres sont accueillies par des travailleuses qui leur offrent écoute, soutien, référence et accompagnement, et ce, en toute confidentialité. Les animatrices n'effectuent pas de diagnostic, n'ouvrent pas de dossier et n'offrent pas de thérapie.

Les animatrices n'ont pas à déterminer la nature du ou des problèmes des femmes qui dévoilent leurs difficultés ou leurs malaises. Elles les soutiennent plutôt dans l'expression de leur vécu, dans l'affirmation de leurs besoins et de leurs désirs ; elles les accompagnent dans la recherche de solutions aux problèmes qu'elles ont elles-mêmes identifiés. Très souvent, c'est par le biais d'un atelier ou d'une discussion que la participante prend conscience d'une situation, pose une question ou émet un constat. Le rôle de l'animatrice est donc de saisir cette constatation ou cette question au vol, de lui retourner la question ou de valider son constat afin de l'amener vers une activité de groupe offerte au centre qui pourrait l'aider à cheminer vers une prise de décision ou des solutions. À travers cette démarche, l'animatrice favorise donc l'introspection orientée vers l'action. Néanmoins, c'est aux femmes de décider ce qui leur convient et à quel rythme elles veulent entreprendre les actions qu'elles auront préalablement définies. Le rôle de l'animatrice et des autres participantes consiste à les soutenir dans leur progression.

Un atelier sur les structures locales devient un comité de revendication de droit au logement

Huit femmes participent à un atelier sur les structures locales intitulé « Les décisions qui se prennent ici et qui ont une influence sur notre vie ». Lorsque l'animatrice parle du Conseil de Ville, l'une d'entre elles demande qui s'occupe des habitations à loyer modique. L'animatrice explique que c'est un office municipal qui gère ce dossier. Une des participantes se met à pleurer : elle vit de l'aide sociale et depuis plus de six ans elle est sur une liste d'attente pour obtenir un logement. Elle confie que le coût de son loyer ne lui laisse que 40$ par mois environ pour les autres dépenses. Deux autres participantes vivent une situation semblable. Une des participantes, propriétaire d'un immeuble, est sidérée par une telle précarité. L'animatrice invite les femmes à réfléchir à ce qui pourrait être fait pour changer la situation. La propriétaire lance l'idée de faire une pétition pour la construction de logements sociaux. Réjouies par cette idée, les participantes élaborent aussitôt le texte de la pétition et repartent le soir même recueillir des signatures. Par la suite, elles se rencontrent pour déterminer les modalités du dépôt de la pétition ainsi que l'échéancier.

La semaine suivante, les femmes reviennent avec des centaines de signatures : elles ont fait du porte à porte et laissé leur pétition chez des dépanneurs (elles avaient cependant dû convaincre les gérants du bien-fondé de leur action). Ensemble, elles décident de déposer leur pétition au prochain Conseil de Ville, et préparent un texte de présentation et une mise en scène. Tout au long de la démarche, l'animatrice les soutient techniquement.

Le conseil municipal accueille leur pétition de 1842 signatures (9 % de la population) et leur donne rendez-vous un mois plus tard. Le conseil mettra sur pied un comité et établira un programme permettant aux femmes d'obtenir un soutien financier pour payer leur loyer. Par la suite, trois de ces femmes ont poursuivi leur démarche avec le Groupe de ressources techniques et ont travaillé pour bâtir une coopérative qui a vu le jour cinq ans plus tard. Et elles y habitent toujours !

Ne pas laisser les femmes seules avec leur problème fait partie de notre approche ; les femmes ont besoin du soutien de toutes pour surmonter les différentes embûches qu'elles trouveront sur leur chemin. Enfin, toujours dans le souci de privilégier des relations égalitaires, la participante et l'animatrice s'entendent sur la définition des objectifs et des attentes de chacune ou du groupe.

L'importance du groupe dans la démarche des femmes

Tout en offrant un soutien individuel aux femmes, les travailleuses les encouragent à participer aux activités du centre. Les centres privilégient l'intervention de groupe parce qu'ils considèrent que c'est le meilleur moyen de briser l'isolement des femmes, de renforcer leur estime de soi et leur autonomie. Ainsi, l'intégration des femmes dans des activités de groupe leur permet d'échanger avec d'autres participantes vivant des situations problématiques semblables ou des réalités différentes. De cette mise en commun émerge une solidarité qui favorise le soutien et l'entraide entre les femmes ; elles en ont souvent besoin pour réaliser des changements dans leur vie et pour améliorer collectivement leurs conditions de vie. En outre, grâce au travail de groupe, les femmes ne se sentent plus les seules responsables des problèmes qu'elles vivent, car, « en plus de dégager un portrait collectif de leur vécu en tant que femmes, elles développent une volonté de travailler au changement social avec et pour d'autres femmes » (Picard, 2008). Dans cette perspective, Pauline Gingras (1986) rappelle que « l'intervention de groupe est nécessaire et première pour dépasser le niveau de la prise de conscience de nos difficultés ». L'intervention doit avoir une visée d'action collective, de prise en charge collective du changement social.

Quant à l'intervention individuelle, elle reste complémentaire et parfois nécessaire pour réaliser une démarche plus significative sur le plan personnel, par exemple, concernant l'assimilation des interdits et des conditionnements sociaux, ou encore pour favoriser un travail d'introspection par rapport à soi-même en tant qu'individue. En définitive, qu'il s'agisse d'intervention individuelle ou de groupe, notre approche ne prend pas la forme d'une thérapie et ne se limite pas à des périodes d'activités éducatives.

La vie associative constitue en elle-même une activité de groupe. Les instances des centres (assemblée générale, conseil d'administration, comités de travail) et les nombreux dossiers traités sont conçus de façon à favoriser la participation des femmes. Les participantes ont leur mot à dire dans l'orientation de leur centre et ne sont donc pas reléguées au rôle de consommatrices de services.

Transcender l'image du corps

Cet atelier de trois rencontres offert en 2009 était ouvert à toutes les femmes qui avaient envie de surmonter leurs barrières face à leur corps et qui désiraient faire un geste public pour briser les stéréotypes de l'image corporelle. À partir d'exercices de théâtre d'intervention, elles se sont questionnées sur leur vision de leur corps. En groupe, elles ont parlé des divers stéréotypes sociaux qui influencent les femmes et dictent les images de plus en plus pornographiques définissant les normes de beauté.

Par la suite, en petites équipes, elles ont modelé leurs bustes en plâtre. Chacune a vécu des émotions et des prises de conscience différentes. Une des participantes a réalisé, en voyant son buste, à quel point elle avait maigri des seins et du ventre. Par cette prise de conscience, elle a pu nommer que son conjoint consommait de la pornographie, que cela la dégoûtait et qu'inconsciemment elle s'était mise à maigrir jusqu'à vouloir disparaître pour ne plus se faire toucher. Une autre femme a pris conscience de toute la pression sociale qu'elle subissait à travers les «phrases assassines» prononcées par ses sœurs et sa mère. Au cours de l'atelier, elle est passée à l'action en leur écrivant des lettres «cri du cœur» afin d'ancrer à l'intérieur d'elle-même son droit et sa volonté d'exister pour ce qu'elle est, au-delà des apparences.

Lors de la Journée internationale des femmes, les bustes et les textes ont été exposés à l'entrée de la salle, telle une haie d'honneur. Les participantes ont pu observer que leur travail, individuel au départ, a eu un véritable impact sur l'ensemble des femmes présentes à l'activité du 8 mars. Avec la remise en question de l'image des femmes que ces bustes ont engendrée, elles sont maintenant convaincues que leur participation peut susciter d'authentiques réflexions et de réelles transformations sociales. Elles sont passées d'un sentiment d'impuissance à une reprise de pouvoir: oui, elles peuvent faire changer les mentalités.

L'action collective

Agir sur notre environnement plutôt que de chercher à s'y adapter ne s'applique pas uniquement à la vie privée, mais inclut également la sphère publique. C'est ainsi que les centres luttent pour que les femmes et les hommes aient les mêmes droits, que ce soit sur le plan juridique, professionnel, politique ou économique. On peut mesurer les gains obtenus depuis les quarante dernières années ; ces acquis sont toutefois fragilisés par la montée de la droite, de l'antiféminisme et des effets du capitalisme. Il reste encore beaucoup de chemin à parcourir pour parvenir à une égalité de fait.

Pour nous, agir collectivement signifie dépasser les changements individuels et lutter contre les inégalités sociales que vivent les femmes. Les actions collectives permettent de canaliser la révolte et le sentiment d'impuissance que provoquent souvent les prises de conscience ; elles recèlent un potentiel libérateur extraordinaire pour les femmes. Comme nous le mentionnions dans le document de la formation *L'intervention féministe : pratiques et défis* :

> [l'action collective] commande une somme de boulot, mais elle n'en est pas pour autant moins possible, ni surtout moins nécessaire. Les centres de femmes ont un rôle fondamental à jouer, celui de regrouper des femmes qui sont opprimées et appauvries. Les centres fournissent des lieux pour permettre aux femmes de se percevoir elles-mêmes comme agentes de changements et citoyennes actives qui participent à la vie démocratique et sociale de leur milieu (Picard, 2008).

Au fil des années, on a pu voir les centres et L'R se prononcer sur la place publique et au sein de diverses coalitions sur à peu près toutes les questions touchant les conditions de vie et de travail des femmes : violence, divorce, pauvreté, santé mentale, pensions alimentaires, Régie des rentes du Québec, financement des groupes communautaires et féministes, antiféminisme, avortement, Marche mondiale des femmes, salaire minimum, aide sociale, représentation démocratique, garderies, fiscalité, privatisation… La liste est littéralement sans fin. Cette préoccupation pour la chose publique et politique fait des centres de femmes des groupes inscrits dans la réalité sociale, politique et économique de la société québécoise.

Il y a quelques années, notre réseau constatait tout de même que le volet « action collective » de son mandat demeurait le plus difficile à mettre en œuvre. C'est pourquoi L'R s'est donné un plan quinquennal dont le grand objectif était « dans un premier temps, de consolider les pratiques *milieu de vie* des centres et, dans un deuxième temps, de consolider les pratiques *agent de développement*[6] ».

6. Compris dans le sens d'agent de transformation sociale.

Les différents moyens que nous nous sommes donnés pour remplir cet objectif nous ont permis de faire les constats suivants:

- les deux axes de travail des centres sont interdépendants et se renforcent mutuellement: un centre ne peut participer au développement de son milieu s'il n'a pas une vie interne riche et active et il ne peut contribuer à améliorer les conditions de vie des participantes s'il ne participe pas à transformer leur environnement;
- le rôle central que joue et devrait jouer l'éducation populaire pour servir de passerelle entre les deux axes du travail des centres.

Les centres de femmes sont fiers d'offrir aux participantes un environnement où elles se sentent à l'aise, en confiance et accueillies chaleureusement, un endroit où elles se retrouvent entre elles, reçoivent des services, participent à des activités, à des actions ou à des mobilisations. La notion de milieu de vie est primordiale, puisque c'est là que les femmes expriment leur vécu. C'est alors aux travailleuses, aux animatrices, de saisir les occasions et de catalyser la force d'indignation des femmes, de stimuler leur capacité à passer à l'action vers la solution recherchée, vers l'action collective, vers la transformation sociale. En somme, ces deux axes constituent le terreau propice à la pratique de notre intervention féministe.

Conclusion

Après 25 ans d'existence, L'R réaffirme que l'orientation féministe, qui lui est apparue capitale dès le départ, garde toute son importance. La *Base d'unité politique* que les centres se sont donnée conserve elle aussi sa pertinence.

Avec l'intervention féministe, les femmes décident elles-mêmes des objectifs et des motifs qui les animent pour fréquenter un centre. Elles peuvent choisir de s'impliquer à différents niveaux dans l'organisme afin d'expérimenter de nouvelles avenues. Ce faisant, elles réalisent fréquemment que ces différentes expériences leur ont rapporté beaucoup plus que ce qu'elles croyaient au départ, ce qui renforce leur sentiment de fierté et d'estime d'elles-mêmes. L'intervention féministe dans les centres de femmes permet également de redonner de l'espoir aux participantes et aux travailleuses. Mener des actions, endosser des revendications locales, nationales et mondiales nous permet de croire que nous pouvons changer les choses et d'exercer notre pouvoir citoyen. L'histoire des femmes et les résultats de nos actions militantes ont montré et prouvent encore qu'il est possible de faire des gains tangibles en matière d'égalité des sexes, d'apporter des changements.

Dans cette perspective, les centres de femmes considèrent qu'appréhender et mettre en pratique l'intervention féministe sous l'angle de l'action collective reste la meilleure stratégie pour mobiliser les femmes et les stimuler à revendiquer leurs droits.

Bibliographie

Corbeil, Christine, Carole Lazure, Gisèle Legault et Ann Pâquet-Deehy (1983). *L'intervention féministe : l'alternative des femmes au sexisme en thérapie,* Montréal, Saint-Martin.

Gingras, Pauline (1986). « *La prise en charge des femmes par les femmes : le travail de groupe, un moyen* », conférence donnée à Rouyn-Noranda.

Hansotte, Majo (2004). *Les intelligences citoyennes. Comment se prend et s'invente la parole collective,* Bruxelles, De Boeck.

Hansotte, Majo (2009). *Mettre en œuvre les intelligences citoyennes,* document de formation, Montréal, 20 mai 2009.

Pharand, Sylvie (1998). *Conscience féministe et pouvoir d'agir : les centres de femmes, une pépinière de pratiques pour la santé mentale des femmes,* L'R des centres de femmes du Québec.

Picard, Louise (2008). *L'intervention féministe : pratiques et défis,* trousse de formation, L'R des centres de femmes du Québec / Relais-femmes.

L'R des centres de femmes du Québec (1996). *Partout au Québec des femmes de cœur refont le monde ! Un véritable réseau québécois de centres de femmes – Cadre de référence pour le financement des centres de femmes.*

L'R des centres de femmes du Québec (1998). *Base d'unité politique.*

La danse comme outil d'intervention avec les femmes en prison

Sylvie Frigon, en collaboration avec Claire Jenny

Ce texte retrace les premiers balbutiements et la trajectoire d'une intervention féministe auprès des femmes incarcérées au milieu des années 1980 jusqu'au déploiement d'actions collectives de création à partir de 2005. Pour rédiger cet article, j'ai puisé, dans un premier temps, dans mes souvenirs d'intervenante en toxicomanie à la Maison Tanguay[1] de 1985 à 1987, question de mieux saisir les *manières d'être* et les *manières de faire* qui m'habitaient presque instinctivement, au début de ma pratique du moins. Et dans un deuxième temps, j'ai voulu situer mon utilisation de l'art (roman, pièce de théâtre et danse) pour réfléchir, agir sur l'enfermement. Enfin, mon expérience de collaboration avec une chorégraphe française sur la danse en prison constituera le cœur de ce récit.

Sur les traces d'une conscientisation féministe

De 1985 à 1987, j'ai travaillé comme consultante/intervenante en toxicomanie[2] à la Maison Tanguay qui, à ce moment-là, incarcérait des femmes avec des sentences provinciales (deux ans et moins) et fédérales (plus de deux ans). J'offrais des ateliers d'information et de soutien aux femmes aux prises avec des problèmes de toxicomanie. En raison de mon statut d'intervenante indépendante du Service

1. Prison pour femmes située à Montréal.
2. Je rédigeais alors mon mémoire de maîtrise sur la question des femmes héroïnomanes à l'École de criminologie de l'Université de Montréal.

correctionnel, je pouvais les assurer de la confidentialité, et celles-ci, en retour, me faisaient confiance et s'ouvraient à moi – ce qui, je crois, les aidait à se prendre en main, à se responsabiliser. Forte de mon expérience à Tel-Aide Outaouais, j'avais acquis des habiletés d'écoute et d'empathie à la « rogérienne ». Des livres m'inspireront également pendant cette période d'intervention à Tanguay : *Va te faire soigner, t'es malade !* (1981) et *L'intervention féministe : l'alternative des femmes au sexisme en thérapie* (1983) m'ont, par exemple, permis de questionner le sexisme présent dans les théories et des pratiques d'intervention, d'appréhender la centralité du corps et l'importance de donner la parole aux femmes en visant l'*empowerment*. Pour sa part, l'ouvrage de psychologie populaire de Lucien Auger, *S'aider soi-même* (1974), m'a également donné des outils, des grilles avec lesquelles je pouvais aider les femmes à mieux se connaître et à agir sur leurs déclics et actions, sur leurs comportements. Je crois que l'approche que j'avais instinctivement adoptée fut reprise avec force plus récemment, avec le modèle cognitivo-comportemental si à la mode dans le milieu carcéral aujourd'hui.

Je recevais donc 25 femmes une fois par semaine dans le cadre de groupes de discussion qui se tenaient dans la chapelle, où nous étions assises sur de gros coussins avec du café et des biscuits. Le « projet toxico », comme on l'appelait, était très fréquenté. Quelques raisons expliquent cette popularité : 1. Les besoins des femmes dans cette sphère étaient immenses (que l'on parle de consommation dite légale ou illégale) ; 2. J'offrais une garantie de confidentialité qui, à mon avis, est la clé du succès[3] ; 3. L'approche réaliste (de type journal de bord) favorisait l'*empowerment* des femmes ; 4. J'étais jeune (25-27 ans), elles pouvaient donc d'une certaine manière s'identifier à moi ; et 5. L'ouverture de l'institution à de tels projets offerts par des gens de l'extérieur et perçus dès lors comme des gens indépendants de l'administration pénitentiaire.

En 2006, j'ai publié un roman intitulé *Écorchées*, qui est une courte œuvre de fiction sur les femmes en prison. Le roman a été très bien reçu tant par les milieux littéraire, scientifique (criminologie) que carcéral. J'ai écrit ce roman afin de pouvoir parler de la prison d'une

3. Après mon départ, une agente correctionnelle a pris en charge le « projet toxico », mais il n'a pu être poursuivi faute de participantes. Selon certaines sources, l'arrêt de ce projet est lié au fait que les détenues refusaient d'accorder leur confiance à une personne travaillant pour le Service correctionnel.

manière accessible, stimulante et, ainsi, rejoindre un auditoire différent (des gens du public en général et non seulement des spécialistes de la prison). Pendant deux ans, ce roman a été utilisé dans le cours d'apprentissage du français offert à la Maison Tanguay ; j'étais invitée à y animer des ateliers d'écriture. De toute évidence, les femmes se retrouvaient dans ce roman.

Ce roman a servi et sert toujours de levier pour des créations théâtrales avec des étudiants de criminologie et de théâtre à l'Université d'Ottawa. Avec la collaboration de Sylvie Dufour, directrice artistique du Théâtre de l'Île en Outaouais, j'ai produit une intervention théâtrale qui a été présentée à la Maison Tanguay. À l'automne 2010, nous en serons à notre quatrième production. Sous forme de tableaux, nous reprenons des thèmes phares développés dans le roman tels : les fouilles à nu, le rôle des pilules, l'automutilation, les enfants, la violence subie, pour ne nommer que ceux-là. Au terme de la présentation, les femmes présentes réagissent, se livrent, nous font des confidences. L'une d'elles s'exclamera : « Merci de dire qu'on existe, qu'on n'est pas des monstres ! ». Tel un miroir, la restitution théâtrale permet aux femmes de voir leur reflet. Les thèmes abordés dans l'intervention théâtrale ont une résonance dans leur propre vie et elles en sont très touchées. Une discussion de plus d'une heure suit le spectacle. Depuis la production de l'automne 2009, les femmes reviennent en groupe pour discuter des thèmes qu'elles voudraient ELLES développer.

Le théâtre comme d'autres pratiques artistiques en prison peuvent permettre aux femmes de transformer le regard qu'elles portent sur elles-mêmes, voire de se réinventer, potentiellement. La recherche sur la danse en prison que je mène depuis près de cinq ans avec la chorégraphe Claire Jenny à Paris participe de cette même logique et a résulté dans la publication d'un album de textes et photographies en 2009.

Quand la danse entre en prison

La danse en prison ? Impossible alliance ? Interstice de liberté ? D'un espace nié à un espace restitué ? Pendant une décennie, de Fresnes, en France à Montréal et Joliette, au Québec, la compagnie de danse Point Virgule – fondée à Paris en 1989 par Paule Groleau et Claire Jenny – offrira des ateliers de danse en prison.

La danse est un langage qui met en œuvre des récits de corps. La danse contemporaine s'invente perpétuellement, elle développe une pensée corporelle différente pour chaque créateur/créatrice, voire pour chaque œuvre. Depuis le début du XXe siècle, ces pensées du corps ont souvent été en lien direct avec les mutations politiques et sociales successives. Le danseur, la danseuse appréhende le monde avec «le corps en mouvement comme instrument de savoir, de pensée, et d'expression» (Louppe, 1997: 13).

La pratique de la danse en milieu de détention questionne les perceptions, les vécus et les expressions des corps incarcérés. Mon travail de réflexion et de recherche sur le corps des femmes détenues et, plus particulièrement sur l'automutilation, depuis de nombreuses années résonne sensiblement avec les enjeux de danse déployés par Claire Jenny et sa compagnie dans le cadre de ses projets de création en prison. Nos ancrages philosophiques et sociologiques communs sur la citoyenneté et l'intégrité de la personne ont vite consolidé notre complicité, alimentant nos visions respectives de l'univers carcéral.

À travers cette rencontre d'une criminologue canadienne et d'une chorégraphe française, j'évoquerai dans ce texte nos regards croisés sur l'expérience chorégraphique singulière de la compagnie Point Virgule vécue en prison: la danse contemporaine *versus* le corps incarcéré. Dans un premier temps, nous abordons certains phénomènes des «usages» du corps en prison. Nous exposerons des enjeux créatifs et criminologiques qui touchent aux questions du corps en mouvement. Dans une deuxième partie, nous présenterons certaines démarches de création menées avec des femmes détenues et nous analyserons la danse comme outil de reconquête de l'estime de soi. Dans la troisième et dernière partie, nous évoquerons la danse contemporaine comme un outil théorique dans l'analyse de la prison. Ainsi, nous déclinerons des regards artistiques dévoilant des dimensions corporelles, spatiales, temporelles, relationnelles et sonores inhérentes à l'incarcération.

Les «usages» du corps en prison

Le corps pénétré par la détention

L'humain qui traverse des épreuves menant à des vécus d'enfermement s'est construit en «incorporant» des phénomènes tensionnels extrêmes. À travers les récits des personnes enfermées, on constate comment le corps est marqué, disloqué et comment il devient transparent. Si l'on considère plus spécifiquement les états de corps rencontrés au sein de différents centres de détention de femmes, entre autres en France et au Québec, il est possible d'appréhender «le corps à la fois comme site de contrôle et comme site de résistance» (Frigon, 2001: 48). La prison renvoie à et produit une identité corporelle singulière: un corps qui ne s'appartient plus. Dans l'idéologie de l'enfermement, c'est toujours du corps qu'il s'agit. À l'instar de Foucault (1975) et de bien d'autres auteurs d'inspiration foucaldienne par la suite, nous sommes d'avis qu'un ensemble de procédures dans l'enfermement participe à l'opération d'assujettir les corps pour les rendre à la fois «dociles et utiles».

Le corps résiste aussi à l'aliénation engendrée par la logique pénitentiaire: le corps en prison sert donc également d'outil de survie et même d'outil de résistance. Diverses stratégies, particulièrement liées au corps, sont utilisées pour se réapproprier une identité. Le maquillage, l'habillement, les tatouages, les grèves de la faim, les grèves de l'hygiène, la masturbation, le sport et les relations intimes constituent de telles stratégies. «L'automutilation est un cas de figure intéressant illustrant l'érosion du corps des femmes par le pouvoir de punir. Les femmes incarcérées s'automutilent beaucoup, plus que les hommes. Les hommes, en général, tournent leur violence vers les autres, tandis que les femmes la retournent contre elles-mêmes. Elles se punissent» (Frigon, 2001: 48).

Lieux de résistance des corps au sein des détentions

Le XXe siècle sera témoin des balbutiements de l'action culturelle en prison avec la création des premières bibliothèques et l'entrée en scène de la culture physique dans les années 1930 en France (Pagès, 2004). Au début des années 1980, les arts en détention connaîtront un essor important et, depuis 1986, la mise en place d'un protocole sert à assurer une certaine continuité dans la démarche (Schneider, 2007). Ce protocole signé par les ministères de la Culture et de l'Administration pénitentiaire favorise la venue d'artistes de différents milieux à l'intérieur des murs. Cette action culturelle prend la forme d'interventions théâtrale, littéraire, visuelle, musicale; la danse représente une infime partie des propositions élaborées dans le milieu de la détention. En revanche, dans les pénitenciers québécois et canadiens, les actions culturelles sont plus ponctuelles et ne bénéficient pas d'un protocole ou d'un partenariat culture-justice; elles jouissent néanmoins d'un plus vaste éventail de programmes institutionnalisés. Par ailleurs, les pratiques sportives, notamment la musculation, se sont davantage développées dans les prisons d'ici et d'ailleurs. Cependant, ces dernières ne sont pas toujours encadrées par des professionnels. Et de ce fait, elles engagent bien souvent le corps dans un culturisme «en force», un resserrement supplémentaire des corps, déjà verrouillés par leur vécu carcéral.

La compagnie Point Virgule, qui regroupe danseurs, comédiens, collaborateurs artistiques, crée avec les prisonnières en France. En proposant des ateliers de danse durant 50 à 75 heures, l'équipe leur offre un moment unique de reconquête de soi, de son corps par la danse – moment qui laissera sa trace, comme nous le verrons, sur toutes les facettes de la vie de la personne.

Enquête et enjeux de réflexion

Afin de transcrire ou de traduire cette expérience singulière de création chorégraphique dans l'univers de la criminologie, nous avons réalisé une enquête terrain portant sur le corps, la danse et l'enfermement. Des entrevues ont été effectuées en France et au Québec auprès de 18 sujets (une ex-détenue, cinq détenues, un créateur d'images, un créateur en univers sonore, une chorégraphe, trois danseuses interprètes, deux comédiens, une analyste du corps dans le mouvement dansé, deux étudiants en danse préprofessionnels, un intervenant en milieu carcéral). Le questionnaire visait à explorer leur expérience de la danse en prison, leur image du corps et la place de la danse dans un milieu de détention.

À travers cette enquête, nous souhaitions mener une réflexion sur les effets de l'incarcération dans le quotidien par le truchement des ressentis et des potentialités des corps, de leur intimité et de leur identité et des effets de la danse dans leur vie. Notre objectif était également de redonner la parole aux femmes en tant que sujets – dimension centrale en intervention féministe, notamment. La parole comme «trajectoire de l'intime» (l'expression est de la poète Denise Desautels, 1986), comme un tracé qui nous permet de faire résonner les thèmes les uns par rapport aux autres, de mieux saisir l'expérience de la chair, des corps. Ces mots en errance nous montrent comment le corps est un site central de la manifestation du pouvoir et, par le marquage, la transformation et la mutilation des corps, s'installe et se perpétue le pouvoir de punir.

Les processus de création en détention : la danse comme outil de reconquête de l'estime de soi

Dès le début du XXe siècle, la danse contemporaine développe de nouvelles manières d'appréhender et de mettre en œuvre le mouvement du corps. Dans sa quête de libéralisation, elle a déployé, entre autres, un traitement renouvelé des phénomènes de la gravité, des relations du corps avec le sol, avec d'autres corps. Alors que la danse classique édifie une verticalité du corps perpétuellement maîtrisée, la danse contemporaine explore des mobilités impulsées par le déséquilibre, voire la chute. Les corps peuvent alors inscrire leurs propositions gestuelles dans une diversité infinie d'organisations de l'espace, du temps et de relation.

La danse contemporaine est un langage à part entière. Elle met en jeu l'être dans sa globalité et sollicite, interroge, voire réhabilite la place du corps dans l'existence de chacun. L'art de la danse questionne les démarches de création : les attitudes et les mobilités du corps, les thématiques et les concepts abordés et les manières de concevoir les spectacles.

La raison d'être de la danse en prison

Les femmes en prison ont souvent des corps en souffrance, des corps trahis (Frigon, 2001) « des corps qui ne savent plus se poser » (Jenny, Schulmann et Stehr, 2003 : 55). Les femmes ont souvent été victimisées avant leur passage au pénal ; cela démontre encore une fois l'importance de l'intervention féministe comme philosophie d'approche dans ces cas. Donc, des femmes-artichauts, avec des couches successives de souffrance. La danse est une façon de déverrouiller ce corps anesthésié, engourdi, de poser des pieds incertains (souvent sans ancrage), de projeter un regard, d'ouvrir la cage thoracique et de débloquer les flux respiratoires, de vivre sereinement, librement, les phénomènes de l'équilibre et du déséquilibre, de s'élancer dans l'espace.

> La prison c'est la mort [...]. Tu es dépossédée [...]. En prison, t'es dans ce rapport de force constant qui te bouffe l'intérieur [...]. Il fallait s'exprimer avec son corps alors que d'habitude il faut toujours le réprimer [...]. Tu anesthésies un peu tes sens en fait. Les cinq sens sont sollicités quoi, que ça soit le toucher, l'odeur, la vue, etc. Ça nous révèle [...] enfin, moi ça me révélait aussi une certaine sensibilité que j'avais plus ou moins enfouie ou enterrée quoi, et puis, là, qui rejaillit [...]. Voilà mon corps n'est pas seulement une arme contre l'oppression [...] ça pouvait être aussi un moyen d'exprimer des choses [...]. (Audrey, ex-détenue, Fresnes)

Ou encore:

> Tous les jours où tu prends des cachets où [...] les filles qui se mutilaient [...]. Il faut que tu déballes cette souffrance psychique par une souffrance physique quoi. Et t'as envie de le violenter ton corps parce que tu ne sais pas comment taire cette violence, tu ne peux pas t'en prendre à personne [...]. On fait ça quoi. On se fait du mal. Puisque le seul contact corporel que j'avais c'était des coups ou alors l'absence de toucher, quoi. À part le froid de la douche le matin [...]. J'avais du mal avec mon corps [...]. Je mangeais n'importe quoi. Je ne prenais pas soin de mon corps. Et puis après c'est la danse qui a contribué en tout cas à cet éveil-là, de sentir déjà que quand tu manges équilibré et tout, tu te sens légère. Je suis davantage reliée à mon corps. La danse ça te relie aussi beaucoup avec tes émotions d'enfance. (Audrey, ex-détenue, Fresnes)

À travers cet art charnel, les détenues se réapproprient un espace nié, retrouvent un équilibre: se tenir debout, droit, s'élancer, aller vers l'autre, être dans soi. Ici, elles laissent leurs blessures (aussi bien physiques que psychiques) se panser, elles «respirent», en communion avec elles-mêmes, elles accueillent timidement l'autre (par des relations de contact, de poids, allant jusqu'aux portés).

Deux expériences

En 2004, Claire Jenny, accompagnée de son équipe de collaborateurs artistiques français, mène un projet d'ateliers de danse contemporaine à la Maison Tanguay à Montréal. Le 18 octobre 2004, une représentation au sein même de l'établissement pénitentiaire est présentée devant d'autres détenues et des invités extérieurs. Ayant assisté au spectacle, j'ai écrit:

> La fébrilité était palpable dans le silence qui crie. Des moments de transe, de désespoir, d'élans libérateurs, des moments tendres et inconfortables comme si on regardait par le trou de la serrure. Des portés, des courses, des appuis au sol évoquant la respiration, l'étouffement, l'ordre. Un univers sonore aussi rappelant les clés gigantesques qui entrent dans les serrures, des portes qui claquent. On voit presque les caméras de surveillance déguisées en projecteurs. On sent presque l'odeur de la nourriture institutionnelle, le détergent qui agresse les narines, la poussière... On voit presque un univers clos sans diamètre, sans perspective. Tous les sens sont atrophiés. Des moments de grande beauté, de grâce, d'hésitations, de balbutiements. Des danseurs et danseuses professionnels de la compagnie qu'on sentait prendre soin de l'autre... d'elles. Des femmes qui se présentent en blouse blanche, récitant leur numéro d'écrou. En arrière-plan, des draps, des draps blancs. Qui rappellent la buanderie de l'institution. Une femme, en marge, qui tourne autour, qui tourne en rond. Un moment magique où le danseur de la compagnie valse avec une détenue, devenue danseuse pour l'heure, une petite robe fleurie d'enfant épinglée dans le dos. Tendresse retrouvée.

Une prisonnière, Sylvie, dira, à l'issue de cette expérience:

> Et je dansais, tournais, virevoltais au sein d'autres danseurs
> qui tournaient et virevoltaient.
> Et comme eux je flottais dans les airs, tournais au sol.
> J'occupais l'espace, tout l'espace.
> La lumière m'inondait, la musique m'envahissait.
> Le rythme me portait jusqu'au standing ovation du public
> dont les cris et applaudissements me nourrissent encore de
> cette joie qui fut la nôtre.
> (cité dans Bordeleau, 2005: 13).

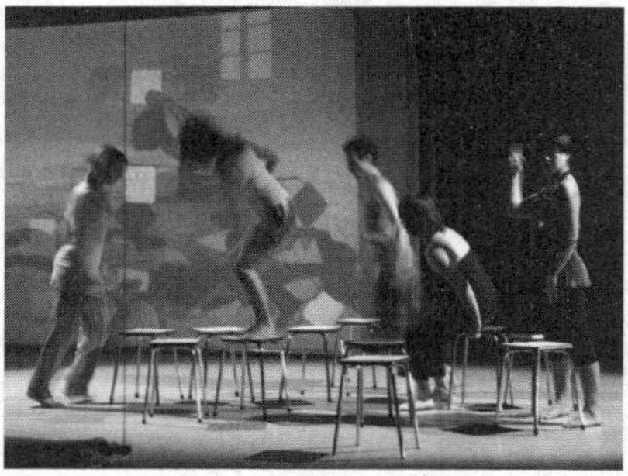

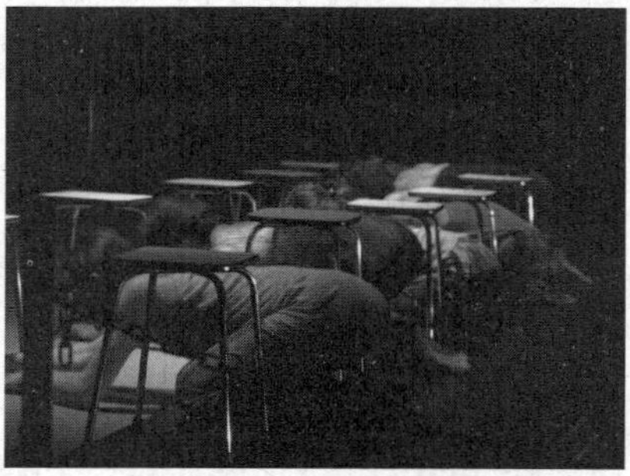

Résilience – photos Patrick Berger

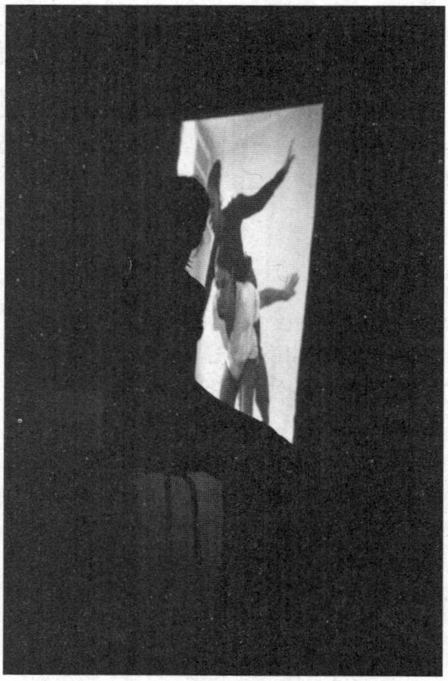

Une autre expérience sera réalisée au pénitencier pour femmes de Joliette en 2006, par la compagnie Point Virgule et Les Productions C (avec des étudiants du département de danse de l'Université du Québec à Montréal). Au cours de ce projet, les détenues ont essentiellement investi le langage dansé de la relation : des relations de corps à corps (du contact doux d'un souffle léger à l'extrême abandon du poids du corps porté avec précaution par d'autres corps). La qualité d'implication et d'attention délicate à l'autre ne permettait pas de distinguer les femmes détenues et les jeunes danseurs professionnels interprétant ces séquences. Chacun a ressenti une grande fierté et un immense bien-être à prendre soin de l'autre. Pour les détenues de la prison de Joliette, il s'agissait d'évoquer les fonctions positives de la famille : entourer, soutenir, aider, etc.

Les processus de création « sur » la détention : la danse comme outil d'analyse

Deux pièces de la compagnie Point Virgule travaillent les notions d'un corps d'abîme, poreux, lieu de passage entre soi et le monde, lieu de dépôt de nos perceptions : *Résilience* et *Cheminement*. Dans ces deux spectacles, les dispositifs de la punition et de la surveillance sont chorégraphiés : caméra de surveillance, bruits des clés et des portes, voix récitant des ordres, etc. Les danseurs, aussi bien les professionnels que les femmes incarcérées sur vidéo, vont toucher à la fois des dimensions intimes de l'enfermement (étouffement, tourner en rond, impossibilité de se lever, de décompenser) et des interstices de liberté (des portés qui suggèrent des rares envols, des déplacements qui montrent les femmes reconquérir une relation avec le sol, un ancrage pour prendre l'espace, de nouveau). Cette possibilité de reconquête de soi rappelle les principes féministes liés à l'*empowerment*.

Résilience et Cheminement : *deux pièces professionnelles « sur » le corps incarcéré*

Le spectacle *Résilience* a été créé avec des femmes incarcérées à la Maison d'arrêt de Fresnes et les interprètes et collaborateurs artistiques de la compagnie Point Virgule. Cette pièce allie la scène et la vidéo. Elle est le résultat d'explorations dansées croisées : celles

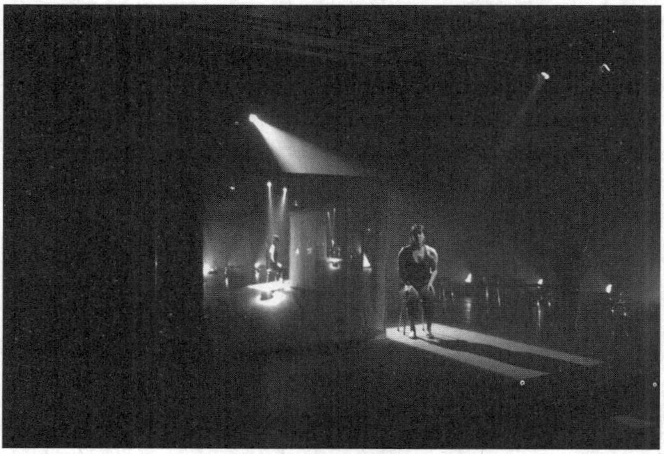

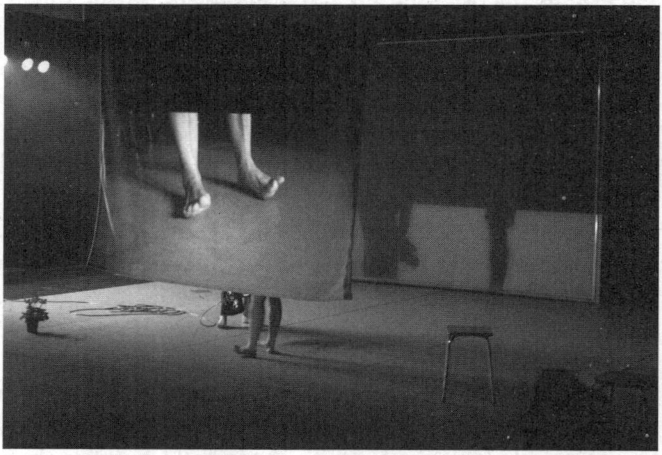

Résilience – photos Patrick Berger

menées au cours d'ateliers de danse en prison avec des femmes qui vivent les conséquences de l'enfermement jusque dans leur corps et celles de différents artistes professionnels de la compagnie sur leurs vécus sensibles éprouvés dans le cadre de projets de création en détention. Grâce à un dispositif d'écrans, le spectateur souvent en position de voyeur, pénètre dans la coursive de la prison – la vidéo étant le « seul moyen de faire exister les détenues à l'extérieur » (Chocas, 2003).

> Claire Jenny met en tension le vécu corporel de détenues (une vidéo danse créée et interprétée par huit d'entre elles) avec celui des cinq danseurs [...] dans une seule et même création s'appuyant sur le concept, mis en lumière par Boris Cyrulnik, de « résilience », cette aptitude que nous avons de survivre aux traumatismes et aux épreuves que nous traversons, de rebondir pour nous reconstruire ailleurs, différemment... En gage de vie. Dans un flottement continu entre l'espace vidéo, sonore, et chorégraphique (comme un tricotage), *Résilience* propose une traversée dans le désert des perceptions en provoquant un engagement total du corps dans tous ses états, jusqu'à faire mouche dans celui du spectateur (Yokel, 2002 : 24).

Cheminement est un duo dansé par Claire Jenny et Nathalie Schulmann, qui parcourt les questions, les sensations traversées depuis de nombreuses années en travaillant les liens entre la création chorégraphique professionnelle et des vécus de femmes détenues. Cette pièce chorégraphique développe une écriture pour suggérer ce qui nous construit, élabore notre différence (de la courbure de notre voûte plantaire aux inflexions de notre regard) et détermine nos liens avec ce qui nous entoure, nos relations avec l'autre. Un langage dansé qui prend sa source dans ce qui nous fonde, ce qui nous permet de « tenir debout », en équilibre, au plus profond de nos fibres, grâce et malgré les périls et les épreuves de nos histoires individuelles.

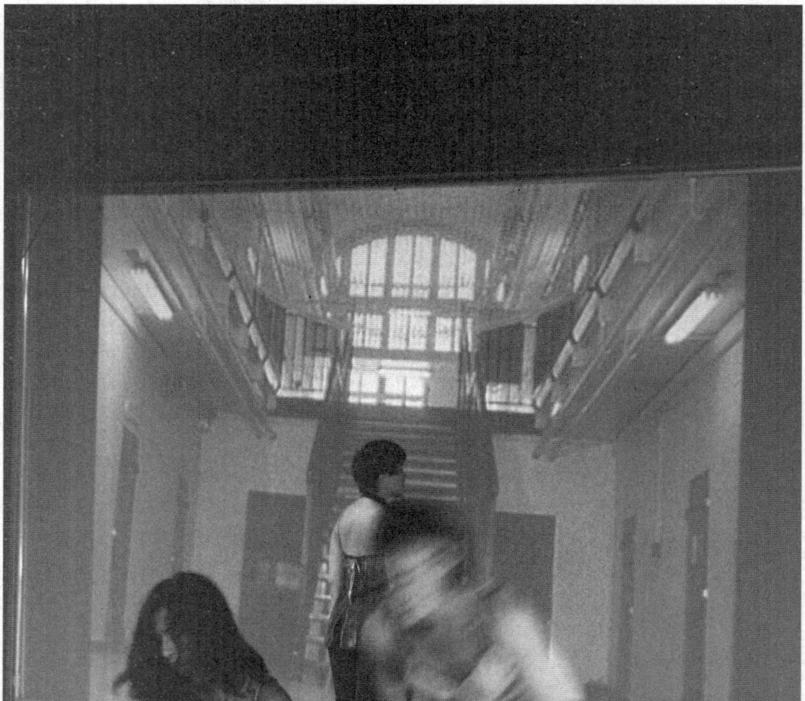

Résilience – photo Patrick Berger

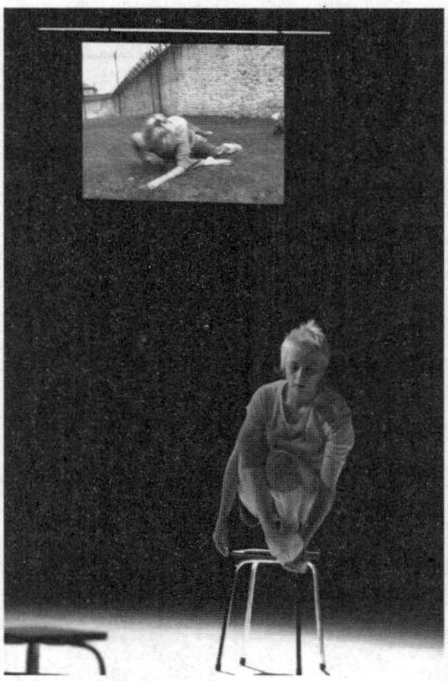

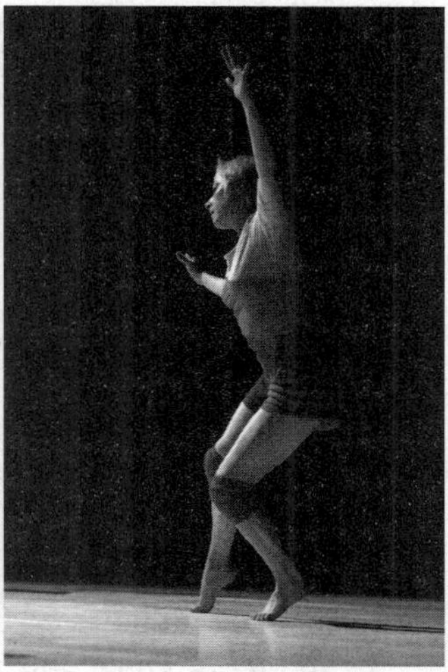

Cheminement – photos Patrick Berger

Regards artistiques sur l'univers carcéral: la danse comme outil d'analyse

En prison comme dans la danse, les dimensions spatiales, sonores et corporelles sont fortement codées et régulées. Commençons par l'espace. Les deux extraits qui suivent mettent en relief l'architecture de l'espace carcéral – espace empreint d'oppression:

> La prison de Fresnes est une très vieille prison, très ancienne […] c'est très impressionnant de voir aussi […] les contrôles, les portes, le sas […]. Et, et finalement, le peu d'espace qui est réservé à chaque détenue. Et ça c'est très impressionnant. Il y a un immense hall central qui est vide constamment. Et il y a des cellules qui sont minuscules, qui sont très vétustes. Enfin des conditions […] assez terribles. Donc, le spectacle a eu lieu dans la coursive, ce qu'on appelle la coursive, une espèce d'immense espace au milieu de… comme un vaisseau. Il y a un immense espace au milieu où il n'y a jamais personne, qu'on a investi pour le spectacle par contre. Moi, j'ai trouvé très, très difficile. (Pierre Cottreau, créateur des images de *Résilience* et de *Cheminement*, compagnie Point Virgule)

> La prison est impressionnante avec sa structure en étoile. Impression assez forte émotionnellement parce que, moi, c'était vraiment ma rencontre avec la prison et puis c'est une vieille, vieille prison, je me souviens des grillages [...] enfin c'est très sale, c'était vraiment glauque [...], très vétuste. Très vétuste. Donc, ça rend la vie encore plus dure [...]. Elles étaient quatre dans une cellule qui ne fait même pas la taille de la table. La proximité, la promiscuité… (Juliette Vézat, danseuse professionnelle, compagnie Point Virgule)

Les dimensions sonores ont aussi une très grande signification. On n'a qu'à imaginer ce que peut être l'impact d'une première visite en prison. Anita Praz, créatrice de l'univers sonore de *Résilience* et de *Cheminement*, raconte fort éloquemment :

> C'était, c'était très impressionnant. […] Le poids comme un plomb, comme une tension [...]. Et je ne sais pas, quelque chose de palpable, de très lourd, de, de [...] [*soupir*] de terrible, alors qu'en fait [...] on pourrait dire, il se passait rien, enfin rien [...] il y a pas eu d'événement, il y a pas eu de chose en particulier. C'est une journée qui s'est passée tout à fait normalement, j'imagine, pour ces femmes-là. […] Ça m'a beaucoup marquée. […] Je suis sortie mais c'est comme si j'avais, physiquement… j'étais courbaturée. (Anita Praz, compagnie Point Virgule)

Dans cet extrait, Anita Praz fait aussi ressortir comment l'artiste reçoit, encaisse la prison. Elle poursuit :

> [Un lieu] extrêmement réverbérant, d'une réverbération très, très dure et longue. Ce qui fait que [...] il y a beaucoup de bruits d'impact forts et quelque chose qui résonne [...] tout le temps. Rien de mat ou d'apaisant, bien entendu. Une espèce de silence tout le temps perturbé, tout le temps brouillé par une résonance dure, métallique, sur la pierre, le métal, comme des matériaux durs. Un son toujours très très dur. [...] dans tout ce qu'on entendait du sonore on avait toujours l'espace de la prison, cet espace-là résonnait tout le temps. Donc nous laissait jamais en paix. Ça, ça m'a marquée, oui. (Anita Praz)

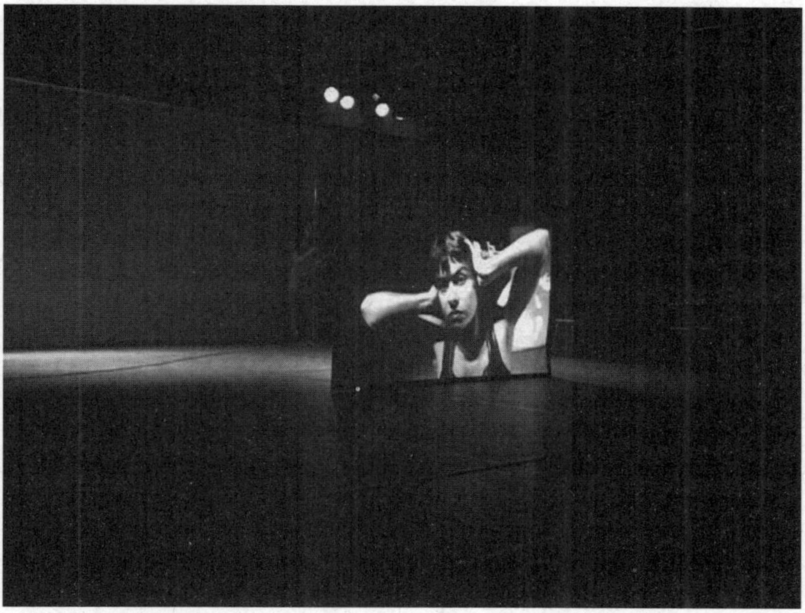

Résilience – photo Patrick Berger

Les dimensions corporelles figurent parmi les plus importantes dans la pratique de la danse. Et, pour les femmes en prison, ce corps est marqué par une certaine étrangeté. Paule, danseuse professionnelle, décrit ce qu'elle voit pendant les premières visites :

> [...] des corps malades dans le mouvement [...] elles sont creuses parce que le sternum est un peu relâché, le dos est voûté, la vision vers le bas, le bassin est lâché, les genoux [...]. Dans notre métier, notre corps est tellement notre instrument de travail. On voit ça dans le déplacement en prison. Son enveloppe corporelle, sa motricité change puisqu'elles sont contraintes à de mêmes trajets, de mêmes horaires, des espaces réduits. Il n'y a pas de projection. (Paule Groleau, danseuse, compagnie Point Virgule)

Comme nous avons pu le constater, les dimensions spatiales, sonores et corporelles sont fortement codées et régulées en prison et une intervention féministe peut permettre d'en atténuer les effets et les conséquences en permettant aux femmes de reconquérir leur identité dans cet espace d'exclusion citoyenne.

Même si nous n'en avons esquissé que les contours, nous sommes intimement persuadées que la pratique de l'art, que ce soit en tant que destinataire ou en tant que créateur, créatrice propose d'autres chemins pour appréhender le monde, s'y situer et agir. Les langages artistiques sont d'utilité publique : l'art doit exister en tous lieux. La danse qui se déploie par le corps questionne, voire dérange la fonction même des lieux d'incarcération, de privation de mouvement. En proposant aux personnes détenues, souvent blessées dans leur chair, de se poser, de s'ancrer, de se tenir debout, en équilibre, de se projeter, de se rencontrer par les corps, la danse déploie l'apaisement, le rebond et l'élan, autant de chemins vers la résilience.

De plus, il est important que toute démarche de création se construise dans le respect de l'autre. Ainsi, chaque artiste allant à la rencontre de personnes incarcérées devrait être capable de mesurer et de prendre en compte l'impact de son projet créatif au sein de ce contexte particulier. D'autant plus quand il s'agit de l'expression du corps. Dans ce sens, toute démarche artistique devrait pouvoir être analysée (comme ici), interrogée, voire contestée. Chaque projet de création au sein de milieux de détention devrait être accompagné par l'ensemble des autres processus « d'intervention » en milieu carcéral visant à développer le sentiment de soi, l'estime personnelle (soins, éducation, sport, programmes de réinsertion, etc.) dans un climat de confiance et non de surveillance constante. Une utopie ?

La danse en prison comme outil d'intervention féministe peut donc offrir plus qu'un moment éphémère de reconquête de soi, car cette expérience peut habiter une personne, transformer son estime de soi, son identité corporelle et psychique. La danse en prison est subversive comme peut l'être l'intervention féministe.

Bibliographie

Auger, Lucien (1974). *S'aider soi-même*, Montréal, Stanké.

Bordeleau, Sylvie (2005). « Une soirée mémorable à la Maison Tanguay », *Femmes et justice*, vol. 20, n° 1, p. 12-13.

Chocas, Vivianne (2003). « Des corps qui dansent contre les murs », *Le Monde*, 24 juin.

Corbeil, Christine, Carole Lazure, Gisèle Legault et Ann Pâquet-Deehy (1983). *L'intervention féministe : l'alternative des femmes au sexisme en thérapie*, Montréal, Saint-Martin.

Desautels, Denise (1986). *Écritures/Ratures*, Saint-Lambert, Le Noroît.

Foucault, Michel (1975). *Surveiller et punir*, Paris, Gallimard.

Frigon, Sylvie (1987). *Les femmes et l'héroïne: bilan des connaissances et perspectives de recherche*, mémoire de maîtrise (criminologie), Université de Montréal.

Frigon, Sylvie (2001). «Femmes et enfermement: le marquage du corps et l'automutilation», *Criminologie*, vol. 34, n° 2, p. 31-55.

Frigon, Sylvie (2007a). «Corps et prison», dans Michela Marzano (dir.), *Dictionnaire du corps*, Paris, Presses universitaires de France, p. 762-766.

Frigon, Sylvie (2007b). «Do women's bodies matter in prison?», dans Myra J. Hird et George C. Pavlich (dir.), *Canadian Sociology for the Asking*, Toronto, Oxford University Press, p. 239-252.

Frigon, Sylvie et Claire Jenny (2009). *Chairs incarcérées: une exploration de la danse en prison*, Montréal, Remue-ménage.

Guyon, Louise, Louise Nadeau et Roxanne Simard (1981). *Va te faire soigner, t'es malade!*, Montréal, Stanké.

Jenny, Claire, Nathalie Schulmann et Gérard Stehr (2003). «Le corps du danseur est par nature résilient», *Art et thérapie*, n° 84-85, p. 51-63.

Le Breton, David (1999). *L'adieu au corps*, Paris, Métailié.

Louppe, Laurence (1997). *Poétique de la danse contemporaine*, Bruxelles, Contredanse, coll. La pensée en Mouvement.

Pagès, Laurence (2004). *Les enjeux de la danse en prison*, mémoire DEA, département de danse, Université Paris VIII.

Robert, Dominique, Sylvie Frigon et Renée Belzile (2007). «Women, embodiment of health and carceral space», *The Journal of Prisoners' Health*, vol. 3, n° 3, p. 176-188.

Schneider, Tania (2007). *Culture en milieu carcéral: la danse comme voie de réinsertion sociale?*, mémoire de fin d'études, EAC, École supérieure de gestion et de médiation des arts.

Yokel, Nathalie (2002). «Le corps du délit: la danse dans les prisons», *La Terrasse*, 24 janvier.

Notes biographiques

Odile Boisclair a travaillé huit ans comme animatrice au Centre de femmes L'Étincelle à Baie-Comeau pour ensuite assumer la coordination du Centre des femmes de Laval pendant trois ans. Depuis 2003, elle a rejoint le Regroupement des centres de femmes du Québec où elle est responsable des dossiers financement et mission des centres, violence, antiféminisme et intervention féministe. Elle est membre du conseil d'administration de SOS violence conjugale et de la Table des regroupements provinciaux d'organismes communautaires.

France Bourgault a travaillé pendant plus de seize ans au Centre d'éducation et d'action des femmes (CÉAF) de Montréal, où elle animait entre autres le comité journal et le comité d'action local. Travailleuse à L'R des centres de femmes du Québec depuis trois ans, elle est notamment responsable du comité vie associative. Elle siège aux comités de suivis et d'actions de la Coordination de la Marche mondiale des femmes (CQMMF).

Formée à l'université en économie, **Josette Catellier** travaille depuis 1980 dans des organismes culturels, communautaires ou féministes. À L'R des centres de femmes depuis 1996, ses responsabilités principales sont les dossiers économiques (pauvreté, budgets gouvernementaux) et la gestion financière de l'organisme. Elle représente L'R au Collectif pour un Québec sans pauvreté et à la Coalition pour l'arrêt du détournement des pensions alimentaires.

Sociologue de formation, **Christine Corbeil** a été professeure à l'École de travail social de l'Université du Québec à Montréal de 1978 à 2008. Membre active de l'Institut de recherches et d'études féministes (IREF/UQAM) depuis sa création en 1990, elle en a été la directrice de 2001 à 2006. Dans le cadre de ses travaux de recherche et de ses publications, elle a privilégié un certain nombre de thématiques : l'intervention féministe, le mouvement des femmes québécois, l'économie sociale et le travail des femmes, l'articulation famille/travail, l'articulation famille/études et le rapport des femmes à la maternité. En 1983, elle a publié conjointement avec Carole Lazure, Gisèle

Legault et Ann Pâquet-Deehy le premier ouvrage québécois sur l'intervention féministe: *L'intervention féministe: l'alternative des femmes au sexisme en thérapie* (éditions Saint-Martin). En 2002, elle a dirigé avec Francine Descarries l'ouvrage collectif sur la maternité, *Espaces et temps de la maternité* (Remue-ménage). En 2004, elle a démarré, avec sa collaboratrice de longue date Francine Descarries, une recherche intitulée *Discours et pratiques du mouvement féministe: un état des lieux*. Cette recherche, financée par le CRSH, a donné lieu à plusieurs communications sur le mouvement des femmes québécois et sur l'intervention féministe. Depuis son départ à la retraite en septembre 2008, elle demeure professeure associée à l'École de travail social et à l'IREF.

Sylvie Frigon possède un doctorat de l'Institut de criminologie de l'Université de Cambridge en Angleterre et est professeure titulaire et directrice du département de criminologie de l'Université d'Ottawa. Elle a publié, notamment, *L'homicide conjugal au féminin: d'hier à aujourd'hui* (Remue-ménage, 2003), a dirigé avec Michèle Kérisit *Du corps des femmes: Contrôles, surveillances et résistances* (PUO, 2000) et le roman *Écorchées*, sur la question des femmes incarcérées, qui a été adapté au théâtre. Elle travaille en ce moment à un roman jeunesse, qui traite des enfants dont la mère est en prison. Elle a complété récemment trois projets de recherche portant sur la réinsertion sociale et professionnelle avec Chris Bruckert (CRSH), sur l'emploi et l'employabilité des femmes judiciarisées (avec Véronique Strimelle) et sur les femmes judiciarisées et la santé mentale (avec Nathalie Duhamel). Elle collabore avec Claire Jenny sur un nouveau projet de création chorégraphique intitulé *Vies de genre*, pour lequel elle écrira des textes sur le corps des femmes.

Chorégraphe et danseuse de la compagnie française Point Virgule depuis vingt ans, **Claire Jenny** met en œuvre différents projets de créations professionnelles, où elle suscite l'élan dynamique qu'implique la rencontre de l'autre et des arts. Elle mène de nombreux accompagnements chorégraphiques en milieu scolaire et en milieu carcéral en prolongement de son activité de création. Ainsi, elle imagine des projets qui permettent aux structures culturelles concernées de s'investir à leur mesure, suivant leurs choix de politiques artistiques et culturelles. Dans ce cadre, elle propose des temps d'échanges et de formation en direction d'enseignants de l'Éducation nationale à titre d'artiste associée du Pôle de ressources pour l'éducation artistique et culturelle «Danse au Cœur-Chartres». Outre ces activités de chorégraphe au sein de la compagnie Point Virgule, Claire Jenny crée pour les élèves des Rencontres internationales de danse contemporaine (école de formation au Diplôme d'État en danse).

Marie Lacroix est professeure agrégée à l'École de service social de l'Université de Montréal depuis 2003. Ses intérêts de recherche portent principalement sur les questions des demandeurs d'asile et des femmes réfugiées victimes de violence sexuelle dans des contextes de guerre et de conflits ethniques.

Simon Lapierre est professeur adjoint à l'École de service social de l'Université d'Ottawa, où il enseigne les fondements de l'intervention sociale et l'intervention féministe. Ses travaux de recherche portent principalement sur l'expérience des femmes et des enfants qui vivent en contexte de violence conjugale, proposant notamment une perspective critique sur la maternité dans ces circonstances, ainsi que sur les pratiques d'intervention auprès de ces familles. Titulaire d'un doctorat de l'Université de Warwick, au Royaume-Uni, ses recherches sont réalisées au Canada et en Angleterre.

Professionnelle de recherche et chargée de cours à l'École de travail social à l'Université du Québec à Montréal, **Isabelle Marchand** s'est intéressée à l'intervention féministe, à l'approche intersectionnelle ainsi qu'aux questions entourant la diversité ethnoculturelle au sein du mouvement des femmes au Québec. Titulaire d'une maîtrise en intervention sociale à l'UQAM et récipiendaire de diverses bourses d'excellence, ses travaux de recherche ont porté sur l'ascension professionnelle des femmes au sein des hautes sphères organisationnelles. Son parcours professionnel dans le milieu communautaire lui a également permis de développer une expertise en matière de violence conjugale. Plus récemment, dans le cadre d'une équipe de recherche, ses travaux se focalisent sur les femmes aînées, le vieillissement et la transmission intergénérationnelle.

Impliquée dans la communauté lesbienne montréalaise depuis plus de trente ans, **Karol O'Brien** coordonne aujourd'hui le Centre de solidarité lesbienne (CSL) et a cofondé le Groupe d'intervention en violence conjugale chez les lesbiennes (GIVCL). Elle est conférencière à l'École de travail social de l'Université McGill depuis plus de vingt ans et représentante à la National Coalition of Anti-Violence Programs (NCAVP), une coalition américaine d'organismes travaillant auprès des communautés LGBT en violence conjugale et crimes haineux. On lui doit aussi le développement d'un modèle d'intervention féministe pour un groupe de soutien pour lesbiennes agresseures. La santé des lesbiennes a toujours occupé une grande place dans son travail et elle a participé à plusieurs consultations sur la question. Elle est également membre de la Gay & Lesbian Medical Association (GLMA) des États-Unis.

Née en France, **Maud Pontel** a grandi dans un quartier populaire et multiethnique de la banlieue parisienne. Elle a obtenu une licence en sciences de l'éducation à l'Université de Paris VIII et s'est rapidement intéressée à l'approche interculturelle en éducation. Elle a immigré au Québec en 2001 pour poursuivre des études de deuxième cycle en travail social à l'Université du Québec à Montréal. Elle a travaillé avec le réseau des maisons d'hébergement pour femmes victimes de violence conjugale et s'est intéressée à la problématique du point de vue des relations interculturelles. Elle a formé des centaines d'intervenantes et d'intervenants à travers le Québec sur l'intervention en violence conjugale dans un contexte interculturel. Depuis janvier 2008, elle est coordonnatrice du département de sensibilisation communautaire pour le Bouclier d'Athéna Services familiaux et continue à œuvrer auprès des communautés ethnoculturelles afin de les sensibiliser à la question de la violence conjugale.

Titulaire d'une maîtrise en psychologie de l'Université d'Ottawa (1981), **Diane Prud'homme** est coordonnatrice des dossiers liés à la problématique de la violence conjugale au Regroupement des maisons pour femmes victimes de violence conjugale depuis 1985. Elle est principalement responsable de la formation continue des intervenantes en maison d'hébergement et de la sensibilisation publique. Elle est notamment l'auteure de la brochure de sensibilisation *La violence conjugale, c'est quoi au juste?* (1990 révisée en 1993 et en 2006) et des livres *Vivre avec la peur c'est assez! Pour que la peur, le doute et la culpabilité ne freinent plus ma liberté* (écrit avec Dominique Bilodeau, Logiques, 1999) *La violence à l'école n'est pas un jeu d'enfant: Pour intervenir dès le primaire* (Remue-ménage, 2004) et de *Violence entre enfants: casse-tête pour les parents* (Remue-ménage, 2008).

Sandrine Ricci est professionnelle de recherche au sein de l'Alliance de recherche entre l'Institut de recherche et d'études féministes de l'UQAM et Relais-femmes (ARIR), membre de l'équipe travaillant sur les discours et les pratiques du mouvement des femmes québécois, ainsi que de l'équipe de recherche sur la traite des femmes à des fins d'exploitation sexuelle. Elle a bénéficié d'une bourse du Fonds québécois de recherche sur la société et la culture (FQRSC), en vue de compléter une maîtrise en communication internationale, interculturelle et développement à l'Université du Québec à Montréal (UQAM). Son mémoire s'est intéressé à la parole mémorielle de rescapées du génocide des Tutsi. Elle a été présidente du Centre des femmes de l'UQAM de 2003 à 2005 et, à ce titre, elle a siégé au Comité consultatif du projet sur l'hypersexualisation des petites filles du Y des femmes de Montréal dès sa mise sur pied, en 2004. Elle a d'ailleurs collaboré au documentaire *Sexy Inc.* produit par l'ONF. Sandrine Ricci a récemment collaboré avec le Centre d'éducation et de coopération internationale (CECI) à titre de conseillère en plaidoyer au Niger et avec le Collectif des femmes immigrantes du Québec comme formatrice en interculturel.

Chantal Robitaille possède une formation universitaire en travail social. Depuis maintenant vingt ans, elle œuvre dans des organismes visant l'amélioration des conditions de vie des femmes. Elle a travaillé au Regroupement québécois des centres d'aide et de lutte contre les agressions à caractère sexuel (CALACS) pendant six ans. Depuis 2004, elle travaille comme intervenante auprès des femmes agressées sexuellement au CALACS de Châteauguay. Elle milite dans cet organisme depuis 1990.

Danièle Tessier est titulaire d'une maîtrise en sociologie et d'un diplôme d'études collégiales en éducation spécialisée, et œuvre dans le domaine de la violence sexuelle faite aux femmes depuis trente ans. Elle est actuellement agente de liaison et de promotion au Regroupement québécois des centres d'aide et de lutte contre les agressions à caractère sexuelle (CALACS) et a été représentante en matière de défense des droits au Mouvement contre le viol et l'inceste. Elle a été chercheure à l'Institut national de la recherche culture et société dans le domaine de l'immigration pendant six ans et également conseillère en accès à l'égalité à la Société de transport de la Communauté urbaine de Montréal.

Fannie Valois-Nadeau a été chargée de projet à L'R des centres de femmes durant la période estivale de 2006 à 2009, où elle a notamment coordonné le projet de recueil de témoignages *La pauvreté des femmes; un enfer privé, une affaire publique*. Elle a aussi participé à l'élaboration de recherches quantitatives dans le milieu communautaire féministe québécois. Après avoir terminé une maîtrise en sociologie à l'Université du Québec à Montréal, elle entame présentement un doctorat en communication à l'Université de Montréal.

Recyclé
Contribue à l'utilisation responsable des ressources forestières
www.fsc.org Cert no. SGS-COC-003153
© 1996 Forest Stewardship Council
FSC

MARQUIS
Marquis imprimeur inc.

Québec, Canada
2010

Imprimé sur du papier Silva Enviro 100% postconsommation traité sans chlore, accrédité Éco-Logo et fait à partir de biogaz.

100%
PERMANENT
BIO GAZ ÉNERGIE